J'aime fumer... et je vais arrêter !

Traduit de l'allemand par Jean-Pierre Boyer.

Andreas Jopp

J'aime fumer... et je vais arrêter !

Devenez non-fumeur sans prendre de poids

MARABOUT

Sommaire

Introduction 7
Comment utiliser ce livre ? 22
« Mon coach pour arrêter de fumer »
(application Androïd et I-phone) 22

I. Aimez-vous fumer ? 23
1. Aimer fumer : du plaisir à la contrainte 24
2. La pub et Hollywood comme modèles 42
3. Les dealers de nicotine : 50
4. La biochimie du bonheur 58
5. Mon chien, mes enfants… 66

II. La cigarette et le psychisme du fumeur 73
6. Les hauts et les bas de la nicotine 74
7. Zéro avantage sur le psychisme 88
8. Stimulation et concentration : un mythe 105
9. Stress et humeur 116
10. Interview du professeur Parrott 131
11. Le pouvoir du conditionnement 142
12. Votre marque préférée et les autres fumeurs 160
13. Les avantages d'être fumeur 163

III. D'autres raisons d'arrêter de fumer 165
14. Poids et beauté 166
15. Votre cocktail chimique quotidien 171

16. Risques : les mauvais calculs 184
17. Ça ira forcément de mieux en mieux ! 192
18. Qu'allez-vous décider ? 195

IV. Devenir non-fumeur et rester mince 205
19. Fumeur et pas forcément mince 206
20. Douceurs et dépendance 216
21. Échapper au piège des kilos en trop 221
22. Rassasié et heureux grâce aux protéines 235
23. Rester mince après l'arrêt du tabac 241

V. Les stratégies les plus efficaces 247
24. Comment vous libérer du tabac 248
25. L'hypnothérapie 252
26. Les thérapies de substitution 265
27. L'acupuncture 278
28. Champix 280
29. La dernière cigarette 286
30. Dérapages et rechutes 289
31. Un mot pour conclure 302
Sources 305

Introduction

Combien de fois avez-vous prononcé ces deux phrases: «J'aime fumer» et «Je peux m'arrêter quand je veux»? Comme la plupart des fumeurs, j'ai moi-même souvent proféré, sous des formes différentes, ces deux «affirmations». Chaque fois que quelqu'un s'apprêtait à me soumettre à une sorte d'«interrogatoire du fumeur», avec discussion à la clé, je coupais court par ces deux phrases, et on me fichait la paix. Mais, tous les fumeurs le savent, ces deux phrases sont à la fois vraies et fausses.

Si un fumeur sur quatre ne mourait pas des suites de son «amour» pour le tabac, l'idée d'arrêter ne nous viendrait évidemment jamais à l'esprit. Parce que, avec une cigarette, on se sent tout simplement bien un court moment, on est plus détendu, moins stressé, plus calme. Un court moment, on décroche. Hélas, 45 minutes plus tard, le taux de nicotine a tellement diminué qu'on a déjà envie d'allumer une autre cigarette.

Ruiner ainsi ma santé m'a toujours plongé dans le dilemme typique du fumeur. Durant de longues années, ma tactique a été la suivante: je survolais les informations sur les «prétendus» dommages pour la santé, les réfutais intérieurement par des pseudo-arguments, puis les refoulais pour pouvoir continuer à fumer. Avez-vous déjà proposé une cigarette à vos enfants? J'imagine que non; même le fumeur le plus invétéré ne le ferait pas. Apparemment, notre amour pour la cigarette ne va pas aussi loin. Autre question: comment réagiriez-vous si votre fille commençait à fumer? Comme ça, par exemple: «Génial, moi aussi j'ai toujours aimé fumer»? Pas vraiment génial, non? On voit bien à quel point «aimer fumer» est ambigu. En fait, la plupart des fumeurs préféreraient arrêter si seulement ils connaissaient une méthode simple et fiable.

La seconde phrase, «Je peux m'arrêter à tout moment», est également très juste. Bien sûr, on *pourrait* s'arrêter à tout moment. Mais, après de nombreuses tentatives spontanées, j'ai compris que cela n'était valable que pour les fumeurs qui avaient une très grande force de caractère. Surtout, je n'avais aucune envie de tendre la perche avec ça à un non-fumeur, qui m'entraînerait une fois de plus dans un de ces interrogatoires sans fin, dont je sortirais frustré et diminué dans mon amour-propre. Certes, je ne réussissais pas à m'arrêter, mais je m'étais expliqué les choses ainsi: «Je fume de mon plein gré et, apparemment, je n'ai pas encore vraiment envie de m'arrêter. Sinon, je pourrais le faire à tout moment...»

Ainsi, j'ai «aimé» fumer pendant vingt ans tout en ayant mauvaise conscience et «j'aurais pu m'arrêter à tout moment» si j'avais «vraiment» voulu. Mais «à tout moment» n'était toujours pas le bon moment.

Combien de cigarettes fumez-vous?

Je me suis toujours plus ou moins masqué le nombre exact de cigarettes que je fumais. J'avais tout sous contrôle. Comme tous les fumeurs, je «ne fumais pas tant que ça»... Juste 5 à 10 cigarettes par jour, si l'on me posait la question. Il n'y a pas de mal à ça! Je ne fumais jamais à la maison, sauf quand je regardais la télévision (assez souvent) ou quand je téléphonais (très souvent). En travaillant sur l'ordinateur, je ne fumais pas, bien sûr, sauf en cas de stress (tous les jours) ou s'il me fallait rédiger un texte difficile et me concentrer (constamment, en fait, puisque écrire est mon métier). Quand quelque chose m'irritait (de temps à autre) ou quand j'avais l'humeur un peu à plat (ça peut arriver, non?), alors j'aimais particulièrement fumer. En attendant le train ou coincé dans un embouteillage, ça m'arrivait aussi assez fréquemment...

enfin, disons… exceptionnellement. Une cigarette, dans ces cas-là, ça occupe. Mais les trains sont généralement à l'heure … et les embouteillages plutôt rares… Parfois je fumais quelques cigarettes de plus quand je sortais (mais ce n'était que 2 à 3 fois par semaine). Pas plus de 5 à 6. Le week-end, peut-être un paquet, à l'occasion. Juste pour la convivialité, bien sûr. Et je fumais par plaisir. C'est-à-dire *toujours* en buvant le café après le repas, pour accompagner une bière au bistrot, après le sexe pour décompresser, après le petit déjeuner pour me stimuler, lors de la pause… Sans plaisir, rien ne va. Au fond, j'aurais dû être parfaitement heureux, vu le nombre de fois où je prenais plaisir à fumer. Certaines cigarettes – très peu –, je les fumais inconsciemment ou par automatisme. Quand d'autres fumaient tout simplement, sans raison. Enfin, si on fait le compte de tout ça, c'était peut-être un peu plus que 5 à 10. Disons 15. Peut-être 20 à 25 – mais très rarement. Juste de temps en temps, bien sûr. Bon, peut-être plus souvent. Mais je n'ai jamais été accro. J'ai fumé par plaisir depuis l'âge de 16 ans. Toujours de mon plein gré. J'aimais ça. La plupart du temps.

J'imagine qu'il en va ainsi pour beaucoup de fumeurs. Le soir, on est effrayé devant le paquet vide. « Zut, plus qu'une… Allez, je sors vite chercher un paquet… au cas où… je veux dire, juste parce que j'aime fumer. »

Appréciez-vous toutes les cigarettes que vous fumez ?

Probablement pas, sinon vous n'auriez pas acheté ce livre. Peut-être avez-vous déjà essayé 3 ou 4 fois d'arrêter. Parfois, et de plus en plus souvent au fil du temps, on déteste fumer. Surtout quand on « doit » fumer et qu'il n'y a pas de cigarettes à la maison. Quand il faut prendre sa voiture à des heures impossibles à la recherche d'un tabac ouvert. Quand on se réveille avec la « gueule de bois du fumeur » après avoir passé la nuit à faire la fête et à cloper comme un pompier. Quand le matin, en toussant, on crache des glaires gluantes. Quand on se retrouve une fois de plus à fumer dans le froid devant la porte alors qu'à l'intérieur les autres continuent de faire la fête. Quand on se retrouve une fois encore en compagnie d'un non-fumeur pénible. Quand on a la sensation de devoir fumer TOUT DE SUITE mais qu'on ne peut pas et que nos idées ne tournent plus qu'autour de ça. Quand on ne se sent pas de taille à arrêter et que cela ronge profondément notre amour-propre. Alors, à ces moments-là, chaque fois, on déteste fumer. Au fil du temps, chez moi comme chez tous les fumeurs, ce « plaisir de fumer » s'est affaibli de plus en plus. Seulement, j'ignorais comment venir à bout de la « nécessité de fumer ». Des doutes de ce genre, on les garde pour soi, bien sûr. Cette valse-hésitation mentale est en effet une affaire purement privée et ne regarde personne.

Au fond, on préférerait ne pas fumer, n'était cette sensation diffuse qu'il serait terriblement frustrant de ne plus fumer dans certaines situations. À coup sûr, on profiterait moins de la vie et nous souffririons de ne plus fumer. Dans tous les cas, il serait très difficile de rester non-fumeur. La plupart des fumeurs sont constamment déchirés entre le désir d'arrêter et le désir de poursuivre le plaisir. Ce n'est jamais le bon moment et on continue donc à fumer jusqu'à ce que ce fameux bon moment se *révèle* un jour ou l'autre à nous. On l'espère. Mais cette révélation se fait attendre chez la plupart des fumeurs pendant plusieurs décennies. Après 10 ans, 100 000 cigarettes de plus, 25 000 € de moins et la toux chronique du fumeur, on est peut-être enfin prêt.

Très peu de fumeurs se montrent aussi irrésolus dans les autres circonstances de la vie. La plupart savent au moins précisément ce qu'ils ne veulent pas et peuvent aussi imposer les choses qui comptent pour eux. Que ce soit dans leur vie professionnelle ou leur vie privée. Avec la cigarette, c'est différent : pourquoi tant de fumeurs prétendent-ils toujours vouloir arrêter et continuent quand même ? Qu'est-ce qui procure au juste tant de plaisir en fumant ? Pourquoi arrêter nous fait-il aussi peur ? Pourquoi perdons nous le contrôle avec le tabac ? Et comment pourrions-nous réussir à décrocher de la cigarette si on s'y décidait enfin ? Je dis sciemment « si on s'y décidait », car je pars du principe que vous voudrez d'abord voir un peu à quoi ressemble cet ouvrage et que vous n'êtes pas encore certain de vouloir arrêter. Du moins, c'est ainsi que j'ai conçu ce livre. Soyez critique et ne croyez pas ce que je ne vous prouve pas. Avant tout, c'est génial que vous ayez décidé de vous préoccuper de ce sujet. Félicitations !

30 % d'ex-fumeurs

En France, il y a autant d'ex-fumeurs que de fumeurs. Environ 30 % de fumeurs contre 30 % d'ex-fumeurs. Tous ces ex-fumeurs ont réussi à décrocher de la nicotine ! « Très bien, direz-vous, un sur deux a donc réussi. J'ai donc une chance sur deux de réussir. » Non, en fait bien davantage ont réussi.

La raison pour laquelle il y a, statistiquement, autant de fumeurs est qu'il y a toujours beaucoup d'enfants et d'adolescents qui commencent à fumer. Parmi les 18-39 ans, 44 % des hommes à revenu moyen et 51 % des hommes à revenu modeste fument.

Par ailleurs, au cours des années 1970, lorsque la génération des personnes ayant aujourd'hui 60 ans était dans la tranche des 18-39 ans, le pourcentage de fumeurs parmi les plus jeunes était encore de 60 %. Donc, 6 hommes sur 10 dans cette tranche d'âge fumaient. Et seulement 13 % d'entre eux fument encore aujourd'hui ! Bien plus de la moitié des fumeurs ont donc réussi à arrêter, quand on fait abstraction des jeunes ! En réalité, 79 % des fumeurs réussissent à arrêter ! Autrement dit, 8 fumeurs sur 10 deviennent non-fumeurs ! Ce chiffre-là fait bien meilleure figure. Vous pouvez, évidemment, en faire partie.

Les ex-fumeurs sont-ils moins heureux?

«*Très certainement, tous ces anciens fumeurs souffrent d'un manque, objecterez-vous. Et je ne renoncerai en aucun cas à ma cigarette d'après le repas.*» En réalité, ces fumeurs ont non seulement réussi à devenir non-fumeurs, mais en plus il ne leur manque rien. Sinon, avec un pourcentage de 30 % d'anciens fumeurs, vous les entendriez sans cesse dire combien ces cigarettes manquent à leur plaisir et quel renoncement permanent c'est d'être non-fumeur. Ce qui n'est pas le cas. En fait, 99 % des ex-fumeurs pensent si peu aux cigarettes qu'ils ne considèrent pas même nécessaire de mentionner qu'ils ont eux-mêmes fumé autrefois.

D'importantes enquêtes menées auprès d'ex-fumeurs montrent qu'ils estiment leur vie plus heureuse ou aussi heureuse, mais en aucun cas moins heureuse ou moins satisfaisante[1]. Vous n'êtes pas obligé de me croire et, à l'inverse d'autres auteurs, je ne vais pas chercher à vous persuader dès maintenant que vous vivrez plus heureux sans cigarette pour la bonne raison que c'est peut-être ce qui m'est arrivé.

Je préfère vous présenter encore et encore des études menées auprès de milliers de fumeurs et d'ex-fumeurs afin de vous ôter l'angoisse d'arrêter. On peut tellement apprendre des anciens fumeurs! Comment cela s'est-il passé pour eux quand ils ont arrêté? Quels sont les préjugés à propos de l'arrêt du tabac? Est-il justifié de craindre que je regretterai toujours quelque chose? Est-ce très probable? Ou plutôt pas? Vous avez besoin de le savoir précisément avant d'arrêter. Et il est quasi certain que, comme pour la plupart des fumeurs, vous ne regretterez plus vos cigarettes très vite après avoir arrêté et que rien ne vous manquera. Pour en savoir plus sur le sujet, rendez-vous au chapitre 9.

Sous l'emprise de la nicotine : la dépendance physique

Vous êtes sûrement convaincu qu'il sera terriblement difficile d'arrêter. Il en est de même pour presque tous les fumeurs qui souhaitent arrêter. « Ce n'était pas facile, mais c'était finalement bien plus facile que je ne l'avais pensé » : voilà une expérience typique. L'incertitude et les angoisses nous empêchent d'oser faire le premier pas.

De fait, la plupart des problèmes, attentes et angoisses sont sensiblement les mêmes chez tous les fumeurs. Cela tient au fonctionnement de la nicotine dans le cerveau. Dès que la nicotine diminue, apparaît une sensation diffuse d'inquiétude. Cette sensation peut, dans les cas extrêmes, croître pour se transformer en angoisse, voire en panique, quand le taux de nicotine dans le sang baisse encore plus sensiblement. La sensation d'angoisse est provoquée par le manque de neurotransmetteurs dans le cerveau. Sous le bombardement constant de la nicotine, la production normale de neurotransmetteurs a été modifiée, mais elle se rétablit après quelques semaines d'arrêt seulement.

Beaucoup de personnes fument en situation de stress, pour mieux se concentrer, pour se stimuler, pour se relaxer et être de meilleure humeur. Mais la cigarette est-elle vraiment utile dans ces cas-là ? Fumer nous rend-il plus concentré, nous stimule-t-il, nous aide-t-il à nous détendre, améliore-t-il notre humeur ? Fumer serait alors bénéfique. Et, logiquement, en arrêtant, on renoncerait à de tels bienfaits. Les fumeurs en sont du moins fermement convaincus. Évidemment, on fume pour profiter de ces avantages – sinon, quel intérêt ? Mais la nicotine ne serait-elle pas, en définitive, cause de plus de stress, d'inquiétude, et des fluctuations de notre énergie et de notre humeur ? Dans ce cas, fumer n'est pas bénéfique. Après avoir arrêté, on devrait donc se sentir plus résistant au stress, plus détendu et mieux dans sa peau.

Des scientifiques se sont penchés sur cette question dans le cadre de nombreuses études menées auprès de fumeurs et d'ex-fumeurs. Et les résultats sont tout à fait passionnants (à découvrir au chapitre 8) !

Le conditionnement : la dépendance psychique

La nicotine ne nous rend pas seulement dépendants physiquement par la transformation du système des neurotransmetteurs, mais elle contribue aussi à *conditionner* de nombreux « réflexes de fumeurs ». Sous l'effet de la nicotine, nous « sur-apprenons » à relier certaines situations à la cigarette, et ce conditionnement provoque une pulsion immédiate qui nous fait prendre une cigarette, par exemple avec le café, quand nous sommes au milieu d'autres fumeurs, en prenant un verre ou après le repas… Nous fumons alors « juste comme ça ». Peu importe notre taux de nicotine dans le sang. Pour vous en rendre compte, observez attentivement d'autres fumeurs. Vous serez surpris de voir combien ces pulsions déclenchent de gestes automatiques et inconscients.

De même, certaines situations émotionnelles peuvent servir de déclencheurs pour fumer. En cas de stress ou de mauvaise humeur, on sait parfaitement se remonter le moral avec une cigarette. Avec 70 000 bouffées par an, on reconditionne sans cesse ce comportement. De nombreux fumeurs se demandent toute leur vie pourquoi ils ont déjà envie de fumer une nouvelle cigarette alors qu'ils viennent tout juste d'éteindre la précédente. Ce n'est que depuis peu que l'on comprend comment fonctionnent ces réflexes conditionnés. C'est la principale raison qui fait que nous continuons à fumer et que nous sommes aussi dépendants de la nicotine (ce point est développé au chapitre 11).

De la patience pour désapprendre

Quand vous serez déjà physiquement *clean* – donc libéré de la nicotine –, quelques jours après l'arrêt du tabac, ces situations apprises devront être progressivement « désapprises » ou « déconditionnées ». La bonne nouvelle, c'est que, une fois ce lavage de cerveau terminé, votre envie de fumer aura elle aussi disparu. La cigarette d'après-repas ne rendra pas forcément meilleur ledit repas et votre café sera tout aussi stimulant sans le concours du tabac. Vous n'y penserez plus jamais. Des millions d'anciens fumeurs peuvent vous le confirmer. Vous aussi, avant de commencer à fumer, quand vous étiez enfant, vous n'aviez pas le moins du monde pensé rendre plus savoureuse une glace, une part de gâteau ou une portion de frites en inhalant de la fumée.

Les tours de passe-passe de la nicotine

La condition pour arrêter est de bien comprendre les tours de passe-passe de la nicotine. Cette drogue vous fait miroiter que les cigarettes ont bon goût et que vous vous sentez mieux en les fumant. C'est d'ailleurs ce que vous ressentez réellement. Chaque fumeur connaît cette sensation. En réalité, vous fumez surtout pour contrer la fébrilité et l'impression de vide dû au manque de nicotine, et vous ne vous sentez donc mieux qu'en fumant. Vous n'êtes absolument pas obligé d'accepter ça ! Mais dès que vous aurez compris le mécanisme, vous pourrez plus facilement vous décider à sortir du cercle vicieux. C'est pourquoi il faudrait que vous lisiez ce livre avec objectivité et que vous soyez ouvert à la nouveauté. Je n'essaie pas de vous persuader de quoi que ce soit ! Et vous ne devez pas non plus vous laisser mettre la pression par d'autres personnes. Ici, il ne s'agit que de vous ! Vous *avez le droit et vous devriez* même continuer à fumer en lisant ce livre. Je voudrais que vous vous sentiez complètement relax pendant votre lecture.

Donc, s'il vous plaît, ne réduisez pas votre consommation de tabac ! Cela vous mettrait inutilement la pression et rendrait chaque cigarette plus importante.

S'il vous plaît, continuez à fumer !

Il y a encore une autre raison pour laquelle j'aimerais que vous continuiez de fumer. Ce n'est que de cette façon que vous pourrez examiner à la loupe votre comportement et mieux observer d'autres fumeurs, sans souffrir vous-même. Mieux vous saurez, quand vous fumez, quels sont les déclencheurs émotionnels de votre envie de fumer, ce que vous aimez dans le fait de fumer et aussi ce que vous détestez, pourquoi vous voulez peut-être arrêter et ce que vous redoutez en renonçant à la cigarette, plus vous pourrez arrêter facilement.

Je peux certes vous poser des questions importantes et vous donner de nombreuses pistes, mais vous seul pouvez donner les bonnes réponses. Prenez le temps de vous y consacrer. Car c'est de votre vie qu'il est question. Il pourrait s'agir d'une des décisions les plus lourdes de conséquences dans votre vie, d'un de vos projets les plus importants. Si vous décidez ensuite réellement de fumer votre dernière cigarette, vos réponses à ces questions vous aideront énormément. Pourquoi ? Dans les premières semaines qui suivent l'arrêt du tabac, vous devez vous rappeler précisément ce que vous vouliez atteindre. Sans tenir compte de ce que votre cerveau en manque essaie de vous chuchoter à l'oreille. Vous avez clairement décidé et maintenu votre objectif. C'est ainsi que vous allez réussir.

Une raison supplémentaire : la santé

Promis, dans ce livre, je ne vous tourmenterai pas avec des scénarios catastrophes concernant votre santé. Cela ne vous ferait pas progresser et ne ferait que provoquer des réactions de rejet. Tous les jours, vous voyez sur les paquets de cigarettes que fumer est nuisible à la santé. Et ça vous a aidé ? Non. Ça énerve. Dans ce livre, je n'ai consacré que 5 pages à la santé. Cinq pages où des fumeurs se livrent à des calculs simplistes sur les risques et à l'examen de cas particuliers qu'ils ont forgés de toutes pièces pour pouvoir continuer à fumer. En partant de principes comme « Les toxines environnementales sont aussi dangereuses que le tabac », « J'y échapperai bien » ou « Mon oncle François fume, et il a 85 ans ». Sans oublier le classique « Il faut bien mourir de quelque chose. » Mais la seule bonne question est : quand et comment ?

Quel est véritablement le risque encouru par les fumeurs ? Les chiffres, en l'occurrence, sont très précis. Avant toute décision impliquant à ce point votre avenir, vous devez recueillir toutes les informations. Certes, en bon fumeur, on fait tout pour éviter ces informations, pour pouvoir continuer à fumer en paix. Mais refouler les angoisses concernant notre santé et les enfouir dans son inconscient gaspillent beaucoup d'énergie. Car ces angoisses restent actives et il faut les repousser sans cesse. Pire encore, elles rongent notre amour-propre car nous savons très bien ce que nous sommes en train de nous infliger.

Certes, se préoccuper des conséquences du tabagisme provoque d'abord du stress et des angoisses. Peut-être fumerez-vous, à court terme, quelques cigarettes pour chasser la peur par une petite dose de nicotine. Pas de problème ! Mais ensuite ces connaissances composent un grand tableau qu'on peut regarder en face. Une bonne motivation pour arrêter...

Oui, mais...

Avant tout, les non-fumeurs pensent toujours pouvoir nous convaincre d'arrêter de fumer en discutant indéfiniment des raisons pour lesquelles il vaudrait mieux nous abstenir. Mais ça ne marche pas du tout comme ça. Si vous fumez, ce n'est pas à cause des raisons pour lesquelles il vaudrait mieux vous abstenir, mais à cause des raisons pour lesquelles vous *aimez* fumer ! Ce qui veut dire aussi : il faut examiner de très près les raisons pour lesquelles vous « aimez » fumer. Si vous n'avez pas compris ce que cache « aimer fumer », vous négligerez toujours l'avantage d'une vie sans cigarette au lieu d'en finir pour de bon et sans regret avec le tabac. Fumer, est-ce vraiment un gain pour votre plaisir de vivre ? Vous sentez-vous mieux en fumant ? Ce n'est que lorsque vous aurez vous-même répondu à cette question à la fin du livre que je donnerai un dernier coup de pouce à votre motivation en vous parlant de votre santé. Parce que, comme tout le monde, vous voulez bien sûr vivre longtemps. Le cerveau addict va certes vous chuchoter à l'oreille qu'il vaut mieux « prendre son plaisir tout de suite » et que, de toute façon, « il faut bien mourir de quelque chose », mais tout au fond de votre inconscient, votre instinct de vie est plus puissant. Votre inconscient ne se laisse pas duper. Vous le savez depuis toujours : *vivre longtemps est plus important que fumer longtemps !* Même si vous ne savez pas encore comment changer les choses.

Arrêter sans prendre de poids

L'une des raisons principales pour lesquelles beaucoup de gens hésitent à arrêter de fumer est la peur de grossir. Mais fumer permet-il vraiment de rester mince ? Ou bien grossissons-nous seulement parce que nous avons fumé avant ? Les fumeurs sont-ils statistiquement plus sveltes que les non-fumeurs ? Les réponses à ces questions sont étonnantes ! Pourquoi a-t-on faim quand on arrête ? Pourquoi les sucreries favorisent-elles le comportement addictif et vous font-elles plus facilement rechuter ? Quelle relation y a-t-il entre poids et rechute ? Comment parvient-on à ne pas prendre de poids ? C'est tout simple. Depuis 20 ans, j'écris sur ce sujet. Mes livres sont traduits en 15 langues. JE NE VEUX PAS changer vos habitudes alimentaires. Il s'agit ici seulement de conserver votre poids pour que vous puissiez plus facilement arrêter de fumer. Il faut donc être pratique (chapitres 18-22). Cette partie, qui explique comment ne pas grossir, m'a manqué dans toutes les méthodes pour arrêter.

Comment vous envisagez le fait de fumer

Il peut aussi être important d'examiner comment vous vous voyez en tant que fumeur et à quoi renvoie socialement le fait de fumer. Sinon, vous éprouverez toujours la « nostalgie du fumeur ». Il s'agit d'évoquer ici les aspects sociaux du tabac. Pour moi, « fumer » et « convivialité » ne faisaient qu'un. Je voulais toujours être de la partie. C'était pour moi une composante naturelle de la culture. Je me suis toujours identifié à d'autres fumeurs – c'est bien connu, « les fumeurs sont plus relax et plus sympathiques que les autres ». Chaque fumeur a sa propre personnalité de fumeur et sa façon de se voir en tant que fumeur. Mais, en vieillissant, vous finissez par vous libérer des appartenances à des groupes et des messages publicitaires, qui sont plutôt l'apanage du début de carrière d'un fumeur. Voilà pourquoi la plupart des fumeurs arrêtent entre 40 et 50 ans.

Avec votre maturité d'aujourd'hui, jetez un regard en arrière sur les débuts de votre carrière de fumeur. De quelle manière votre vision du tabac a-t-elle été, au fil des ans, influencée par la publicité ? De quelle manière l'industrie du tabac vous a-t-elle appâté quand vous étiez enfant et adolescent ? De quelle manière a-t-on menti aux fumeurs pendant des décennies à propos de la nicotine, déclencheur de la dépendance ? De quelle manière l'industrie de la nicotine manipule-t-elle la dépendance par des agents de texture ? De quelle manière les cigarettiers ont-ils faussé les résultats des études scientifiques sur les effets du tabac grâce à des expériences qu'ils commanditaient eux-mêmes ? Ce qu'il leur permet d'affirmer qu'il y a des « avis d'experts différents et controversés ». De quelle manière le lobby du tabac achète-t-il les hommes politiques et les scientifiques ?

Assurément, vous en connaissez un bout là-dessus, mais on oublie vite aussi. Il vous faudra donc entretenir ces connaissances, car elles constitueront un soutien essentiel pour décider d'arrêter de fumer. Prenez le temps de le faire. Cela fait partie du programme des 30 jours et cela peut tout à fait vous amuser. Ça vaut un polar. Adopter un nouveau regard sur les aspects *sociaux* de la cigarette, les mensonges de la publicité et les combines des dealers de nicotine agissent de l'intérieur. Tout cela peut se condenser en un « Maintenant j'en ai assez, j'arrête » ou « Je ne me laisserai pas manipuler plus longtemps ». C'est une petite pierre, mais elle compte dans la construction de votre adieu définitif à la cigarette. Fumer était une partie importante de votre vie. Vous pouvez désormais ouvrir un nouveau chapitre, plus excitant.

Vous ne perdrez rien, vous ne pourrez que gagner

« Il m'a fallu presque 3 mois pour lire le livre. Plus je lis lentement, plus tard je serai obligé d'arrêter. » Vous n'êtes obligé à rien. C'est vous seul qui décidez si vous continuez à fumer ou non. Peut-être qu'à la fin du livre vous ne voudrez plus fumer. Mais je vous conseille de lire ce livre d'une traite, sinon vos connaissances ne s'étofferont pas. Pour l'instant, vous ne faites que recueillir des informations. C'est positif. Pour commencer, nous examinerons toutes les pièces du puzzle de ce comportement saisissant. Rien de plus.

Nous aimons souvent mieux laisser les choses en l'état, parce que les changements sont toujours source d'angoisse. Et c'est seulement cette angoisse devant l'incertain qui impose des limites à votre vie. Mais, sachez-le, *vous n'abandonnez rien, vous commencez quelque chose de nouveau !* C'est complètement différent. Au lieu d'avoir peur d'abandonner quelque chose, vous pourrez vous réjouir d'aborder quelque chose de nouveau : une vie dans laquelle, très vite, vous pourrez mieux faire face au stress et avoir une plus grande stabilité émotionnelle. Réjouissez-vous de vous sentir chaque jour en meilleure forme morale et physique. Les angoisses concernant votre santé disparaîtront et libéreront de nouvelles énergies. L'estime de vous grandira parce que vous aurez réussi. Parce que vous aurez vaincu la peur, que vous aurez échappé au piège de la cigarette et que vous aurez reconquis votre liberté. Cette décision pourrait bien être la plus importante de votre vie. Vous n'avez rien à perdre ! Dans le pire des cas, vous pourrez continuer simplement à fumer, comme maintenant. Dans le meilleur des cas, vous allez gagner 14 ans de vie. Autant ? Oui, parce c'est ce qu'un fumeur qui continue de fumer 20 cigarettes par jour perd en moyenne : 14 ans de vie.

Tous les jours, vous faites des choses qui prouvent que vous vous projetez dans l'avenir et que vous comptez bien être en vie encore longtemps. Vous mettez votre ceinture quand vous montez en voiture, vous souscrivez des contrats d'assurance, vous payez le crédit de votre maison et vous attendez joyeusement l'arrivée de petits-enfants. Ce qui se passera dans le futur ne vous est donc pas égal. Grâce à ce livre, observez votre manière de fumer ainsi que celle d'autres fumeurs. De façon impartiale. Ensuite, vous déciderez soit de continuer à « aimer fumer », soit de partir vers de nouveaux horizons. Des millions d'anciens fumeurs ont réussi et vous le confirmeront : vous aurez tout autant de plaisir à vivre, voire davantage, sans nicotine, et vous ne regretterez *rien.*

« Dans la vie, rien n'est à craindre, tout est à comprendre. »

Marie Curie

Comment utiliser ce livre ?

Fumer est un comportement aussi complexe qu'un puzzle. Autrement, des millions de personnes ne tomberaient pas dans le piège de la nicotine pour se retrouver, quelques décennies plus tard, avec 50 000 à 60 000 € de moins en poche et une santé ruinée. Pour vous, je vais désenfumer le puzzle du tabac et le démonter pièce par pièce. De nombreux détails jouent un rôle dans les raisons qui vous poussent à continuer à fumer. Cela vaut la peine d'examiner de plus près les pièces de ce puzzle. Alors, d'un coup, tout va s'assembler pour donner une vue d'ensemble tout à fait inédite.

Vous ne vouliez que quelques astuces et une recette rapide pour arrêter ? Dans ce cas, vous allez peut-être vous arrêter rapidement, mais très vite une de vos habitudes vous rattrapera. Sans avoir eu le temps d'y penser, vous allez vous retrouver avec une cigarette allumée à la main. Je sais de quoi je parle ! Faites-moi confiance : il faut comprendre d'abord, et agir ensuite.

« *Qui connaît son ennemi comme il se connaît, en cent combats ne sera point défait.* » (Sun Tzu, *L'Art de la guerre*)

Bonne chance !

» Mon coach pour arrêter de fumer

Vous pouvez télécharger l'application «Mon coach pour arrêter de fumer» (Androïd et IPhone). Combinée à la lecture de ce livre, cette application interactive peut vous aider. Vous l'aurez toujours sur vous pour vous fixer des objectifs, savoir combien vous avez économisé (en argent, en temps de vie, en goudron) et suivre au jour le jour vos pas vers une vie sans nicotine.

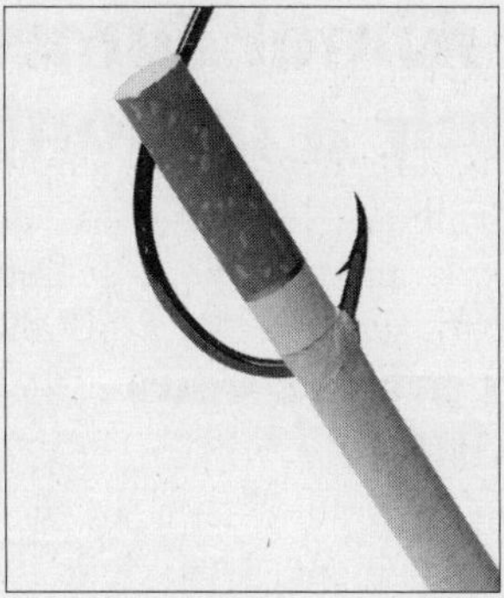

I
Aimez-vous fumer ?

1. Aimer fumer : du plaisir à la contrainte

À quel point prenez-vous du plaisir à fumer ?

C'était une journée stressante et vous avez envie de vous décontracter tranquillement. Une cigarette… clac… Qu'y a-t-il de meilleur ? Vous inhalez la fumée avec délice. Une petite volute monte paisiblement vers le ciel. Pour un instant, le monde tourne plus lentement, plus agréablement. Nous fumons pour nous détendre ; pour lutter contre le stress ; pour faire une pause. Après le repas. Par plaisir… Les occasions agréables ne manquent pas.

En bonne logique, on pourrait élargir ça aux enfants, pour qu'ils prennent aussi un peu de plaisir dans la vie… Par exemple, après un jour d'école fatiguant, s'ils éliminent le stress en fumant pour se sentir mieux. Ou quand la première petite amie a été piquée par un copain. Il faudrait vite qu'ils en grillent une pour mieux digérer ce sentiment amer. La vie est bien assez difficile comme ça. Sans cigarette, le stress et les montagnes russes des sentiments sont vraiment durs. Et une petite clope pourrait aider à supporter l'interminable attente du bus qui conduit à l'école ou cette mère infernale qui était censée venir nous chercher à l'heure. En fumant, tout cela serait bien plus facile à supporter. Et pourquoi nous donne-t-on de l'argent de poche ? C'est bien pour qu'on se fasse un peu plaisir !

C'est très souvent à ce moment-là que la pellicule du film « j'aime fumer » se déchire. Après m'avoir énuméré toutes sortes d'avantages du tabac, nombre de fumeurs bondissent quand je leur demande s'ils ont aussi déjà incité des enfants à fumer… Pourquoi au juste les fumeurs expliquent-ils constamment les raisons pour lesquelles ils aiment tellement fumer ? Je fais partie de ces personnes qui n'ont presque jamais le sentiment de devoir justifier leur mode de vie. Pourtant, je l'ai constamment fait à propos du tabac. Mais, au fil du temps, j'ai eu de plus en plus l'impression que c'était plutôt pour moi-même que j'énumérais les avantages du tabac, comme pour me prouver encore et toujours que ça ne posait pas de problème.

Fumer est une « habitude » complexe. Quand nous ne fumons pas, nous en avons une envie impérative. Et quand nous fumons, nous aimerions bien ne pas être obligés de le faire, mais nous croyons y prendre du plaisir. Et même si nous en ressentons du plaisir, nous ne souhaitons pas encourager les autres à fumer et nous aimerions bien arrêter un jour prochain.

Votre première cigarette

Est-ce que vous vous souvenez de votre première cigarette ? Avez-vous fumé en compagnie d'un ami ou faites-vous partie de ceux qui se sont procuré leur première cigarette pour l'expérimenter seul avec l'idée de donner l'image, aussitôt après, du fumeur cool, habitué ? Avez-vous, vous aussi, commencé par tousser à vous faire éclater les poumons ? Cette bouffée de fumée sèche, âcre, quelle horreur ! On se sent mal, nauséeux et étourdi, on essaie de reprendre son souffle, les bronches se contractent et on veut au plus vite expulser la fumée en toussant. Réaction naturelle. Fumée signifie toujours danger. Notre instinct est programmé dans ce sens depuis des millions d'années.

Aujourd'hui, nos enfants toussent un peu moins que nous-mêmes il y a 20 ans. Pour quelle raison ? Les cigarettiers ont mélangé au tabac quantité de substances qui dilatent et apaisent les bronches, anesthésient légèrement la trachée et donnent un goût plus frais à la fumée. Enfants et adolescents sont, en définitive, la principale cible de l'industrie du tabac. Seuls 5 % des jeunes ne commencent à fumer qu'après l'âge de 21 ans. Quand c'est le cas, ce ne seront souvent que de petits fumeurs occasionnels. Pour l'industrie, cela implique de toucher ce public cible le plus tôt possible. Les jeunes ne sont pas seulement plus influençables, mais leurs cerveaux sont aussi plus facilement vulnérables aux addictions et deviennent sensiblement plus vite dépendants à la nicotine. Après seulement quelques cigarettes, on constate les premières modifications causées par la nicotine dans le cerveau. Pour accroître chiffre d'affaires et bénéfices, l'industrie du tabac a donc besoin d'une nouvelle génération de fumeurs, nombreuse, très nombreuse. Mettez-vous à sa place : ses meilleurs clients meurent trop tôt, et les autres arrêtent de fumer pour des raisons ridicules.

Enfin, nous faisons partie du clan

Revenons à votre première cigarette. Chaque adolescent voudrait appartenir au monde des adultes, à un groupe, à la catégorie des gens cools, qui sont bien plus éveillés que leurs camarades boutonneux affublés d'un appareil dentaire. Rappelez-vous ces moments pénibles en boîte… Avec une cigarette, on avait enfin quelque chose entre les doigts à quoi s'accrocher. Dès la seconde consommation – trop chère et trop vite bue. Quand c'était plein à craquer et qu'il aurait fallu jouer des coudes au comptoir pour pouvoir s'y appuyer, l'air décontracté. Quand on se sentait jaugé. Ou quand une fille super-mignonne nous laissait sans voix. Au lieu de bredouiller des trucs insensés, on pouvait lui offrir une cigarette et on était sauvé. C'était cool.

Vous souvenez-vous aussi des premières bouffées ? Il a d'abord fallu s'entraîner longtemps pour pouvoir avaler profondément la fumée piquante et la faire ressortir des poumons sans tousser. Potasser le maniement élégant de la cigarette et du briquet, et aussi cette façon géniale de souffler la fumée du coin de la bouche, ou dans une autre direction, sans quitter du regard son vis-à-vis. Enfin, nous faisions partie du clan, nous étions des fumeurs ! Il est vrai que nous avions vu tout cela depuis longtemps au cinéma et à la télé. On fume dans 70 % des films américains. Nos héros fumaient quand ils rencontraient quelqu'un, pour se concentrer sur une tâche difficile, après le sexe pour se détendre, au bar et dans toutes sortes d'autres occasions. En quoi fumer pouvait-il être si mauvais, puisque ces figures d'identification nous démontraient sans cesse à quel point c'était normal.

Maudite normalité

Le secret de la cigarette en tant que drogue réside dans le fait que, au début, on n'en apprécie pas du tout le goût. Personne ne peut imaginer devenir dépendant de cette fumée répugnante. De plus, toute la gestuelle de la cigarette irrite. Débutant, on la tient encore assez éloigné de soi pour que la fumée ne monte pas au nez. On s'acquitte de ses « bouffées obligatoires », on s'impose peut-être 5 à 6 fois d'avaler cette fumée au goût répugnant. Le plaisir, c'est autre chose. Mais on veut faire partie du monde des adultes. Au besoin, on laisse discrètement se consumer sa cigarette et on a franchement l'air cool. Dans une vie de fumeur, il n'est pas question d'envie de fumer pour les toutes premières cigarettes.

Rares sont les fumeurs qui se sont senti vraiment mieux dès les premières cigarettes. Plus vif, plus *high*, plus léger ? Rien. Peut-être juste un petit *kick* dans la tête. Mais pas grand-chose à voir avec d'autres drogues : l'alcool désinhibe, rend drôle, plus sociable. L'ecstasy, drogue des boums, libère la sérotonine – l'hormone du bonheur – et rend heureux, plus serein, content, rapproche les gens, estompe les limites entre soi-même et les autres danseurs. La sensation de liberté dans les « raves » est très spéciale. La marijuana décontracte, on devient *high*, *stoned*, tout est *easy* et on plane. La cocaïne, par contre, stimule le système nerveux central, les idées et associations d'idées fusent, chaque sensation s'intensifie. Il ne s'agit pas ici de faire de la pub pour ces drogues. De toute façon, elles aussi perdent rapidement leur effet à l'usage. Du moins, donnent-elles un certain *kick*. Que nous font les premières cigarettes, comparées à ces drogues ? Rien. La nicotine, dans ce domaine, est pour le fumeur débutant un raté absolu ! Au départ, on se sent super mal et nauséeux. En plus, on doit s'y exercer. Aucun de nous n'aurait l'idée de devenir dépendant d'une aussi médiocre sensation. La nicotine ne nous transporte jamais au-delà d'un état normal. Sans compter qu'elle a un goût franchement atroce. Impossible de devenir un jour accro à ça ! C'est du moins ce que nous nous disions.

Contrairement aux autres drogues, la cigarette ne procure au début ni plaisir, ni désinhibition, ni ivresse. C'est un instrument purement social : pour appartenir à un groupe, être adulte et avoir l'air cool. Rien de plus. Et c'est précisément là l'énorme ruse de la nicotine.

La transformation ultrarapide du système nerveux

« Mais un jour, les cigarettes ont commencé à me plaire. Aujourd'hui, j'aime fumer et je trouve ça agréable. Je n'ai aucune idée du pourquoi je me sens plus détendu, plus calme et plus éveillé après une cigarette. »

Chaque sensation est d'abord provoquée par les neurotransmetteurs. La nicotine libère de la dopamine (un stimulant), ainsi que d'autres neurotransmetteurs. Cette production est pourtant tout à fait minime. Le système nerveux sain du fumeur débutant ne perçoit pas cela comme un plus extraordinaire, comme un avantage ou comme un bienfait. Le petit *kick* dans la tête, suivi de la sensation d'euphorie extrêmement brève, sont tellement insignifiants qu'ils ne valent pas la peine qu'on en parle. Pourtant, il est avéré que le système nerveux se modifie dès la première cigarette, sous l'action de la nicotine ! Là où elle se fixe et où a lieu alors la libération de neurotransmetteurs (les « molécules du bonheur »), les récepteurs deviennent un peu moins sensibles. Ainsi sera-t-il plus difficile pour les substances endogènes d'activer elles-mêmes dans les mêmes proportions les neurotransmetteurs susceptibles de produire le même effet.

Si bien que vous allez fumer une cigarette de plus de temps en temps pour donner un tout petit coup de pouce à votre état de bien-être. Vous commencez donc à « aimer » fumer pour vous sentir à nouveau bien, même si vous vous en rendez à peine compte, parce que vous êtes trop occupé à « faire partie du groupe » et à être cool.

Fumer ne devient satisfaisant que par la transformation du cerveau

Le jeune cerveau en cours de croissance s'adapte dès les quelques premières cigarettes à cette action de la nicotine[2]. On peut bientôt constater les premiers symptômes de dépendance. Petit à petit, le système nerveux se transforme et les cigarettes deviennent toujours plus satisfaisantes. Ce processus va à une vitesse folle (à quelle vitesse exactement, je vous le montrerai au chapitre 9). Le secret de la cigarette réside dans cette modification sournoise du système nerveux : la nicotine n'agit de manière positive et satisfaisante que lorsque le système nerveux est modifié au point que nous ressentons un léger manque de neurotransmetteurs – une petite insatisfaction –, que nous compensons alors par la nicotine !

Alors que la nicotine n'offre encore que peu d'avantages et n'apporte que peu de plaisir au système nerveux du débutant, elle agit comme soutien quand ce système nerveux a été modifié. Progressivement, nous commençons à « aimer » fumer, pour jouir de cette minuscule impulsion qui nous restitue l'impression d'être bien, sensation que nous avions déjà gratuitement avant, de façon naturelle et sans nicotine.

La nicotine : une drogue dure ?

Le plus grand piège de la cigarette, c'est que nous ne percevons pas la nicotine comme addictive, du fait de son manque d'effet initial. Dans notre enthousiasme juvénile, nous sommes à 100 % certains qu'il nous est impossible de devenir dépendants, comme nos stupides parents et autres accros plus âgés qui ne peuvent s'empêcher de fumer.

Fumer n'est rendu satisfaisant que par l'altération du cerveau. Ce piège fait de la nicotine une drogue dure, la plus addictive de toutes les drogues. 38 % des fumeurs débutants (adolescents et adultes confondus) deviendront dépendants à la nicotine et « aimeront » fumer pendant les 10 à 20 années qui suivent. Par contre, seuls 23 % seront dépendants à l'héroïne, 17 % à la cocaïne, 15 % à l'alcool et 9 % au cannabis. Ce sont les enfants et les adolescents qui deviennent le plus fréquemment dépendants à la nicotine. 75 % des fumeurs adolescents continueront à fumer à l'âge adulte[3]. Les termes de « drogue dure » et « drogue douce » ne sont que des catégories destinées à la vulgarisation publique. Quand on détermine le potentiel de dépendance des drogues et quand on compare le délai d'accoutumance à l'héroïne ou à la nicotine, la cigarette devance toutes les drogues dures. Et aucune autre drogue ne tue autant : 5 millions de personnes meurent dans le monde chaque année des suites de leur consommation de cigarettes. Dont 73 000 rien qu'en France.

Toute autre drogue tire au moins un coup de semonce. On sait que, sous l'effet d'une drogue, on n'est pas « dans son état normal » et qu'on ne peut fonctionner comme ça à long terme. Par contre, on ne peut pas décrire d'effet enivrant de la cigarette. Juste le sentiment, après quelques paquets, qu'on à l'impression de se sentir mieux et qu'on a plaisir à fumer. Comme ce plaisir a l'air très innocent et tout à fait normal, il faut beaucoup de temps pour que le fumeur comprenne qu'il est dépendant et qu'il ne peut plus arrêter.

Recommenceriez-vous à fumer?

Nous ne savions pas, après nous être entraînés à fumer nos premières cigarettes, que nous serions contraints à continuer toute notre vie. Si vous regardez en arrière, après une carrière de fumeur de 10 à 20 ans, et si vous aviez le choix de fumer à nouveau ou non votre première cigarette, que vous décideriez-vous ?

- «*Je recommencerai à nouveau. Et je ne regrette rien.*» O.K. Vous avez passé du bon temps et vous l'assumez. Mais peut-être aimeriez-vous ouvrir un nouveau chapitre de votre vie. Vous hésitez encore. Je ne veux vous convaincre de rien. Ça rate toujours. Mais rien ne doit vous empêcher d'aller fureter plus loin dans ce livre.
- «*J'aurais mieux fait de ne pas commencer. Mais, à l'époque, j'étais trop bête pour dire non.*» Vous n'étiez sûrement pas trop bête. La publicité de l'industrie du tabac était si astucieuse, le cinéma hollywoodien si influent (et il le reste encore aujourd'hui…) et la pression sociale pour appartenir à un groupe tellement puissante !
- «*Zut. Si je pouvais choisir à nouveau, je ne m'y laisserais plus jamais prendre.*» Vous semblez en avoir vraiment marre de fumer. Nous devons juste trouver le moyen de vous faire sauter le pas.

Quand avez-vous voulu fumer?

Vous vous souvenez sans doute de votre première cigarette ou de la marque que vous avez achetée la première fois, mais peu de fumeurs se souviennent du moment où ils ont eu pour la première fois le sentiment d'« aimer » fumer. Quand et à quelle fréquence avez-vous taxé une cigarette parce que vous avez soudain pris du plaisir à fumer et que vous en aviez envie ? Il y a toujours un moment précis où on ne se contente plus d'en griller une de temps en temps, mais où on « aime » vraiment fumer. C'est si subtil qu'on ne s'en rend même pas compte.

Passons à l'étape suivante : vous souvenez-vous à quel moment vous avez « voulu » impérativement acheter un paquet ? Probablement pas. Parce que ce « vouloir », chacun l'interprète d'abord ainsi : « Ah, une cigarette ça me fait du bien. On fume partout. C'est donc normal si moi aussi j'aime autant fumer. » Avec le temps, il y a de plus en plus de situations « induites » dans lesquelles vous « aimez » fumer des cigarettes supplémentaires.

Ensuite, il faut souvent des années avant qu'un jeune adulte réfléchisse sur le fait qu'il « aime » peut-être trop ça. Sexe, fêtes et drogues, dans un premier temps, tiennent les adolescents sacrément en haleine. Il n'y a guère de place pour réfléchir plus en détail sur sa vie.

Quelque 100 000 bouffées plus tard : la première panique

Pouvez-vous aussi vous souvenir quand, pour la première fois, vous vous êtes retrouvé sans cigarette et que vous vouliez absolument en fumer une TOUT DE SUITE, ou que vous avez été saisi de panique parce que le bureau de tabac était déjà fermé ? Sans doute que vous ne vous en souvenez pas. Depuis longtemps, le système nerveux est si fortement altéré, depuis longtemps on est si profondément pris dans le piège de la nicotine que « vouloir fumer » semble être une pulsion naturelle. On a perdu le contrôle et on doit fumer.

Avec 20 cigarettes par jour et 10 bouffées par cigarette, vous inondez votre cerveau de 73 000 bouffées de nicotine par an. Après 7 secondes, la nicotine parvient aux récepteurs du cerveau. Ces récepteurs, désormais habitués au flux de nicotine, sont insensibilisés et ont besoin d'une dose de nicotine toujours plus forte pour produire un niveau de satisfaction générale.

Ce n'est que progressivement – après 50 000 à 100 000 bouffées de plus par an – que les fumeurs commencent à comprendre qu'ils sont comme télécommandés. Soudain, toutes les bonnes choses sans cigarette ne sont plus agréables du tout. Un bon repas par exemple, devient épouvantable sans cigarette. Vous avez parfaitement programmé votre cerveau par chaque bouffée. Vous l'avez conditionné par des milliers de bouffées. Pour accompagner le café, après le repas, avant de monter dans le train, en descendant du train, pendant la pause, après le travail, avec les amis, en buvant un verre, en passant un coup de téléphone, après le sexe, dans certains lieux en sentant la fumée des autres. Par automatisme, sans y penser plus que ça, vous prenez une cigarette et vous appelez ça « habitude ».

Encore 100 000 bouffées plus tard, vous fumez contre le stress

Et ensuite ? L'ennui et le stress, surtout, deviennent de plus en plus les déclencheurs de l'envie de fumer. Vous avez à présent besoin de nicotine pour calmer vos nerfs. Vous remarquez à peine que c'est désormais la nicotine elle-même qui stresse tout votre corps ou augmente votre rythme cardiaque – par exemple, par la libération d'adrénaline. Au premier plan, il y a le soulagement à court terme par la cigarette.

Comment, à l'école, avez-vous pu supporter que le professeur vous mette 4 sur 20 ? Incroyable tout ce que vous avez pu endurer sans cigarette. Mais on vieillit et on n'est plus aussi en forme. L'idée que fumer fatigue ne viendrait à aucun fumeur. Parce que, en apparence, les cigarettes stimulent. Souvent, aussi, elles tranquillisent. Deux effets contraires pour une seule et même drogue.

Regardez la réalité en face : aucun enfant, aucun non-fumeur n'a jamais besoin de cigarette pour se sentir mieux. La pression sociale et le désir de faire partir du clan sont la seule raison pour commencer à fumer. Vous aussi, vous n'avez jamais eu besoin de cigarettes jusqu'à ce que vous ayez fumé vos premiers paquets et que les récepteurs du cerveau se soient altérés ; puis, tout à coup, vous avez « aimé » fumer pour remédier au manque.

À quel point « aimez »-vous fumer ?

Au départ, on aime fumer. Quelque 100 000 bouffées plus tard, on est contraint à « aimer fumer ». Certains parmi vous sont peut-être dès à présent, après une longue carrière de fumeur de 10 à 20 ans ou de 730 000 à 2 millions de bouffées, arrivés à ce point, avec mauvaise conscience et déjà des conséquences sensibles sur votre santé.

De nombreux fumeurs acharnés ont depuis longtemps abandonné le « j'aime fumer » et ne se font plus d'illusions sur leur dépendance. Ils se résignent à leur sort parce qu'il faut faire avec. « Je n'arrive pas à décrocher. Je fume. Un point c'est tout. »

Plus longtemps on fume, plus le plaisir diminue et plus la contrainte augmente. Alors, pour la plupart des fumeurs, vient le moment où ils souhaitent arrêter. Vous êtes vous-même le mieux placé pour savoir à quel stade vous en êtes aujourd'hui. 30 % des fumeurs en tout cas « aiment tellement fumer » qu'ils essayent d'arrêter une fois par an, mais trouvent trop de plaisir dans la cigarette pour réellement décrocher.

« Hourra, je fume »

Si vous êtes convaincu de fumer par plaisir, il n'y a aucune raison d'arrêter. D'un autre côté, vous êtes-vous déjà dit, au moment d'acheter un paquet de cigarettes : « C'est quand même génial d'avoir commencé à fumer, sinon tout ce que j'aurais raté... » ? Sincèrement, je n'ai encore jamais entendu un fumeur prononcer cette phrase. Parce que presque tous les fumeurs préféreraient être non-fumeurs. Et celui qui a arrêté un jour et qui a repris commence presque toujours son histoire ainsi : « Hélas ! j'en ai refumé une. »

Tous les fumeurs envient les fumeurs occasionnels qui réussissent à ne fumer que quelques cigarettes par jour, sans y penser davantage. Seuls 10 % des fumeurs appartiennent à ce groupe. Cinq cigarettes par jour. Ce serait l'idéal, vous dites-vous... Mais pas du tout. En tant que fumeur normal doté d'une volonté de fer, si vous réduisez le nombre de cigarettes et que vous vous y tenez, il vous faut pour cela dépenser une énergie énorme. Car celui qui est accro voudrait toujours fumer davantage – et surtout pas moins. Vous vous empêchez donc de fumer toute la journée, le plus souvent pour des raisons de santé, jusqu'à ce qu'enfin vous vous accordiez enfin « la seule ». Ces fumeurs occasionnels volontaristes ne me disent jamais : « Hourra, je fume très peu. Quelle sensation géniale ! »

Fumer, est-ce une habitude ?

La plupart des fumeurs parlent d'« habitude », voire de « mauvaise habitude ». Mais fumer n'est pas une habitude comme, par exemple, aimer manger. Aux habitudes, on peut mettre un terme à tout instant. Si, en Angleterre, je dois conduire à gauche au lieu de conduire à droite, je passe en quelques secondes d'une habitude à l'autre, dès que je quitte l'aéroport avec la voiture de location. Il me faut un peu plus de temps pour ne pas confondre le clignotant et l'essuie-glace, qui eux aussi sont inversés sur le volant. Mais, après quelques maladresses, je m'en sors aussi. Je change simplement d'habitude, sans problème. Par ailleurs, il ne m'est jamais arrivé de ne pas avoir le droit de conduire à droite et d'être, pour cette raison, fébrile et nerveux ou d'avoir une crise de panique. Je ne me lève pas la nuit pour faire un tour en voiture et conduire à droite dans les rues vides. Alors, pourquoi, nous autres fumeurs, devons-nous toujours parler d'« habitude » ou de « mauvaise habitude » ? Dépendance et habitude sont deux choses totalement différentes.

Êtes-vous quelqu'un qui a besoin d'habitudes ?

Quelqu'un qui a besoin d'habitudes ! On pourrait croire que vous lisez tous les jours le code civil ou que vous vous appliquez à vos petites habitudes montre en main. Vous décririez-vous vraiment comme un être d'habitudes ? Où est passée votre passion de jeunesse pour l'absence d'obligations ? Pourtant les fumeurs, c'étaient plutôt les jeunes qui se rebellaient contre les adultes. Personne n'a envie de se présenter comme quelqu'un de routinier. Et quel genre d'habitude serait celle de fumer ? S'insuffler 4 000 substances hautement toxiques dans les poumons afin de mourir 10 à 15 ans plus tôt ? Je ne crois pas que vous maintiendriez une telle « habitude », si c'était bel et bien une habitude.

Aimez-vous les brocolis ?

Moi, par exemple, j'adore les brocolis. Toutefois, je ne suis pas obligé d'en manger 20 fois par jour. Je me déplace pas toujours avec des brocolis pour pouvoir en grignoter en cas de besoin urgent et faire remonter ainsi mon taux de brocoli dans le sang. Et je n'ai jamais le sentiment de devoir raconter à d'autres personnes pourquoi j'« aime » tellement manger des brocolis. Je peux d'ailleurs tout à fait cesser d'en manger quand je veux. Voilà ce qu'il en est des habitudes. On se lasse même des meilleures. Manger constamment du brocoli serait un cauchemar. Or, pour ce qui est des cigarettes, on en a rarement assez. Même après des centaines de milliers de bouffées de nicotine, on en veut toujours plus.

Fumer n'est donc pas une habitude. Vous seriez tout à fait capable de vous passer de n'importe quelle habitude en un tournemain dès que vous en êtes lassé ou qu'elle vous nuit. Fumer est une dépendance, qui pose des problèmes considérables quand on veut s'en débarrasser. Aussi, il ne sert à rien de se mentir à soi-même (et aux autres) en disant qu'on fume « par habitude » ou que c'est là une « mauvaise habitude ». Appelez la chose par son nom : une dépendance, avec un comportement de dépendance. Dites-le au moins à vous-même. Ce serait déjà un premier pas gigantesque.

Vous êtes-vous habitué à fumer de plein gré ?

« Bien sûr. C'était bien ma décision. » Oui, vous avez certainement décidé de fumer quelques cigarettes en compagnie. Mais vous êtes-vous aussi décidé à continuer de fumer toute votre vie ? C'est arrivé progressivement : d'abord vous avez « aimé » fumer, plus tard vous avez été contraint d'aimer fumer. Vous ne vous êtes pas « habitué » à fumer, vous ne vous y êtes pas décidé non plus. Vos premières cigarettes vous ont appris à les manier et à fumer, mais vous ne vous êtes jamais demandé alors si la nicotine rendait dépendant.

Après tout, en 1992 encore, les dirigeants de l'industrie du tabac affirmaient sous serment devant la commission d'enquête des États-Unis que la nicotine ne rendait pas dépendant. Il est à peu près certain que vous non plus, adolescent, n'y avez jamais sérieusement réfléchi et que vous ne vous êtes pas décidé consciemment à fumer, avec tout ce que cela implique.

Comment pourrait-on d'ailleurs devenir dépendant à l'inhalation d'une fumée âcre ? C'est ça, le grand truc de la cigarette : nous pensons pouvoir arrêter à tout moment parce que la fumée n'est pas agréable et que nous fumons d'abord pour des raisons sociales. Mais soudain vous avez commencé à « aimer » fumer.

Pourquoi la cigarette est-elle aussi universellement acceptée ?

La cigarette fait partie des drogues dures : vous devenez extrêmement vite dépendant et aucune drogue ne cause autant de morts chaque année. Pourquoi, dans ce cas, la cigarette est-elle aussi bien acceptée ? Il est relativement facile de répondre à cette question. Un héroïnomane ou un alcoolique ne peut plus travailler, ou seulement de manière limitée. En outre, l'héroïne et l'alcool ont un effet hallucinogène, c'est-à-dire enivrant. Ce qui provoque pertes de contrôle et comportements inappropriés quand le seuil d'inhibition diminue, ou glissade dans le néant existentiel, comme pour l'héroïne. Le fumeur, en revanche, reste parfaitement normal, apte au travail et ne meurt que 20 à 30 ans plus tard.

Tant qu'il a suffisamment de nicotine dans le sang, son attitude générale, son humeur, son aptitude au travail ne se distinguent pas de celles du non-fumeur. Ce n'est que lorsque le taux de nicotine dans le sang baisse qu'apparaissent fébrilité, nervosité, irritabilité et manque de concentration. Mais tout fumeur y remédie en fumant la cigarette suivante. Vue sous cet angle, la cigarette est la drogue la plus petite-bourgeoise de toutes et elle est acceptée comme normale. Le mérite « douteux » de l'industrie du tabac est d'avoir rendu le fait de fumer, cette prétendue « habitude », socialement acceptable et de nous dissimuler ainsi les dangers du tabac et de la dépendance.

«Mais je suis tout de même un fumeur par habitude»

Vous fumez donc après le repas, en société ou pour vous détendre. D'accord. Donc, si vous êtes un fumeur «par habitude», cela ne vous sera pas difficile d'abandonner simplement cette habitude. Faisons un test: jetez vos cigarettes! MAINTENANT! Rien ne vous oblige à fumer. C'est comme pour les brocolis. Si, au cours de la prochaine semaine, vous ne devenez pas une seule fois fébrile ou nerveux et que vous n'éprouvez jamais le sentiment impératif de devoir fumer, alors vous n'avez pas besoin de continuer à lire ce livre.

La plupart des lecteurs auront pourtant, comme moi, au bout de peu de temps ce sentiment fébrile de vide et de manque. Cela peut aller jusqu'à l'angoisse et la panique. Quand une petite voix nous souffle à l'oreille «J'ai besoin d'une cigarette», il s'agit bel et bien de compulsion. Rien à voir avec une habitude.

Cherchez la raison qui vous fait «aimer» fumer

Nous avons vu combien peu de fumeurs «aiment» réellement fumer. La plupart ne savent pas, au fond, pourquoi ils fument. Ils le font et c'est tout. Ça vient comme une fringale et ça s'en va dès qu'on a fumé. Voilà alors ce qui est essentiel: si vous ne comprenez pas pourquoi vous «aimez» fumer, vous ne pourrez jamais vraiment arrêter. Vous aurez constamment le sentiment de «renoncer» à quelque chose.

Beaucoup de méthodes se concentrent uniquement sur le fait que fumer ruine la santé, que vous vivrez 5 à 8 ans en moins et que le privilège de fumer coûte une fortune. Vous aurez du mal à arrêter si vous en tenez à ces raisons. Parce ce n'est pas pour toutes ces raisons que vous fumez! Tout non-fumeur ou médecin essaiera de vous inciter à arrêter en brandissant ces fameuses raisons pour lesquelles on ne devrait pas fumer. Sauf que ça ne marche pas. Sinon, la plupart des fumeurs auraient depuis longtemps arrêté. À la vérité, il n'y aurait sans doute plus de fumeurs.

En fait, c'est pour de tout autres raisons que nous « aimons » fumer : par plaisir, par envie, pour réduire le stress, pour se sentir plus calme ou plus concentré. Pour arrêter, vous devez étudier ces raisons. Ce n'est que lorsque vous aurez démasqué pourquoi vous « aimez fumer », que vous pourrez décrocher facilement.

Félicitations, vous êtes venu à bout du premier chapitre. Même si la dépendance a peut-être tenté de vous en empêcher, vous vous êtes imposé !

➡ EN BREF

- Fumer est une pratique sociale : on commence pour appartenir à un clan, pour avoir l'air cool et adulte.
- La nicotine est une drogue dure et rend plus vite dépendant que toute autre drogue.
- Le système des neurotransmetteurs se modifie chez les adolescents dès les premières cigarettes.
- Seule l'altération de ce système rend les cigarettes satisfaisantes ; c'est pourquoi les fumeurs débutants commencent à aimer fumer et perdent vite le contrôle du tabac.
- C'est la nicotine qui donne aux fumeurs le sentiment d'être bien.
- Fumer n'est pas une habitude mais une dépendance.
- Adolescent, vous avez sans doute décidé de fumer une cigarette à l'occasion, mais pas d'être contraint à fumer toute une vie.
- Ce ne sont pas les méfaits du tabac qui vous feront comprendre pourquoi vous ne devriez pas fumer. Ce n'est que lorsque vous

découvrirez pourquoi vous *aimez* fumer que vous pourrez arrêter, car dès lors vous n'aurez plus l'impression de renoncer à quelque chose.

2. La pub et Hollywood comme modèles

Vous êtes très pressé d'arrêter de fumer ? Alors, vous pouvez sauter ce chapitre. (Mais quel fumeur est pressé d'arrêter ? On aime quand même toujours mieux repousser à plus tard l'instant angoissant de la « dernière cigarette ».) Dans ce chapitre il sera question de la manière dont notre image de nouscomme fumeur a été influencée par la publicité et par Hollywood. Partout dans le monde, les cigarettiers dépensent des milliards pour laver le cerveau des ados avec la pub. Et Hollywood n'est pas en reste. À l'époque où vous avez commencé à fumer, sans doute la publicité pour le tabac dans la presse et à la télé était-elle encore autorisée. Aujourd'hui, elle est interdite, mais le budget publicitaire des cigarettiers est resté tout aussi élevé au cours des 10 dernières années.

L'industrie de la nicotine s'intéresse avant tout aux jeunes. D'une part parce que les enfants et les adolescents sont très influençables, d'autre part parce que leurs jeunes cerveaux deviennent très rapidement dépendants. Aujourd'hui, 9 fumeurs sur 10 commencent avant l'âge de 21 ans. L'âge moyen des premières cigarettes se situe entre 11 et 14 ans. Chaque million de dépense publicitaire est avantageusement investi pour favoriser la dépendance des ados à la nicotine.

Avez-vous décidé de fumer ?

« *Bien évidemment, j'ai décidé tout seul de fumer.* » Aussi longtemps que nous fumons, nous affirmons tous cela. Mais prenons un peu de recul et regardons-y de plus près.

Vous connaissez certainement l'engouement des jeunes pour les marques, par exemple pour telles baskets. Il ne lui faut alors que celles de cette marque-là, très chères, et en aucun cas d'autres. Les tee-shirts tout simples doivent porter le logo d'un label branché, sinon c'est la catastrophe. L'industrie publicitaire se sert du caractère réceptif et influençable des enfants et des adolescents. Les marques se gravent très tôt et avec précision dans leurs esprits grâce à la publicité. On appelle ça le *branding* dans le jargon publicitaire, ce qui équivaut à « marquer au fer », comme on le fait pour le bétail.

Aux États-Unis, lors d'une campagne publicitaire, 30 % des enfants de 3 ans et 91 % des enfants de 6 ans interrogés pouvaient, après avoir vu un film d'animation montrant le chameau de Camel, associer le logo à la marque. Au début de cette campagne, 0,5 % des adolescents fumaient des Camel ; trois ans plus tard, ils étaient 32,8 %.

Des milliards sont investis pour séduire les adolescents en quête de modèles, puis pour les asservir à l'univers incarné par une marque de cigarettes : le non-conformisme pour Lucky Strike, l'indépendance et l'hédonisme pour les Gauloises, la passion pour la liberté et l'aventure chez Marlboro, l'élégance et le chic avec John Player Special. La marque de cigarette devient l'expression de la personnalité que l'on aimerait avoir et des rêves chimériques qui vont avec. Les marques aident à construire une identité et symbolisent un style de vie qui peut se manifester à travers elles. Ces idées véhiculées par la publicité continuent d'agir chez les adultes. La fidélité à sa marque de cigarette est extrêmement forte.

Quant aux modèles d'identification, pensez à la Formule 1 et à Michael Schumacher dans sa combinaison rouge, couleur de Ferrari et de Marlboro. Pour de jeunes fumeurs, cela produit une attraction magique. Schumacher, bien évidemment, ne fumerait jamais car cela réduirait l'oxygénation de son cerveau et provoquerait une perte durable de concentration. La publicité relie donc dans votre tête des choses qui n'ont absolument rien à voir les unes avec les autres.

Il suffit d'inciter enfants et adolescents à goûter à la cigarette et ils seront bientôt pris au piège de la nicotine. Comme la dépendance et les altérations physiologiques du jeune cerveau se déclenchent dès les premières cigarettes, la tâche est vite accomplie. Il faut captiver tous les ans des centaines de milliers d'enfants et d'adolescents pour assurer la relève. L'ensemble du budget publicitaire de l'industrie du tabac ne vise que ces jeunes fumeurs. Dans les documents de R. J. Reynolds, on lit: « Les jeunes fumeurs sont l'unique source de fumeurs de remplacement… Seuls 5 % commencent après l'âge de 24 ans[4]. » Dans un autre document interne, il est écrit que « Camel Filtre doit accroître ses parts de marché chez les 14-24 ans[5] ». Les fumeurs adultes n'ont pas besoin de publicité. Du point de vue de l'industrie, ils sont de toute façon dépendants et continuent d'acheter sans y être encouragés par la pub, avec une très forte fidélité à leur marque.

Des images dont on ne se débarrasse plus

Tous les fumeurs pensent qu'ils ont décidé de fumer de leur propre chef. Mais quelle puissance avaient les images publicitaires, Hollywood et la pression sociale pour les inciter à essayer le tabac et pour qu'ils restent ensuite pris au piège de la nicotine? Il y a là moins de décision personnelle qu'on ne le pense.

Aujourd'hui utilisée dans les pays où la réglementation sur le tabac est quasi inexistante, la distribution d'échantillons gratuits a été une arme efficace pour développer la dépendance. Des études montrent que la distribution de paquets échantillons gratuits peut multiplier jusqu'à 22 fois la probabilité de devenir fumeur, parce que la dépendance apparaît extrêmement vite[6].

Avez-vous vraiment décidé de fumer sans être influencé, parce que c'était dès le départ un plaisir? Ou bien vouliez-vous juste essayer parce que vous vouliez avoir l'air cool et que la publicité vous a communiqué ce sentiment ? Et avez-vous vraiment choisi d'être contraint de continuer ensuite toute votre vie ? N'étiez-vous vraiment pas influencé par les images publicitaires ? Si vous répondez par la négative à toutes ces questions, je serais affreusement déçu si j'étais un grand industriel du tabac. Mais les dealers de nicotine nous ont tous pris à l'hameçon. C'est tout ce qui compte pour le chiffre d'affaires.

Combien de ces images publicitaires et de leurs modèles d'identification avez-vous encore en tête aujourd'hui ? Pourquoi, par exemple, fumez-vous une marque particulière si vous prétendez que la publicité ne vous a pas marqué ? Les fumeurs sont d'une fidélité inexplicablement forte à une marque. Très peu changent de marque, bien que des tests à l'aveugle ont montré que seuls 5 % d'entre eux étaient capables de reconnaître leur marque préférée. Même si les images publicitaires qui vantent un style de vie, de plaisir et de liberté s'effacent rapidement derrière la dépendance, elles restent actives dans la tête pour justifier l'acte du fumeur.

Hollywood : l'impact le plus fort

Films et séries télévisées ont une influence encore plus forte sur les fumeurs que les autres stratégies commerciales. Une Sharon Stone très chic en train de fumer, un Leonardo di Caprio ou la filiforme icône du style et du sexe Sarah Jessica Parker de la série *Sex in the City*, qui chaque semaine fume allègrement dans un nouvel épisode, ont une puissante fonction de modèle, en particulier pour les jeunes fumeurs débutants. Dans les séries américaines dont l'action se situe dans un hôpital, on voit même des médecins qui fument. Qu'est-ce qui pourrait plus clairement communiquer à des ados que fumer ne peut être aussi malsain qu'on le dit ? On fume même dans *Tom et Jerry* et dans bien d'autres dessins animés.

Le paragraphe qui suit n'est qu'un extrait de la top liste des acteurs qui fument[7]. En fait, la plupart ne fument que dans les films, jamais dans la vraie vie, car on vieillit plus rapidement quand on fume. Ce qui pourrait nuire à leur carrière.

Dans combien de films les stars ont-elles donc fumé ? Sarah Jessica Parker dans 45 films, Catherine Deneuve dans 41, Bette Davis dans 37, Holly Hunter dans 35, Melanie Griffith dans 28, Joan Crawford dans 27, Joan Collins dans 26, Romy Schneider dans 26, Isabelle Huppert dans 25, Susan Sarandon dans 23, Marlene Dietrich dans 23, Jeanne Moreau dans 21, Kirstie Alley dans 21, Lana Turner dans 19, Kim Cattrall dans 19, Ava Gardner dans 18, Shirley MacLaine dans 18, Ginger Rogers dans 18, Rita Hayworth dans 18, Jane Fonda dans 17, Jacqueline Bisset dans 17, Jessica Lange dans 17, Anita Ekberg dans 16, Sharon Stone dans 16, Anne Bancroft dans 16, Juliette Binoche dans 15, Faye Dunaway dans 15, Diane Keaton dans 14, Elizabeth Taylor dans 14, Simone Signoret dans 14, Penélope Cruz dans 13, Winona Ryder dans 13, Lauren Bacall dans 13, Sophia Loren dans 13, Demi Moore dans 13, Meryl Streep dans 13, Goldie Hawn dans 13, Brigitte Bardot dans 13, Sigourney Weaver dans 13, Nicole Kidman dans 13, Cate Blanchett dans 12, Gwyneth Paltrow dans 12, Gena Rowlands dans 12, Julie Christie dans 12, Drew Barrymore dans 11, Sandra Bullock dans 11, Vanessa Redgrave dans 11, Michelle Pfeiffer dans 11, Kate Winslet dans 11, Whoopi Goldberg dans 11, Meg Ryan dans 11, Bette Midler dans 11, Angelina Jolie dans 11, Madonna dans 11, Sophie Marceau dans 11, Greta Garbo dans 10, Uma Thurman dans 10, Cameron Diaz dans 10…

Une analyse portant sur les 250 films des 10 dernières années qui ont enregistré le plus d'entrées montre que 85 % d'entre eux contiennent des scènes où l'on fume et que dans 28 % voit une marque de tabac[8]. Dans un tiers des films à destination des ados, les marques de cigarettes sont clairement identifiables. Les productions américaines offrent un avantage supplémentaire: elles sont vues dans le monde entier. Si les fabricants de cigarettes ont officiellement promis de ne pas faire de *placement de produit*, 80 % des paquets montrés appartenaient à 4 grandes marques de tabac et 40 % n'appartenaient qu'à une seule marque: Marlboro. En l'espace de 10 ans, le nombre d'acteurs montrant une marque de cigarettes face à la caméra a été multiplié par dix. Mais ce n'était que l'effet du hasard bien sûr… Sans doute des paquets de cigarettes traînaient-ils simplement sur le plateau et la caméra a zoomé dessus sans y penser. Si la mafia de la nicotine affirme ne pas soutenir Hollywood, l'analyse de documents internes de l'industrie du tabac montre sans équivoque comment ont été rémunérés les acteurs qui fument et les placements de produit dans les séries et les films[9].

À quel point les films influent sur l'envie d'essayer

Nous apprenons et reproduisons les comportements de manière très subtile. Et les stars auxquelles nous nous identifions exercent une grande influence sur notre inconscient. 60 % des acteurs vedettes des films américains fument. Aujourd'hui davantage que dans les années 1950. Et quel est l'impact des films avec fumeurs sur les adolescents? Dans le cadre d'une étude, 3 500 adolescents ont été interrogés et les résultats sont édifiants: des adolescents non-fumeurs et qui connaissaient la plupart des scènes de 50 films les plus célèbres où l'on fume beaucoup ont été trois plus nombreux à commencer à fumer[10]. D'autres enquêtes ont mis en évidence que si leur vedette préférée d'une série télévisée fumait, les adolescents commençaient plus souvent à fumer que dans le cas contraire. À l'occasion d'une étude réalisée en Allemagne, 5 585 enfants et adolescents ont été interrogés sur leur comportement tabagique et leurs connaissances relatives à 400 films hollywoodiens, dont les trois quarts montraient des acteurs qui fumaient. Les enfants ayant vu la majorité de ces films avaient deux fois plus souvent goûté à la cigarette ou fumaient deux fois plus souvent que les enfants ayant vu moins de films[11].

Étude ou pas, il suffit d'y réfléchir un peu pour que cette influence semble tout à fait logique. Les personnages des séries télévisées, on les ressent presque comme de notre famille. Les stars du cinéma sont des modèles formidables. Où apprenons-nous mieux que l'on fume quand on veut avoir l'air cool, quand on réfléchit, quand on est sur le point d'élucider une affaire criminelle, quand on a des problèmes de couple, quand on est stressé, quand on drague ou au lit après l'amour? Même à un condamné à mort, on offre au cinéma le plaisir d'une dernière cigarette. Cela ne passe pas sans laisser de trace. Un grand nombre de situations où l'on fume ne sont apprises que par la télévision ou ne sont accessibles à un adolescent que par le biais du cinéma. Adultes, nous sommes également sans cesse encouragés par ces stars qui fument. Personne ne peut échapper à l'influence d'Hollywood. Il s'agit d'un lavage de cerveau constant, qui nous présente nos stars dans des situations où l'on fume.

Accordez-vous ce «plaisir» de vérifier vous-même de manière ciblée, dans les jours qui viennent, dans combien de films on fume et dans quelles situations. Cela augmentera sans doute passagèrement votre envie de fumer, mais cette vérification peut être très instructive…

Avez-vous pris consciemment la décision de fumer?

Probablement pas. La pression du groupe, les milliards investis dans la publicité et le sponsoring, sans oublier surtout l'énorme poids du monde enfumé du cinéma, vous ont des milliers de fois présenté le fumeur en action. Quand nous avons commencé à fumer, nous n'étions pas de jeunes imbéciles, mais au contraire des adolescents éveillés et curieux.

C'est pour cette raison que nous avons essayé. Et ce n'est pas resté juste une habitude. Très vite nous avons « aimé » fumer. Et puis tout s'est fait tout seul. Avoir toujours voulu fumer, cela fait partie de l'image de soi que défend chaque fumeur endurci. Il est pourtant capital de savoir que la plupart ne se sont pas vraiment décidés à fumer tout seul, mais qu'ils ont été piégés par un lavage de cerveau ciblé d'Hollywood et de la publicité. Le piège de la nicotine s'est ensuite vite refermé.

➡ EN BREF

- La publicité pour le tabac vise exclusivement à inciter enfants et adolescents à fumer.
- Les stars qui fument au cinéma soutiennent encore plus cette incitation et offrent même aux fumeurs dépendants des figures d'identification.
- Particulièrement rapide, l'accoutumance nous pousse à continuer dès les premières cigarettes car nous sommes pris dans le piège de la nicotine.

3. Les dealers de nicotine : comment on vous rend accro

Sans la nicotine, personne n'irait remplir ses poumons de fumée. La cigarette est la forme la plus efficace d'administration de la nicotine. L'objectif stratégique de l'industrie du tabac a donc été d'améliorer l'absorption de cette substance et son accès rapide au cerveau. Plus vite et plus massivement elle y afflue, plus vite le cerveau sera dépendant – surtout quand il est jeune. La nicotine est un programme de fidélisation génial pour un maximum de gains.

Jusqu'en 1995, on n'avait pas accès aux documents internes de l'industrie de la nicotine. Ce n'est qu'après un procès engagé par l'État du Minnesota contre l'industrie du tabac qu'un jugement a ordonné de rendre publique la totalité de ces documents.

Ces documents montrent :

- comment les cigarettiers ont développé de manière ciblée les propriétés du tabac qui créent la dépendance ;
- comment, en toute connaissance de cause, il a été publiquement nié que la nicotine rendait dépendant ;
- comment les informations sur la teneur en substances toxiques et en nicotine ont été sciemment manipulées ;
- comment on a tenté, grâce à une recherche commissionnée et sponsorisée, de saper les résultats de la recherche indépendante ;
- comment l'entrée en dépendance des plus jeunes en tant que public cible a été méthodiquement facilitée par des additifs améliorant l'arôme et calmant les bronches ;

- comment on a systématiquement graissé la patte de politiciens, journalistes et scientifiques en leur offrant des contrats de consultants.

L'industrie de la nicotine a été condamnée à payer 206 milliards de dollars (je dis bien milliards, pas millions!) pour avoir détérioré sciemment et de manière planifiée la santé de millions d'Américains. C'est une somme infime, comparée aux recettes dégagées par les dealers de nicotine.

La dépendance comme objectif commercial

En interne, la R. J. Reynolds Tobacco Company notait: « La nicotine est notre business [...] et il est de l'intérêt à long terme de RJR d'être capable de contrôler de manière optimale et d'utiliser efficacement chaque livre de nicotine que nous achetons. Le contrôle efficace de la nicotine dans nos produits se traduira par un succès considérable[12]. »

Ici, il n'est pas question de plaisir de fumer. Il s'agit tout simplement de faire commerce d'une addiction par une disponibilité optimale de nicotine. La dépendance fait sonner le tiroir-caisse: pourquoi, au cours des années 1970, la société Marlboro a-t-elle, en terme de chiffre d'affaires, laissé loin derrière elle Winston pour accéder au rang de la marque de cigarette la plus performante aux États-Unis? C'est grâce à la technologie de l'ammoniac, grâce à laquelle les fumeurs ont été rendus plus rapidement et plus fortement dépendants. Cet ajout permet à la nicotine d'être mieux absorbée et de parvenir plus rapidement au cerveau. C'est ce qui ressort de documents internes de l'industrie du tabac[13].

Si vous ne l'avez pas vu, je vous conseille le film passionnant *L'Initié*, avec Al Pacino et Russel Crowe, qui montre comment un directeur de recherche ayant travaillé pour une grande firme de cigarettes veut révéler les pratiques scandaleuses des géants du tabac et se fait pourchasser. Captivant.

» Comment accélérer la dépendance

Des années 1960 aux années 1980, le potentiel de dépendance des cigarettes a été beaucoup augmenté. Avec un double objectif:
1. La nicotine devait être absorbée plus rapidement et en plus grande quantité.
2. L'absorption de la nicotine étant accrue par une inhalation plus profonde, il fallait rendre cette dernière possible tout en réduisant l'irritation qu'elle provoque. Ainsi, on gagnerait davantage de jeunes clients.

Ammoniac **–** Il permet de changer le pH du tabac. Plus le taux est alcalin, mieux la nicotine sera libérée. La nicotine parvient plus rapidement aux récepteurs du cerveau et produit ainsi un meilleur *kick*. Un *kick* rapide est le point fondamental de la plupart des drogues et favorise fortement la dépendance. Des documents internes ont confirmé que l'industrie du tabac en avait connaissance depuis 1962. Le *kick* de la nicotine est la raison pour laquelle une marque a meilleur «goût» qu'une autre. Aujourd'hui, tous les dealers de nicotine utilisent la technologie de l'ammoniac.

De fait, il n'y a pas de dépendance avec les patchs nicotiniques car la nicotine parvient bien plus lentement au cerveau qu'avec les cigarettes. Le *kick* de la drogue fait défaut.

Comme les autorités et le public exigeaient des cigarettes moins fortes en nicotine, l'industrie a inventé les cigarettes dites légères, avec une teneur en nicotine prétendument moindre. En réalité, grâce à l'ammoniac, davantage de nicotine est libérée. Cette ruse n'a été démasquée que des décennies plus tard. Pour obtenir l'agrément des autorités, les dealers de nicotine déclaraient l'ammoniac comme un «agent de saveur».

Systèmes de filtres **–** Ces systèmes permettaient l'élimination des acides et l'ajout d'alcalins chimiques. Plus le tabac est alcalin, mieux la nicotine – qui favorise la dépendance – est absorbée.

Sucre **–** Un additif tout à fait inoffensif en apparence. Mais, la combustion du sucre génère de l'acétaldéhyde, qui accélère et multiplie l'effet addictif de la nicotine.

Cacao **–** En brûlant, il libère de la théobromine, qui dilate les bronches et facilite l'inhalation profonde d'une plus grande quantité de nicotine. La réglisse a le même effet.

Acide lévulinique **–** Elle diminue l'âcreté du tabac et améliore d'environ 30 % la liaison de la nicotine aux récepteurs du cerveau.

Menthol – Il diminue la sensation d'irritation et de douleur des voies respiratoires. Il a un effet anesthésiant sur les bronches et les dilate. Il permet donc d'inhaler plus profondément et plus confortablement. Le menthol masque le goût âcre de la fumée. Il a un effet sur la fumée, dont le goût sera perçu comme plus frais. Aucune marque de « cigarettes » ne renonce plus aujourd'hui à mélanger du menthol au tabac, même dans des cigarettes apparemment normales. Car on a besoin de jeunes « fumeurs de remplacement ». C'est à eux qu'il faut faciliter l'inhalation. En outre, il s'agit aussi de faciliter la consommation de tabac aux fumeurs souffrant de problèmes des bronches. Enfin, le menthol ralentit la dégradation de la nicotine.

Des augmentations discrètes du taux de nicotine – Selon des enquêtes menées aux États-Unis, les géants du tabac ont augmenté en douce le taux de nicotine de 11 % au cours des 8 dernières années. Rien ne vaut une vraie fidélisation de la clientèle…[14]

Diverses substances chimiques ralentissant la combustion – Une combustion plus lente du tabac augmente la fréquence des bouffées et favorise une plus forte absorption de nicotine.

Cigarettes light – C'est sans doute la plus grande de toutes les escroqueries, car la teneur en nicotine indiquée sur le paquet est déterminée par des machines à fumer. Mais les fumeurs absorbent pourtant la même quantité de nicotine et de substances toxiques avec les cigarettes légères qu'avec cigarettes normales.

L'escroquerie de la cigarette « légère »

Vous fumez des cigarettes légères ? Vous pensiez qu'elles seraient plus saines et contiendraient moins de goudron et de nicotine ? En lançant ces cigarettes, l'industrie de la nicotine a sciemment escroqué les fumeurs. Pendant près de 30 ans, les légères ont empêché nombre de fumeurs d'arrêter parce qu'ils croyaient avoir trouvé un compromis en adoptant une cigarette prétendument « plus saine », « moins nocive ». Un sondage auprès de 12 000 anciens fumeurs montre combien cette invention a dû être profitable pour l'industrie de la nicotine. Grâce à cette version considérée comme meilleure pour la santé, les fumeurs de cigarettes légères s'arrêtent deux fois moins de fumer que les fumeurs de cigarettes normales[15]. L'emploi de termes tels que *mild*, légère, *light*, *ultra-light* et *ultra* est désormais interdit aux États-Unis et dans l'Union européenne pour cause de tromperie du consommateur. Mais les cigarettiers ont eu recours à un autre artifice en attribuant une couleur à chaque densité de tabac. Le consommateur achetera des cigarettes lilas tout en sachant très bien qu'il s'agit des lights qu'il achetait avant! Et personne ne s'y trompe puisqu'on peut toujours demander un paquet de light sans étonner personne…

Au cours des années 1970, l'industrie de la cigarette perdait de plus en plus de clients par la divulgation des effets du tabagisme sur la santé. Réduire la teneur en nicotine, responsable de la dépendance, n'était pourtant pas une bonne option, encore moins une possibilité. La British American Tobacco (Lucky Strike, Gauloise, HB) affirmait en interne: «Le simple fait de réduire la teneur en nicotine risquerait d'éloigner le fumeur de son accoutumance et serait à long terme synonyme de ruine pour l'industrie du tabac[16].» Puisqu'on ne «pouvait» pas réduire la teneur en nicotine, on a inventé la cigarette *light*.

L'escroquerie des machines à fumer

Voilà comment ça fonctionne: on perce de tous petits trous dans les filtres, qui permettent ainsi d'aspirer davantage d'air. Le tabac semble alors un peu plus léger au fumeur et peut être inhalé plus profondément.

Pour détailler les substances toxiques mentionnées sur le paquet, on teste les cigarettes dans des machines à fumer standardisées. Devinez qui a inventé ces machines!… Leurs fines pinces de métal ne couvrent pas les trous du filtre par lesquels le supplément d'air est aspiré. Les résultats donnent ainsi des taux de nicotine et de goudron extrêmement bas.

Dans certains cas, des tabacs à plus forte teneur en nicotine étaient même utilisés dans ces analyses. On pouvait alors imprimer des taux moindres sur les paquets de *light*, « plus saines ». Des millions et des millions ont ensuite été investis dans des campagnes publicitaires pour lancer ces cigarettes *light* et annoncer la bonne nouvelle.

Le truc, c'est que personne ne fume des cigarettes avec des pincettes et du bout des lèvres. Le fumeur tient le filtre entre ses lèvres et couvre en partie les trous avec ses doigts. De cette manière, il passe dans les voies respiratoires entre 40 et 50 % de nicotine et de goudron de plus que ce que les machines ont mesuré[17]. Ceci était connu de Phillip Morris dès 1969, par la soi-disant « étude de lèvres ». Un tour de passe-passe typique de la mafia de la drogue, mais qui a rapporté des milliards en terme de chiffres d'affaires durant 30 ans, jusqu'à l'interdiction de la cigarette *light*.

Les fumeurs de « légères » inhalent plus profondément les substances toxiques

Au début des années 1970, dès les premières études, les fabricants de nicotine savaient que, lorsque la fumée est plus douce, le fumeur accro tire des bouffées plus fortes et plus profondes. Instinctivement, il arrive à évaluer précisément la dose de nicotine qu'il lui faut pour supprimer les symptômes de manque – ce pourquoi il continue de fumer. Les adeptes de cigarettes « légères » tirent ainsi de manière plus intense et plus souvent sur leur cigarette ou en fument davantage. Ils atteignent ainsi le même taux de nicotine qu'avec des cigarettes normales.

150 millions de dollars d'indemnités pour le mensonge des « légères »

De nombreux procès relatifs à ces tromperies sont encore en cours. Pour cause de publicité mensongère sur la cigarette

« sûre », un tribunal américain a par exemple condamné Philip Morris à verser, pour tromperie et négligence, 150 millions de dollars d'indemnités aux héritiers d'un fumeur décédé.

Grâce à l'invention géniale de la cigarette *light*, « meilleure pour la santé » et « sûre », on a pu tromper des millions de fumeurs attentifs à leur santé et en partie désireux d'arrêter. Avec la même dose de nicotine, donc toujours dépendants au final, ils étaient fermement tenus sous l'emprise de l'industrie de la drogue. À une différence majeure près, que l'on connaissait d'ailleurs dès le début des années 1970 : par une inhalation plus profonde, davantage de substances toxiques parviennent plus profondément au poumon[18]. C'est pourquoi les fumeurs de cigarettes *light* sont atteints d'autres formes de cancer du poumon, plus mortels. Il aurait été préférable qu'ils fument des cigarettes normales pour obtenir la même dose de nicotine. British American Tobacco adopte aujourd'hui à ce sujet la position suivante : « "*Light*" ne concerne que l'arôme et rien d'autre. »

De l'industrie du tabac au dealer de nicotine

L'industrie du tabac ne se considère plus depuis longtemps comme porteuse d'une « culture du fumeur ». « Fumer est une culture de la convivialité » : moi aussi, j'ai toujours aimé rabâcher ça quand j'étais encore fumeur. Évidemment, j'étais plus charmant et plus sociable dès que j'avais assez fumé pour que les symptômes du sevrage de nicotine, entre autres la nervosité, aient disparu. Après tout, le cerveau altéré n'a besoin que de quelques transmetteurs pour se sentir à peu près normal.

Aujourd'hui, les producteurs de nicotine poursuivent des objectifs d'optimisation : comment, au moyen d'additifs, fabriquer les meilleurs produits pour rendre le plus de gens possible dépendants le plus tôt possible dans leur vie ? Voulez-vous vraiment continuer à vous laisser manipuler ainsi ?

Quand vous étiez adolescent, avez-vous imaginé que vous seriez obligé de continuer à fumer parce qu'une industrie de la drogue vous aurait manipulé de la sorte ?

« La nicotine ne rend pas dépendant »

« Notre travail est basé sur le design, la fabrication et la vente de formes de dosages attractives de nicotine. » C'est ce qui ressort de documents internes à l'industrie du tabac datant de 1972[19]. Les divers brevets, les additifs dans les cigarettes et les documents internes ne laissent aucun doute. Voyez aussi de quelle manière les sept présidents des directoires des plus grandes firmes de nicotine ont, l'un après l'autre en 1994, prononcé sous serment la fausse déclaration suivante : « *Nicotine is not addictive.* » Les boss du cartel de la nicotine se serrent les coudes !

➡ EN BREF

- On vous a trompé pendant des décennies en vous disant que la nicotine ne rend pas très dépendant.
- Vous avez été manipulé avec différents additifs et avez été rendu rapidement dépendant quand vous étiez adolescent.
- De nombreux fumeurs ont été empêchés d'arrêter grâce aux cigarettes *light*, prétendument meilleures pour la santé.

4. La biochimie du bonheur

Mesurer le plaisir, ça marche ?

« Bon, mon plaisir et l'envie de fumer ne sont tout de même pas mesurables. J'aime fumer, simplement ! » Je vous crois, puisque j'ai moi-même « aimé » fumer pendant 20 ans et que j'ai réellement vécu ce « plaisir ». Mais n'avez-vous jamais été étonné que certaines cigarettes soient « bonnes », qu'on les apprécie particulièrement, tandis que d'autres sont sans intérêt ? Et que savourez-vous au juste ? Aimez-vous fumer de votre plein gré ou le fait d'aimer fumer est-il commandé par votre cerveau addict ?

Le fait d'aimer fumer et le plaisir/satisfaction se laissent effectivement mesurer. Au cours d'une expérience dont les résultats figurent ci-dessous, des fumeurs ont participé pendant 4 jours à des tests d'une durée de 6 heures au cours desquels ils étaient censés évaluer à quel point ils aimaient fumer et combien était satisfaisante la dernière cigarette au bout de 6 heures[20].

Le déficit en nicotine est directement lié au « plaisir »

Nombre de cigarettes en 6 heures	Plaisir/satisfaction	Nombre de bouffées par cigarette
0 cigarette ; 1 seulement au bout de 6 heures.	**85 %** « aimaient » fumer et en étaient « satisfaits ». On voit clairement à quel point il est bon d'augmenter le taux de nicotine.	**15 bouffées** en moyenne. Les fumeurs voulaient absorber le plus infime reste de nicotine de la cigarette tant attendue, au bout de 6 heures.

2 cigarettes : 1 après 3 heures et 1 au bout de 6 heures.	**71 %** « aimaient » fumer et en étaient « satisfaits ». Après 3 heures, les fumeurs ressentaient nettement le soulagement de pouvoir fumer à nouveau.	**14 bouffées** en moyenne étaient tirées par cigarette en « aimant » fumer.
5 cigarettes : 1 par heure.	**68 %** « aimaient » fumer. Une heure est le délai habituel au bout duquel la plupart des fumeurs aimeraient fumer à nouveau. Ainsi, de nombreux fumeurs parviennent au nombre de 12 à 20 cigarettes par jour.	**13 bouffées** seraient sans doute le nombre normal de taffes pour la plupart des fumeurs. *Take it easy !* On ne tire pas le tout dernier reste d'une cigarette.
11 cigarettes : 1 toutes les 30 minutes.	**48 %** Seule une moitié de fumeurs trouvait encore le fait de fumer particulièrement « satisfaisant » ou avait particulièrement « aimé » fumer. Le taux de nicotine était parvenu, avec 1 cigarette toutes les 30 minutes, à un niveau élevé. Les cigarettes n'étaient alors vraiment plus très « bonnes ».	**10 bouffées :** On fume, mais ce n'est pas vraiment nécessaire. On a déjà eu plus de « plaisir » à fumer.

« Aimer » fumer est mécanique

Plus le taux de nicotine dans le sang est faible, plus le niveau de « aimer fumer » est ressenti comme élevé par les fumeurs, donc plus grands sont le plaisir et la satisfaction ressentis. Après une pause relativement longue, les fumeurs tentent de prélever davantage de nicotine dans une cigarette, par des bouffées plus nombreuses et plus profondes. C'est la raison pour laquelle réduire sa consommation de cigarettes de 2 à 3 par jour n'a aucun impact. Vous essaierez de tirer davantage des cigarettes restantes et, comme avec les *light*, vous inhalerez les substances toxiques encore plus profondément dans le poumon.

Les fumeurs du test le démontrent clairement : plus le déficit en nicotine augmente, plus les cigarettes procurent de « plaisir ». Le plaisir ressenti est une conséquence directe de la baisse du taux de nicotine dans le sang. Vous devenez la marionnette de la nicotine. Cela a donc peu à voir avec un plaisir et un style de vie choisis tels qu'ils nous sont présentés par la publicité.

Si vous aimez les huîtres, c'est un plaisir d'en manger. Vous ne les estimerez jamais meilleures au bout de 60 minutes parce que votre taux d'huître dans le sang vient de chuter. Au contraire ! Manger des huîtres toutes les heures deviendrait une véritable torture. Il ne faut donc parler, pour les fumeurs, ni d'habitude ni de plaisir autodéterminé, mais banalement et tout à fait mécaniquement de taux de nicotine et du temps qu'il faut pour qu'elle baisse dans le sang, de sensations de manque, de nombre et de profondeur des bouffées, de satisfaction par la disparition de la fébrilité liée au sevrage. Certes, on ressent comme agréable et satisfaisant le fait de sortir d'un taux de nicotine trop bas en fumant. Comme le taux de nicotine dans le sang a diminué de moitié au bout de 30 minutes, de nombreux fumeurs finissent par fumer de 12 à 20 cigarettes par jour.

Le modèle du « fumeur »

Dans le cadre de l'étude mentionnée plus haut, 71 % des fumeurs avaient, après 6 heures, un fort désir de fumer, 49 % après 3 heures et seulement 28 % après 30 minutes[21].

Cela n'a rien de surprenant pour un fumeur : plus on attend, plus on a besoin de fumer. Pourquoi alors indiquer les pourcentages ? Pour rendre les choses compliquées ? Non. « J'ai envie de fumer », ça sonne comme l'expression d'une liberté. Mais l'indication des pourcentages, en apparence mesquine, montre qu'il n'y a guère là d'aventure ni de liberté, mais plutôt une « contrainte compulsive ».

Trois heures ! C'est, pour beaucoup de fumeurs, la limite jusqu'à laquelle ils se sentent encore à peu près bien sans cigarette. Vous aussi vous connaissez sans doute ça : on est assis au restaurant avec des amis et on s'offre un menu de plusieurs plats. Mais avant même le dessert, on se retrouve devant l'entrée à cloper. Tout à fait « de son plein gré » et en « aimant » cela, bien sûr. Même le meilleur des moelleux au chocolat devient une torture si on n'a pas le droit, avant la fin du repas, de sortir pour enfin avoir du « plaisir ». Ainsi, un repas fabuleux devient pénible parce que nous n'avons pas le droit de fumer, que nous sommes mécontents et sous pression. Il en résulte une de ces nombreuses mini-situations de stress comme celles que les fumeurs vivent plusieurs fois par jour. Quand on y a enfin droit, on « aime » tellement la « cigarette plaisir ».

Comment fonctionne la dépendance

Avec 20 cigarettes par jour, vous inondez votre système nerveux de 200 petites doses de nicotine. Après quelques secondes, la nicotine se fixe sur les nombreux récepteurs partout dans le corps. L'hormone du stress est sécrétée. Votre fréquence cardiaque et votre tension artérielle augmentent. Après 7 secondes, la nicotine parvient aux récepteurs du cerveau. Ces récepteurs sont localisés dans le centre de récompense du cerveau et sont prévus pour des substances endogènes qui stimulent les neurotransmetteurs du bonheur. La nicotine perturbe ces récepteurs. Sous les assauts répétés des molécules de nicotine, les récepteurs s'émoussent rapidement et deviennent de moins en moins sensibles aux substances endogènes. En même temps, la nicotine fait croître le nombre de récepteurs. Les fumeurs dépendants en ont deux fois plus que les non-fumeurs. Ce qui signifie, malheureusement, que vous aurez besoin de plus en plus de nicotine pour obtenir le même effet, c'est-à-dire stimuler la production de neurotransmetteurs du bonheur. On appelle ça l'accoutumance. Un effet provoqué par toutes les drogues. Le nombre de cigarettes augmente donc au prorata des années afin que le fumeur parvienne à un effet satisfaisant similaire et se sente à peu près normal. Les cigarettiers, dans leurs documents internes de marketing, tiennent compte dans leurs calculs, dans une attente joyeuse, de ces ventes supplémentaires par fumeur dues à l'accoutumance[22]. Le nombre de cigarettes journalières augmente en moyenne de 30 % en 10 à 15 ans. Tenez-vous prêt : au fil des ans, vous dépenserez de plus en plus d'argent pour compenser l'effet d'accoutumance des récepteurs.

Fumer... pour se sentir mieux

Comme avec toutes les drogues dont l'action modifie durablement le métabolisme des neurotransmetteurs, du fait de la multiplication des récepteurs, les variations d'humeur et la sensibilité au stress se multiplient également. Quand vous ne fumez pas pendant un certain temps, donc que vos récepteurs correspondant au centre de récompense du cerveau restent inactifs, votre humeur se dégrade, vous devenez plus nerveux, plus irritable et vous êtes moins concentré. Les fumeurs ont trop de récepteurs pour pouvoir produire la quantité suffisante de substance endogène (acétylcholine) qui génère les « molécules du bonheur ». Il leur faut donc continuer à fumer de la nicotine pour se sentir normaux. Fumer n'est donc pas un avantage, contrairement à ce qu'avancent de nombreux fumeurs. Au contraire : la nicotine, en provoquant les changements structurels au niveau du centre de récompense du cerveau, déclenche une constante situation de manque, que vous compensez au moyen de la nicotine. Vous « aimez » fumer juste pour éliminer une sensation de mal-être, un vide, un léger sentiment d'insatisfaction. Le fumeur ressent l'allégement de ce malaise comme une récompense et un plaisir. On se sent mieux. L'envie de la cigarette est d'autant plus forte que le taux de nicotine dans le sang baisse et que de plus en plus de récepteurs sont inoccupés.

Modifications du centre de récompense

Revenons à vous : le seul moyen de remédier aux modifications de votre centre de récompense du cerveau est de priver ce dernier de nicotine pendant quelques semaines. Alors le nombre de récepteurs revient dans la norme et ces derniers retrouvent leur sensibilité. Très vite, vos neurotransmetteurs suffisent à vous faire ressentir à nouveau plus fortement la satisfaction liée à l'action des médiateurs, à être d'humeur plus stable et plus résistant au stress.

Quelle drogue ennuyeuse que la nicotine, non ? Vous n'avez pas de véritable ivresse ; au contraire, vous ne faites que compenser une sensation de malaise causée par la baisse de nicotine pour vous sentir ensuite normal. Une sensation normale que tout non-fumeur possède déjà. Et vous payez pour ça…

Les fumeurs continuent de croire au plaisir et aux avantages de la nicotine

« *D'accord, je fume pour occuper ces récepteurs et me sentir à nouveau normal. Mais, pour un bref instant, je me sens sûrement mieux qu'un non-fumeur.* » Voilà, c'est le point crucial ! De nombreux fumeurs comprennent instinctivement comment la nicotine modifie leur système de récompense et comment celle qu'ils absorbent fait systématiquement disparaître les symptômes de manque. Pourtant, ils croient dur comme fer renoncer à quelque chose quand ils sont privés de nicotine. C'est pourquoi ils ne peuvent pas arrêter. Ils croient fermement que fumer apaise dans certaines situations, atténue le stress et rend plus concentré, et pensent que, pour un petit laps de temps, on dépasse le niveau de bien-être des non-fumeurs. Nous reviendrons plus loin sur cette question, la plus importante de toutes : fumer offre-t-il un gain de plaisir ou est-ce un désavantage pour votre façon d'aborder la vie ?

Point d'info pour les femmes enceintes : la nicotine pendant la grossesse

Ces récepteurs multipliés, on les trouve aussi chez les enfants des femmes qui ont fumé pendant leur grossesse. L'enfant à naître fume toujours avec sa mère. Ce n'est donc pas un hasard si les nourrissons de fumeuses sont souvent plus agités et ont plus souvent un comportement perturbé que les enfants de non-fumeuses, ni qu'après la naissance ils commencent par avoir des symptômes de manque.

Imaginez comment les cellules du cerveau de votre bébé se constituent jour après jour, se développent et se multiplient. Le miracle inconcevable de la vie en gestation, des cellules qui se constituent, peut être troublé par la nicotine. Celle-ci va, à des moments cruciaux pour le développement du cerveau, stimuler des neurotransmetteurs qui freinent la multiplication des cellules et la croissance. Des expériences sur des animaux ont prouvé que, lorsque le corps reçoit de la nicotine, certaines zones du cerveau présentent moins de cellules nerveuses[23]. Par ailleurs, on constate des altérations durables des récepteurs du système de récompense du cerveau, altérations que vous connaissez déjà par votre dépendance à la nicotine. Sauf que ces altérations sont bien plus durables quand elles interviennent au moment de la constitution du cerveau. Les enfants de mères qui ont fumé pendant la grossesse ont, plus tard, plus souvent des troubles de comportement et sont plus nombreux à souffrir de TDHA (trouble déficit de l'attention/hyperactivité), de variations émotionnelles et de dépressions[24 25 26]. Trop de femmes enceintes ignorent encore à quel point le tabagisme au cours de la grossesse influe sur le futur psychisme de l'enfant et sur le centre de récompense de son cerveau.

➡ EN BREF

- La nicotine se fixe sur les récepteurs du centre de récompense du cerveau. Une quantité excessive de nicotine diminue la sensibilité de ces récepteurs et leur nombre double.
- De ce fait, les substances endogènes ne peuvent plus occuper tous les récepteurs pour stimuler une quantité suffisante de transmetteurs du bonheur.
- C'est pourquoi vous devez continuer de fumer pour vous sentir satisfait et normal.
- Vous fumez pour compenser un déficit en neurotransmetteurs causé par la nicotine, qui provoque de la fébrilité et de l'insatisfaction, mais vous ressentez le soulagement du manque comme du plaisir.
- Plus le taux de nicotine dans le sang est faible, plus fumer est apprécié subjectivement comme une « amélioration ».

5. Mon chien, mes enfants

La fâcheuse pression des fumeurs passifs

Mon chien…

Savoir que quelqu'un était exposé à la fumée de mes cigarettes ne m'a jamais vraiment dérangé. Je pensais : « Si ça dérange quelqu'un, il n'est pas obligé de se tenir à côté de moi, il n'a qu'à aller plus loin. Toute cette histoire autour du tabagisme passif est de l'hystérie. » Puis j'ai lu un article qui évoquait un risque de cancer accru chez les chiens exposés au tabagisme. Le risque de cancer du poumon ou du nez augmente de 60 %. Ça m'a fait réfléchir. Après tout, mon fox-terrier Robby ne pouvait pas sortir de lui-même de l'appartement quand je fumais en regardant la télé. Me nuire à moi-même, ça m'était plus ou moins égal. Bon, pas tout à fait quand même… Mais nuire à mon chien ne me plaisait pas du tout. J'ai alors essayé de fumer de préférence quand je le sortais ou sur le balcon.

Selon un sondage réalisé auprès de plus de 3 000 foyers, le risque de cancer d'un animal domestique était, pour un tiers des sondés, un motif pour arrêter[27]. Pour préserver la santé du toutou, un fumeur sur quatre enverrait même son partenaire fumer dehors. Pour d'autres non-fumeurs, y compris ses propres enfants, on a en revanche moins de compassion. En fait, chez plus de la moitié des enfants vivant avec des fumeurs, on trouvait des résidus de nicotine dans les urines. Autant que chez les barmans pour un quart d'entre eux[28] !

Évidemment, je continuais de fumer au bistrot. Sont arrivées ensuite les interdictions de fumer et les « sornettes » du tabagisme passif. À partir de là, je me suis retrouvé n'importe où dans le froid, devant une porte ou sur un trottoir, énervé, à fumer comme je pouvais. Ce n'était pas vraiment un plaisir. Au moins, de temps en temps, d'autres fumeurs étaient devant la porte avec moi. Je me persuadais que «les fumeurs sont de toute façon plus sympas» ou je me disais: «Que les rabat-joie restent entre eux! Ils pourraient quand même faire preuve d'un peu plus de tolérance.» En fait, beaucoup de fumeurs sont tellement énervés de rester devant la porte ou sur le balcon que ça devient un bon motif pour arrêter.

Pour plus de tolérance: le lobbying de l'industrie du tabac

Le tabagisme passif est-il vraiment aussi nocif? Les fumeurs n'auront-ils bientôt plus le droit de fumer nulle part? Est-ce que ça vaut la peine, dans ce cas, de continuer de fumer? Depuis près de 15 ans, l'industrie du tabac cherche à minimiser les conséquences du tabagisme passif, à les tourner en dérision et à présenter les non-fumeurs comme des rabat-joie. À coup de coûteuses campagnes «pour plus de tolérance», les fabricants de cigarettes tentent encore et toujours de réduire le sujet à un prétendu manque de tolérance. C'est logique: ce qui menace le plus leurs ventes, ce sont les interdictions de fumer liées au risque du tabagisme passif. Des recherches mandatées par l'industrie du tabac ont donc fini par banaliser les conséquences du tabagisme passif. Pour ce faire, cette industrie n'a pas seulement soudoyé des scientifiques renommés, comme l'ancien directeur de l'Office fédéral d'hygiène publique en Allemagne, le professeur Karl Überla, mais elle a aussi commandité des recherches qui devaient, entre autres, camoufler les risques de la cigarette et ceux du tabagisme passif. C'est là un exemple parmi d'autres sur les études commanditées. On a pu voir aussi, en septembre 2013, comment le lobby du tabac a fiché les eurodéputés pour savoir lesquels étaient les plus susceptibles de se laisser convaincre de voter contre une directive visant à mieux protéger les consommateurs des dangers du tabac.

En savoir plus sur les méthodes corrompues des fabricants de tabac

Ce sujet est aussi captivant qu'un polar. Avec la méthode «J'achète et je paie les recherches», la multimilliardaire industrie de la nicotine trompe les fumeurs depuis des décennies, et toujours selon le même modèle. Les fumeurs font très volontiers confiance à ces fraudes scientifiques. Vous y intéresser aiguisera votre regard sur le tabagisme.

Le tabagisme passif: vous en êtes la première victime

Le fumeur est lui-même particulièrement exposé à la fumée toxique de sa cigarette entre deux bouffées. La fumée passive vaut le plus nuisible et le plus fréquent de tous les poisons domestiques. Ses effets sont comparables à ceux de l'amiante. On a prouvé l'existence de 90 substances cancérigènes dans la fumée de tabac. Il s'agit pour la plupart de substances du groupe 1, qui sont cancérigènes dès les quantités les plus infimes et pour lesquelles il n'y a pas de valeurs limites inférieures ou de «quantités inoffensives». Ces toxines sont en partie présentes sous forme de gaz, donc invisibles et inodores. Ce qui les rend imperceptibles. Une fraction d'entre elles seulement est perçue comme des particules de fumée dérangeantes. Même en aérant longuement, on n'élimine qu'une petite part de ces gaz toxiques. Via les poumons, ils sont absorbés par le corps avec les particules de fumée.

Environ 75 % de la cigarette se consument dans l'incandescence, sous forme de fumée secondaire très toxique. La concentration de substances nocives dans cette fumée secondaire est de 30 à 100 fois plus élevée que dans la fumée primaire, celle que le fumeur inhale. Les nitrosamines cancérigènes, par exemple, sont 400 fois plus nombreuses dans la fumée secondaire. Pourquoi en est-il ainsi ? C'est comme dans une usine d'incinération des déchets. La température est déterminante. À 950 °C, la fumée primaire brûle mieux les substances toxiques que la fumée secondaire, qui est alors à 500 °C. Plus longtemps la cigarette se consume dans le cendrier, et plus les substances toxiques sont libérées parce que le tabac ne brûle pas complètement. Voilà pourquoi la fumée secondaire est quatre fois plus toxique que la fumée primaire, et de ce fait extrêmement cancérigène. Il s'agit donc de bien plus que de la tolérance que l'industrie du tabac fait miroiter par de coûteuses campagnes publicitaires. Dans les espaces fermés, vous inhalez aussi avec chaque cigarette fumée la fumée secondaire nocive. Pour 14 cigarettes, cela correspond à la somme de substances cancérigènes de 2,6 cigarettes supplémentaires[29]. De ce point de vue, fumer sur son balcon est forcément meilleur pour la santé...

Ma maison, ma voiture, ma femme, mes enfants...

Vous le savez tous : quand on entre dans l'appartement d'un fumeur, ça pue. Plus importantes que l'odeur, il y a toutefois les substances toxiques qui se déposent partout. Les voitures et les maisons des fumeurs sont de véritables décharges de déchets toxiques. Dans la poussière domestique, dans les tapis, dans les meubles et même dans les tapisseries se trouvent de fortes concentrations de substances toxiques, tels le cadmium, le plomb ou des nitrosamines. Les enfants en bas âge, surtout, absorbent en rampant 20 à 30 fois plus de ces substances que les adultes et sont, en raison de leur faible poids, beaucoup plus vulnérables. Exposer des enfants à ces quantités de substances toxiques constitue une véritable agression, car enfants et bébés sont contraints à cette fumée passive. Des études ont montré que les risques de mort subite du nourrisson étaient presque doublés si les deux parents fument. Les enfants de fumeurs ont plus souvent de l'asthme, des pneumonies et des bronchites que les enfants de non-fumeurs. Les enfants imitent leurs parents, et ceux issus de foyers de fumeurs ont deux fois plus de risques de devenir eux-mêmes fumeurs. Rares sont pourtant les fumeurs à souhaiter qu'un jour leur progéniture devienne elle aussi accro à la cigarette.

Le plus durement touché est l'enfant à naître, obligé de fumer passivement pendant la grossesse. Personne ne devrait être plus motivé pour arrêter de fumer que les femmes enceintes. J'y reviendrai.

Minimiser

« Je n'ai pas d'enfants. D'ailleurs, tout ça est très exagéré. » Diriez-vous la même chose si l'on parlait du nombre de victimes de la route par an ? Comparons ces chiffres : en 2009, 4 262 personnes étaient tuées sur la route en France. Le tabagisme passif serait responsable de 3 000 à 5 000 décès par an[30]. Au bout de 30 ans de recherches sabotées, même l'industrie du tabac a fini par reconnaître ces chiffres comme justes. Celui ou celle qui vit avec un fumeur se crée un risque de maladies cardiovasculaires mortelles et d'accidents vasculaires cérébraux de 25 à 30 % plus élevé et un risque de cancer du poumon de 20 à 30 % plus élevé.

La fâcheuse pression des fumeurs passifs

« Vous appartenez bien au lobby des non-fumeurs militants ? » Non, absolument pas, mais les faits concernant le tabagisme passif ont un impact sur vous et sur la manière dont vous allez vous sentir comme fumeur à l'avenir. Vous serez de plus en plus mis sous pression. Les temps sont révolus où l'on fumait en tous lieux, perdu dans ses pensées. Les non-fumeurs ont, grâce à leur activisme, reconquis la souveraineté de l'espace

aérien. Fumeur, il faut donc constamment s'excuser ou demander si l'on est bien autorisé à allumer une cigarette, il faut se réfugier sur les balcons et devant les portes, et on est vu d'un mauvais œil quand on en grille une. Tandis que nous pensions encore, quand nous étions ados, qu'il serait cool de fumer, il en va tout autrement aujourd'hui. Émettre des substances toxiques est socialement de moins en moins admis et être addict n'est pas cool du tout. Cet environnement social hostile a été pour moi une de mes principales motivations pour dire adieu à la clope. Il y a franchement trop de lieux où on ne peut plus fumer, et la fébrilité qui nous gagne quand le taux de nicotine dans le sang baisse est trop dure.

À l'attention des propriétaires d'animaux

Revenons encore une fois aux toutous et aux matous. Les chats passent beaucoup de temps à lécher leurs poils, dans lesquels se fixent les substances cancérigènes de la fumée de tabac. Les cancers de la bouche et de la lymphe sont donc les conséquences fréquentes de cette habitude. Pour les chats, après 5 ans passés dans le foyer d'un fumeur, le risque de cancer de la lymphe a triplé[31]. Et il est même multiplié par quatre s'il y a deux fumeurs dans le foyer.

Pour les chiens, c'est surtout le risque de cancer du poumon et du nez qui augmente. Les chiens à long museau sont deux fois plus menacés de cancer du nez, parce que cet organe retient davantage les substances cancérigènes[32]. Chez les chiens à museau aplati, les substances toxiques touchent plutôt les poumons. Et les oiseaux sont également très sensibles aux méfaits du tabac. Rappelez-vous qu'autrefois on plaçait des oiseaux dans les mines afin de détecter les gaz inodores mais dangereux qui se dégageaient. Si les oiseaux étaient retrouvés morts dans leur cage, il était grand temps d'évacuer la mine.

➡ EN BREF

- Les dangers du tabagisme passif sont clairement prouvés. Ceci induit que les lieux où fumer est autorisé sont de moins en moins fréquents.
- De ce fait, les fumeurs sont de plus en plus mis sous pression.
- Fumer est de moins en moins convivial, alors que cela reste un besoin chez les fumeurs pour se sentir à nouveau bien.

★ Félicitations ! Vous avez gagné votre première étoile, puisque vous avez lu la première partie de ce livre. Peut-être avez-vous interrompu votre lecture à plusieurs reprises. C'est normal. Car il y a pas mal de choses à digérer. Malgré ces résistances, vous êtes arrivé jusqu'ici. Vous êtes sur la bonne voie.

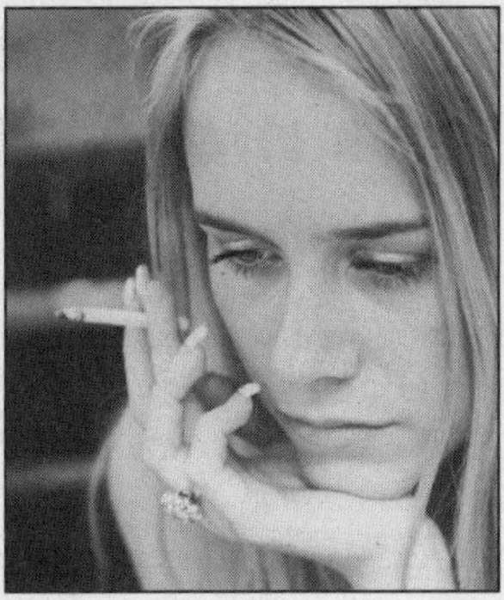

II
La cigarette et le psychisme du fumeur

6. Les hauts et les bas de la nicotine

Pour beaucoup, la première cigarette du matin est la meilleure. On se lève fatigué et d'humeur embrumée, on prépare le café, on allume une cigarette pour l'accompagner et se donner du courage, et on se sent déjà mieux, plus éveillé, l'état d'esprit et l'humeur s'améliorent. On se met en branle grâce à la cigarette.

À quelle heure commencez-vous à fumer le matin ? Juste après vous être levé, pour vous donner un coup de pouce ? Toujours avec le café ? Ou un peu plus tard ? La première cigarette en dit long sur le degré d'accoutumance de votre corps à la nicotine. Le test de Fangerström est un bon moyen de l'évaluer.

Addiction au tabac : le test de Fangerström

Combien de temps après votre réveil allumez-vous une cigarette ?

Dans les 5 minutes	❐ 3
Entre 6 et 30 minutes	❐ 2
Entre 31 et 60 minutes	❐ 1
Plus de 60 minutes	❐ 0

Trouvez-vous difficile de ne pas fumer dans les endroits où c'est interdit (au cinéma, au bistrot, dans des trains) ?

Oui	❐ 1
Non	❐ 0

À quelle cigarette de la journée vous serait-il le plus difficile de renoncer ?

La première, le matin	❐ 1
Une autre	❐ 0

Combien de cigarettes fumez-vous par jour en général ?

10 ou moins	❐ 0
Entre 11 et 20	❐ 1
Entre 21 et 30	❐ 2
31 ou plus	❐ 3

Fumez-vous davantage le matin que le reste de la journée ?

Oui	❐ 1
Non	❐ 0

Fumez-vous lorsque vous avez pris froid et que devez rester au lit toute la journée ?

Oui	❐ 1
Non	❐ 0

Votre score :

Évaluation du questionnaire de Fangerström

Le test montre votre degré de dépendance, mais il ne dit pas si vos chances de réussir à arrêter sont plus ou moins grandes ! Avec un état de manque pourtant moins important, un petit fumeur pourra avoir beaucoup plus de mal à arrêter qu'un gros fumeur qui ne supporte plus la contrainte tabagique.

Les fumeurs les plus dépendants sont nombreux à se sentir agités, irritables, nerveux, voire moins énergiques et moins concentrés, même lorsque le sevrage tabagique est modéré. Les cigarettes servent alors surtout :

- **à réduire le stress,**
- **à améliorer l'humeur et la sensation de bien-être,**
- **à gérer la journée plus énergiquement,**
- **à mieux se concentrer.**

Voilà les quatre raisons de fumer les plus citées ; elles constituent les thématiques de ce chapitre.

Combien de points avez-vous obtenu ?

De 0 à 2 Vous êtes faiblement dépendant à la nicotine

Seuls 15 à 20 % des fumeurs appartiennent à la catégorie des fumeurs légers, bien que beaucoup d'autres pensent en faire partie. Vous avez pris l'habitude (conditionnée) de fumer dans des situations précises, après le repas ou en compagnie d'amis. Votre addiction physique est faible : le besoin impératif d'une cigarette ne commence pas chez vous dès le matin. Parfois, vous ne fumez que l'après-midi ou le soir, voire le jour suivant. Certains fumeurs légers fument depuis longtemps à ce faible niveau (certains s'imposent de fumer peu). L'absence de cigarette ne provoque pas de variation d'humeur notable. Vous vous servez rarement de la cigarette pour surmonter le stress et n'en avez pas besoin pour vous stimuler ou vous concentrer. Malgré tout, vous avez du mal à arrêter de fumer.

De 3 à 5 Vous êtes faiblement à moyennement dépendant à la nicotine

Vous fumez par « plaisir », mais aussi plus souvent en cas de stress. Certains d'entre vous se mettent à contrôler leur humeur par le biais des cigarettes ; d'autres, mais pas tous, fument dès le matin pour se stimuler et au cours de la journée pour mieux pouvoir se concentrer.

De 6 à 7 Vous êtes fortement dépendant à la nicotine

Vous fumez souvent pour améliorer votre humeur ou la sensation de bien-être, pour vous « faire du bien » et en cas de stress. Les cigarettes aident beaucoup de gens à gérer leur journée, quand ils commencent à être fatigués ou quand ils veulent se concentrer. Le matin, la nicotine améliore l'humeur et, pour certains, elle agit comme une aide au démarrage.

De 8 à 10 Vous êtes très fortement dépendant à la nicotine

Vous ne pouvez pas imaginer la vie sans fumer. Le matin, il vous faut tout de suite une cigarette pour démarrer la journée et chasser la fatigue. Si vous ne pouvez pas fumer, vous êtes vite de mauvaise humeur. C'est à contrecœur que vous surmontez le stress sans recourir au tabac. Quand vous savez que vous ne pourrez pas fumer pendant un temps assez long, vous anticipez en faisant des réserves de nicotine. Un paquet vide, le soir, peut déclencher une forte agitation, une angoisse allant jusqu'à la panique.

Chance et malchance des fumeurs légers

Faites-vous partie des fumeurs légers ? Si oui, vous avez à la fois de la chance et de la malchance. Certes, vous ne subissez pas le grand huit émotionnel quand vous ne fumez pas, mais vous êtes nombreux à manquer d'incitation puissante pour arrêter de fumer. Vous ne voulez sans doute pas renoncer à la cigarette après le repas ou à celle fumée entre amis. Au chapitre 11, qui traite du conditionnement, je vous montrerai comment la nicotine a ancré en vous des situations précises qui vous poussent impérativement à fumer. Si vous voulez vraiment arrêter, il ne s'agit que de désapprendre consciemment ces situations déclencheuses, car votre dépendance physique est faible.

Mais peut-être que, comme la plupart des fumeurs, vous allez vous retrouver dans la catégorie des moyennement à fortement dépendants. Pourquoi la première cigarette du matin fait-elle tant de bien ? Très simple : c'est le matin que votre déficit en nicotine est le plus élevé. Ce qui explique que beaucoup de fumeurs voudraient ne pas avoir à renoncer à cette première cigarette. Sinon, le démarrage de la journée est aussitôt gâché.

Une légère sensation de vide

80 % des fumeurs s'accordent sur les phrases suivantes[33] : « Fumer me détend », « Fumer a un effet apaisant », « Je ne suis pas aussi bien quand je n'ai pas fumé depuis un certain temps ». Être bien, se sentir mieux et contrôler son humeur sont des raisons importantes de fumer. Un faible taux de nicotine dans le sang provoque rapidement une légère sensation de nervosité. Quelque chose semble manquer. L'humeur se dégrade. Cette sensation peut être tellement vague que vous la ressentez à peine consciemment et elle s'accroît peu à peu jusqu'à ce que vous ayez à nouveau envie de vous faire « plaisir ». Selon votre degré de dépendance, dès 30 minutes, vous vous sentez assez tendu, nerveux, irritable et éventuellement déconcentré. L'envie d'en fumer une MAINTENANT, pour éliminer cette sensation, augmente de plus en plus. Au

fil des années, des milliers de cigarettes vous ont appris à éviter ces sensations minimales de nervosité et à faire automatiquement le plein en allumant une cigarette sans même vous en apercevoir. La détente et le plaisir consistent surtout à faire disparaître cette sensation de nervosité. Cela ne signifie pas que vous vous sentez mieux par rapport à un non-fumeur. Mais vous vous sentez mieux par rapport à votre tension avant la cigarette.

Mais s'agit-il simplement de supprimer un symptôme de manque ? Les fumeurs ne se sentent-ils mieux que pour cela ? Ou bien la cigarette présente-t-elle un réel intérêt pour avoir un bon moral ou mieux se concentrer ? La plupart des fumeurs partent du principe que les cigarettes sont nuisibles à la santé, mais qu'elles sont un plaisir indispensable, unique, et offrent un réel bénéfice en terme de joie de vivre. C'est pourquoi aucun ne veut y « renoncer ». On « aime » fumer, on « donnerait sa vie pour ça » – au sens propre de l'expression.

Les hauts et les bas quotidiens

Examinons de près la journée d'un fumeur. Vous le savez déjà : le « plaisir » dépend directement du taux de nicotine. Au début des années 1980, on a commencé à analyser de façon systématique le « sentiment du besoin de fumer ». Avec la première cigarette du matin, on comble dans un premier temps le manque de nicotine. Par de profondes bouffées, souvent longues et intenses, les fumeurs essaient de compenser la baisse nocturne de leur taux de nicotine. Plaisir maximum. Qu'en est-il des cigarettes qui suivent ? Comment évalue-t-on chaque cigarette supplémentaire, cette fois non pas dans les conditions de laboratoire du test de Fangerström (observation du fumeur pendant 6 heures – voir p. 58-59), mais dans les conditions normales d'un fumeur qui peut en griller une à sa guise ? Pour ce faire, 105 fumeurs ont évalué leur niveau de *tension* et de *nervosité* avant et après chaque cigarette[34]. L'échelle était la suivante : on pouvait évaluer de *tendu 2-1-0-1-2* à *détendu*, et de *nerveux 2-1-0-1-2* à *calme*. Après chaque cigarette, les moyens à gros fumeurs se sentaient moins tendus et moins nerveux qu'avant. Nous connaissons tous cela : on ressent comme une amélioration, on l'interprète comme du plaisir et on l'enregistre comme un avantage à court terme.

Mais que se passe-t-il en réalité ? On voit que les fumeurs oscillent constamment entre tendu/nerveux *avant* la cigarette, détendu/calme *après* la cigarette, avec une augmentation de la sensation d'être tendu/nerveux *entre* chaque cigarette. Une valse-hésitation constante. Et perceptible. À chaque cigarette. Toute la journée. Les 105 fumeurs pouvaient l'évaluer très distinctement. Le professeur Parrott a été très surpris par la régularité de ces courbes chez tous les fumeurs. De ces hauts et bas constants de l'état de tension. Cela provoque chez tous les fumeurs un stress supplémentaire énorme que les non-fumeurs n'éprouvent pas. On ne s'étonnera donc pas que, dans le cadre d'une autre enquête auprès de plusieurs milliers de fumeurs, presque la moitié – précisément 47 % – expliquaient qu'ils fumaient pour réduire le stress[35]. C'est le stress du fumeur, qu'il s'agit de faire disparaître à court terme en fumant davantage.

Pas de plateau, mais davantage de hauts et de bas

On voit aussi qu'on ne fume pas pour atteindre un niveau émotionnel positif, un niveau de satisfaction relativement durable, qui nous permet de décider ensuite librement à quel moment on va fumer la cigarette suivante. Le processus semble être tout à fait différent : la tension croissante *avant* chaque cigarette ne crée que l'envie de la suivante. Plus on attend, plus l'envie de fumer MAINTENANT devient contraignante. Plaisir/détente sont donc avant tout du soulagement après la tension antérieure. C'est ainsi que s'installe l'énorme dépendance psychologique à la nicotine.

Par conséquent, comme le plus fort manque en nicotine a lieu après la nuit, le moral monte en flèche avec la première cigarette du matin. Mais les fumeurs connaissent des hauts et des bas de tension/nervosité toute la journée, même avec quelques cigarettes ! Vous en avez découvert la raison au chapitre précédent : transformés par la nicotine et

Pas de plateau, mais davantage de hauts et de bas

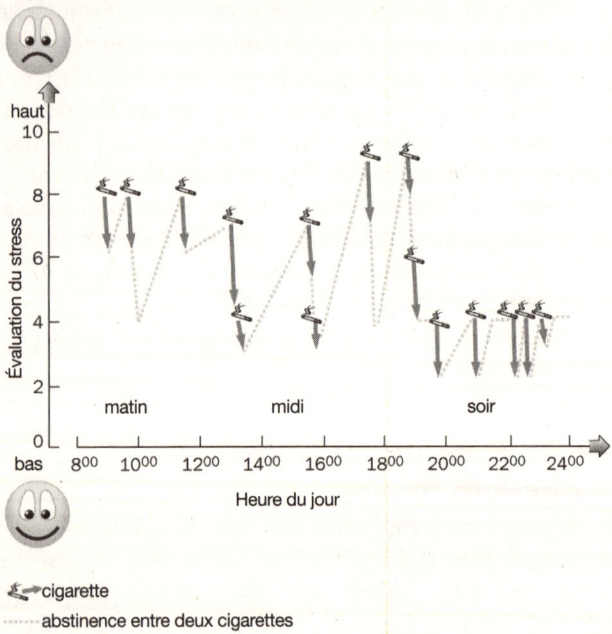

Des hauts et des bas constants. Vous voyez ici le parcours typique du stress d'un participant à l'étude : tendu/nerveux avant de fumer –> détendu/calme après –> augmentation de la sensation d'être tendu/nerveux *entre* chaque cigarette.

devenus insensibles, les récepteurs ne sont plus suffisamment stimulés. La conséquence en est un déficit en neurotransmetteurs du bonheur. Sans nicotine, on devient un insatisfait chronique. Et ce changement dans le centre de récompense du cerveau vous fait allumer, toujours et encore, la cigarette suivante.

De la fatigue à la stimulation

Outre l'alternance tendu/détendu, de nombreux fumeurs – mais pas tous – ressentent grâce à la cigarette une « stimulation » et plus d'entrain. « J'affronte mieux ma journée. » « Sans cigarette, je n'arrive pas à démarrer le matin. » « Je peux tout simplement mieux me concentrer. » « Je fume toujours quand je commence à fatiguer. » Dans le cadre de l'étude faite auprès de 105 fumeurs, on voit assez souvent un parfait modèle du fumeur chez les gros fumeurs. Les fumeurs qui sont plutôt fatigués *avant* de fumer sont éveillés *après* et ont plus d'énergie. Mais il est plus intéressant de relever ici que la sensation de stimulation retombe très vite *entre* les cigarettes. S'installent ainsi, dans le niveau d'énergie et de concentration, des hauts et des bas bien plus marqués chez les fumeurs que chez les non-fumeurs. L'alternance être à plat/fumer pour se remettre au niveau/chute rapide de l'énergie fait de la journée d'un fumeur une véritable course d'endurance. Quel stress !

Stress et ennui

« Je fume quand je suis stressé mais aussi quand je suis seul et que je m'ennuie. » Double stress : c'est justement dans des situations de stress qu'on ressent le plus le stress supplémentaire provoqué par un faible taux de nicotine. On veut alors s'en débarrasser au plus vite en fumant.

Cependant, l'envie de fumer vient aussi dans une tranquillité absolue. Surtout si vous êtes sans dérivatif. Vous ressentez alors plus vite l'anxiété et la tension dues à un faible taux de nicotine. «Je chasse l'ennui avec une cigarette.» Oui, fumer est une activité. Mais à quel point cette activité machinale est-elle intéressante en fin de compte? L'ennui est un état mental qui ne s'améliore pas beaucoup en fumant une cigarette. Vous pourriez tout aussi bien écouter de la musique, regarder la télé, jouer avec votre smartphone si vous êtes à l'extérieur ou faire autre chose, peu importe. Ces activités ne seront ni plus intéressantes ni moins ennuyeuses si vous tripotez en même temps une cigarette.

«Et si je ne fais rien et que je veux simplement réfléchir?» «Les cigarettes me détendent, quand j'ai des moments perdus.» En fait, lorsque vous n'êtes pas occupé, vos symptômes de manque se font plus perceptibles et vous voulez vous en débarrasser au plus vite pour vous détendre ou penser plus tranquillement.

La théorie du gain: plaisir ou perte

« O.K. Les fumeurs ont plus de variations d'humeur, de tension et d'énergie mais, au bout du compte, ça remonte après chaque cigarette. C'est justement pour ça que j'aime fumer et que ça me manquerait.» Les fumeurs vont-ils mieux que les non-fumeurs? Tout compte fait, ont-ils plus de plaisir et un meilleur moral que les non-fumeurs? Sont-ils plus détendus? Sont-ils moins stressés? Ces affirmations ont été contrôlées dans le cadre de plusieurs modèles différents.

- **Le modèle du gain.** Certains fumeurs sont convaincus que fumer apporte des avantages en termes de plaisir, de bien-être, de relaxation et de concentration. Avec chaque cigarette, les fumeurs devraient donc dépasser, dans ces domaines, la ligne de l'« état normal ».

- **Le modèle «J'aime fumer».** Le deuxième graphique illustre la conviction de la plupart des fumeurs: «Je ne vais pas mieux qu'un non-fumeur [ligne], mais quand il m'arrive d'aller plutôt mal, j'ai la cigarette pour me soutenir. Avec ça, je suis plus relax, je me sens mieux, je peux rapidement évacuer le stress, mon moral s'améliore et j'ai plus de plaisir sur le moment. Dans ces moments, je vais en tout cas mieux que les non-fumeurs. Par conséquent je regretterais toujours la cigarette, si j'arrêtais.»
- **Le modèle de l'évitement et du manque.** Après un court moment sans cigarette, les fumeurs ressentent très vite davantage de nervosité et d'agitation, leur humeur géné-

Le modèle du gain

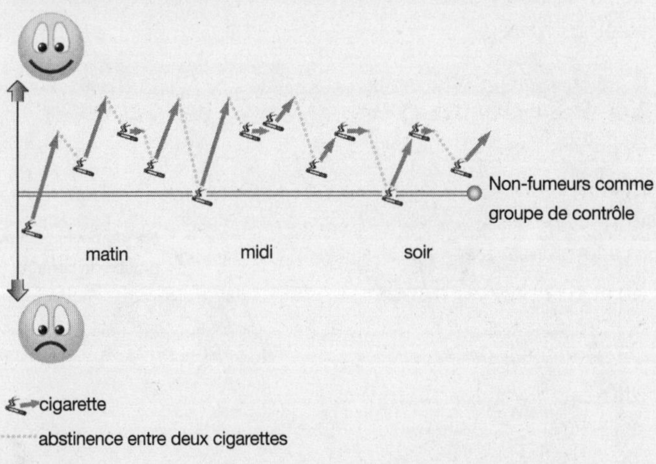

Cette ligne matérialise la manière dont les non-fumeurs évaluent leur état émotionnel et physique. Certains fumeurs endurcis croient que le moral, la détente et la concentration peuvent certes baisser légèrement entre les cigarettes, mais que fumer reste globalement un avantage, comparé au fait de ne pas fumer.

Le modèle «J'aime fumer»

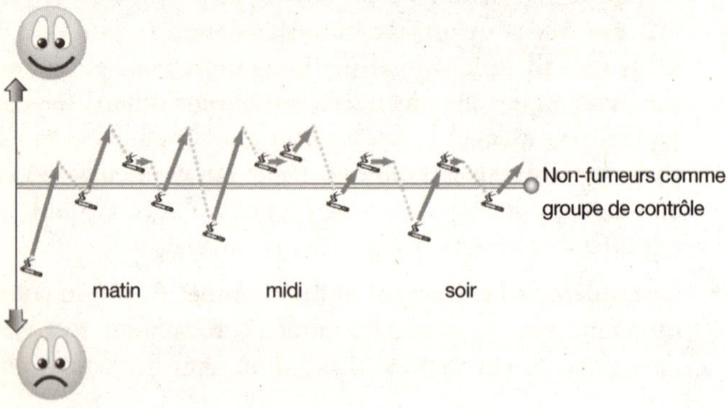

cigarette

abstinence entre deux cigarettes

Schéma évitement/manque

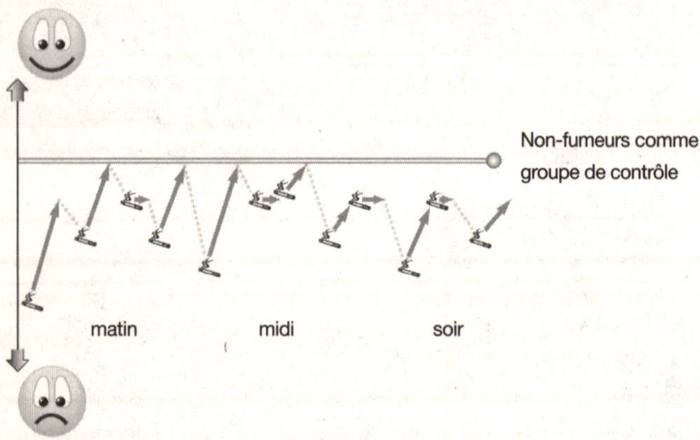

cigarette

abstinence entre deux cigarettes

rale se dégrade, leur stress s'accroît, leur énergie et leur concentration diminuent. Comme ils ont appris à éviter ces légères sensations de manque en fumant pour se décontracter, ils atteignent ainsi l'état normal optimum du non-fumeur. Plus l'addiction est forte et la carrière du fumeur longue, plus cet évitement du manque a été appris avec des millions de bouffées. Cela devient en un réflexe de fumeur.

Le modèle du gain et le modèle «J'aime fumer»

À quelle catégorie appartenez-vous? Le schéma «J'aime fumer» concerne la plupart des fumeurs. Maintenant, allons plus loin. Si les avantages psychologiques de la cigarette, auxquels j'ai longtemps cru moi aussi, sont réels, alors certaines suppositions doivent aussi automatiquement être avérées:

1. Si fumer est un avantage, les fumeurs devraient être moins stressés, d'une meilleure humeur générale et éprouver globalement une joie de vivre plus intense que les non-fumeurs.
2. Vu qu'une cigarette est censée provoquer une meilleure concentration, les fumeurs devraient être plus performants intellectuellement que les non-fumeurs.
3. Si fumer est un gain, on devrait constater, chez les adolescents, plus de plaisir, un moral égal ou meilleur et moins de stress dès qu'ils ont commencé à fumer.
4. Le plus important: si fumer est un avantage, alors les fumeurs devraient, après avoir arrêté, être moins satisfaits qu'avant, éprouver un sentiment de plaisir et de bonheur moins intense, ressentir plus de stress et être d'une humeur générale moins bonne.

Ces affirmations ont été systématiquement décryptées au cours des trente dernières années. Pas en théorie. En pratique. Pour ce faire, il faut interroger très précisément des fumeurs et des non-fumeurs, puis comparer leurs réponses :

- On compare trois groupes : des fumeurs en état de manque léger, des fumeurs qui viennent juste de fumer et des non-fumeurs.
- On compare l'humeur et le stress chez des adolescents avant qu'ils commencent à fumer et après qu'ils sont devenus fumeurs.
- On examine chez des fumeurs, avant l'arrêt du tabac, le niveau de stress, l'humeur et la satisfaction, puis on les compare avec ces mêmes données examinées quelques semaines après l'arrêt.

Ne pas comparer des pommes et des poires

La question n'est pas seulement de savoir si les avantages *psychiques* du tabac sont justifiés au regard des dégâts *physiques*. Ce serait comparer des pommes et des poires, et cet examen ne ferait avancer pratiquement aucun fumeur. Chaque « interrogatoire de fumeur » par un non-fumeur commence par cette comparaison entre des pommes et des poires, donc par les effets nocifs du tabac sur la santé. La santé est certes une raison importante d'arrêter. Une grande source de motivation. Mais pas plus. Et cela ne répond pas à la question du pourquoi nous *aimons* autant fumer. Dans mes séminaires, les fumeurs préfèrent se demander s'ils vont renoncer réellement à un avantage/plaisir psychique précieux en arrêtant : « Quand j'aurai envie de me détendre, fumer va me manquer… » « Quand je veux me sentir mieux ou quand je suis de mauvaise humeur j'aime fumer. » « Quand je voudrai simplement me faire du bien… la cigarette me manquera. » « J'ai toujours aimé fumer et j'étais content quand je fumais. Sans la cigarette, j'aurai toujours le sentiment de renoncer à quelque chose. » « Le stress sans pouvoir fumer… je ne sais pas si je vais y arriver... » « Comment gérer la journée sans cigarettes ? » « Quand je n'ai pas le moral, j'aime bien fumer. Comment je vais faire sans ça ? »

Tout fumeur a un sentiment précis de ces avantages et du plaisir qu'il éprouve à fumer. Mais est-ce que ce sont vraiment des avantages ? Avec la nicotine, est-on plus satisfait, plus calme, moins stressé et plus concentré qu'un non-fumeur ? Dépasse-t-on la ligne de l'« état normal » ou reste-t-on en dessous ? Vous l'apprendrez au chapitre suivant.

➡ EN BREF

- Plus l'addiction à la nicotine est élevée, plus le fumeur est sujet au stress et à de fortes variations d'humeur, d'énergie et de concentration. La nicotine devient la solution pour remédier à ces variations nerveuses.
- Les fumeurs aiment trouver des avantages au fait de fumer, par exemple en disant que la baisse d'énergie entre deux cigarettes est refoulée.
- La baisse du taux de nicotine accroît la nervosité, la pression et le stress jusqu'à ce qu'une nouvelle cigarette apporte une nouvelle dose de nicotine aux récepteurs du cerveau devenus insensibles.
- Les fumeurs subissent, tout au long de la journée, une alternance constante de tension/nervosité.

7. Zéro avantage sur le psychisme

Relaxation, réduction du stress et amélioration de l'humeur

« Eh bien oui, j'ai un vrai plaisir à fumer. Ne pas fumer serait un renoncement. Vous ne me ferez pas croire que je me suis trompé pendant vingt ans et que je n'arrive qu'à l'"état normal" du non-fumeur. Il va falloir me le prouver. » Accordez-moi dix minutes pour vous en convaincre.

L'effet psycho-biologique de la nicotine

La question est essentielle : quand on fume, se sent-on vraiment mieux qu'un non-fumeur ? Le professeur Parrott, qui est l'un des pionniers de la recherche sur les effets psychobiologiques de la nicotine, a tenté d'apporter une réponse. Dans le cadre de ses expériences, il a évalué l'humeur : 1) de fumeurs qui continuent de fumer à leur rythme, donc sans manque de nicotine, 2) de fumeurs après un sevrage tabagique de 12 heures, 3) de non-fumeurs.

Les réponses au questionnaire d'évaluation sont données *avant* un test de performance et *après* une pause de 10 minutes, au cours de laquelle tous les fumeurs ont le droit de fumer[36]. Ce questionnaire, qui porte sur les trois états les plus importants de l'humeur des fumeurs – stress, bien-être et stimulation – a fait ses preuves depuis nombre d'années et est jugé comme un outil fiable et parlant. Ne partez pas. C'est vraiment très intéressant !

Stress :	**tendu**	❑ *fort*	❑ *moyen*	❑ *pas du tout*	❑ *moyen*	❑ *fort*	**détendu**
	nerveux	❑ *fort*	❑ *moyen*	❑ *pas du tout*	❑ *moyen*	❑ *fort*	**calme**
Stimulation :	**vif**	❑ *fort*	❑ *moyen*	❑ *pas du tout*	❑ *moyen*	❑ *fort*	**fatigué**
	concentré	❑ *fort*	❑ *moyen*	❑ *pas du tout*	❑ *moyen*	❑ *fort*	**distrait**
Bien-être :	**équilibré**	❑ *fort*	❑ *moyen*	❑ *pas du tout*	❑ *moyen*	❑ *fort*	**irrité**
	satisfait	❑ *fort*	❑ *moyen*	❑ *pas du tout*	❑ *moyen*	❑ *fort*	**insatisfait**

Comment les fumeurs évaluent leur humeur

La première évaluation sur l'échelle de l'humeur, dans le cadre de l'étude de Parrott, montre que les fumeurs qui n'ont pas fumé depuis assez longtemps sont plus tendus/nerveux, fatigués/distraits, irrités/insatisfaits que les non-fumeurs ou que les fumeurs sans manque de nicotine. C'est clair. Vous aussi, vous connaissez ça : plus longtemps on n'a pas fumé, plus on devient désagréable. À l'inverse, ceux qui ont fumé à leur rythme normal et les non-fumeurs ont strictement les mêmes résultats au test de l'humeur. Pourtant, les fumeurs ayant leur dose normale de nicotine n'ont pas une meilleure évaluation des trois états – stress, stimulation, bien-être – que les non-fumeurs. La nicotine ne leur procure donc pas d'avantage notable par rapport aux non-fumeurs.

On passe alors à un rapide test de performance, puis à une seconde évaluation de l'humeur *après* une pause cigarette. En terme de stress, de stimulation, de bien-être, cette cigarette n'apporte pas d'avantage aux fumeurs du premier groupe (sans manque de nicotine) par rapport aux non-fumeurs. De même, l'évaluation de leur humeur avant/après ne marque

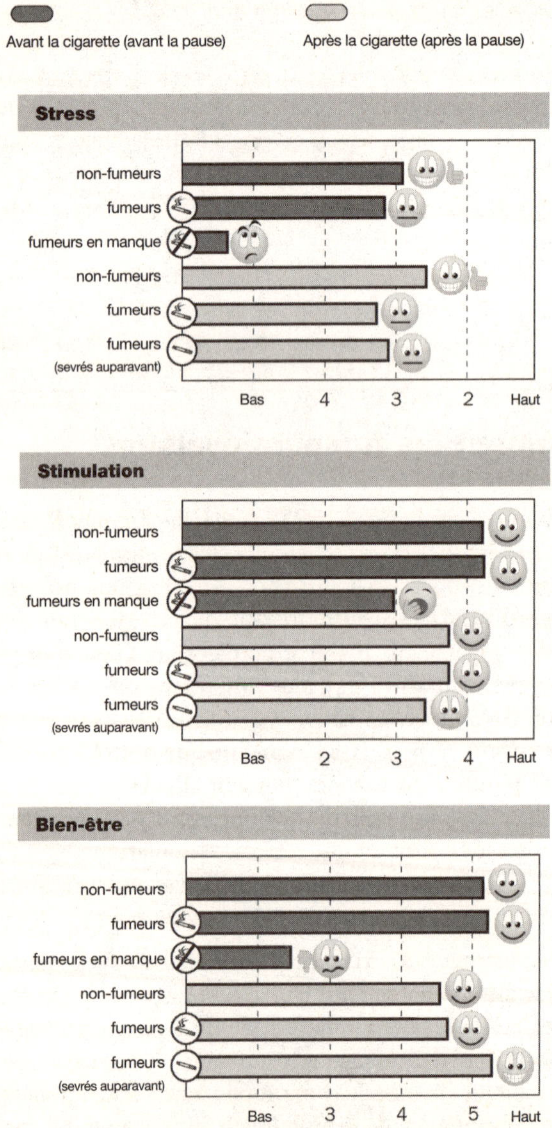
Avant la cigarette (avant la pause)
Après la cigarette (après la pause)
Stress
non-fumeurs
fumeurs
fumeurs en manque
non-fumeurs
fumeurs
fumeurs
(sevrés auparavant)
Bas
4
3
2
Haut
Stimulation
non-fumeurs
fumeurs
fumeurs en manque
non-fumeurs
fumeurs
fumeurs
(sevrés auparavant)
Bas
2
3
4
Haut
Bien-être
non-fumeurs
fumeurs
fumeurs en manque
non-fumeurs
fumeurs
fumeurs
(sevrés auparavant)
Bas
3
4
5
Haut

pas d'amélioration, parce que le temps écoulé entre deux cigarettes n'a pas été assez long pour faire baisser sensiblement le taux de nicotine, donc provoquer des sensations de manque. À l'inverse, les fumeurs ayant subi un sevrage de 12 heures présentent une nette amélioration des trois états d'humeur. Ils arrivent à atteindre le NIVEAU NORMAL, que les non-fumeurs atteignent de toute façon, tout comme les fumeurs sans déficit de nicotine. Regardez cela encore une fois à l'aide du graphique. « Oh non ! Maintenant il nous prend la tête avec un graphique. » D'accord Mais c'est vraiment passionnant et vous comprendrez plus facilement. Ici, aucune valeur ne dépasse l'« état normal » grâce à la nicotine. Cela reste une sensation purement subjective de fumeur. Avec la nicotine, vous sortez tout bêtement du mauvais trip du sevrage.

Donc, seul l'état normal est rétabli

Quand leur taux de nicotine dans le sang est faible, les fumeurs qui prennent une cigarette ne font que rétablir un état moral normal et se sentent alors aussi détendus, calmes, stimulés, contents et équilibrés qu'un non-fumeur. Comparés aux fumeurs du premier groupe (avec un taux de nicotine élevé et un nouvel apport après la pause), les fumeurs du troisième groupe (avec un manque passager de nicotine et un apport après la pause) donnent passagèrement une évaluation légèrement supérieure pour équilibré/satisfait.

Tout cela est parfaitement compréhensible, car le soulagement qu'apporte la cigarette est plus grand dans le troisième groupe. On voit nettement, sur le graphique, que l'apport nicotinique ne fait que rétablir l'état normal et que les fumeurs n'ont aucun avantage sur les non-fumeurs en termes de stress, de stimulation et de bien-être. L'avantage qu'offre le tabac est seulement subjectif, c'est donc « un avantage ressenti » : on continue de fumer pour éliminer les symptômes de sevrage.

Qu'est-ce qui s'améliore en fumant?

L'étude n'a pas seulement examiné l'humeur, mais aussi les symptômes de manque que les fumeurs identifient le plus souvent quand ils ne peuvent pas fumer. Car c'est bien ce manque qui nous fait continuer à fumer. Encore une fois, les personnes participant au test sont: 1) des fumeurs sans manque de nicotine, 2) des fumeurs en manque de nicotine, évalués avant et après la pause cigarette, 3) des non-fumeurs.

agitation	❐ *fort*	❐ *moyen*	❐ *pas du tout*
mauvaise humeur	❐ *fort*	❐ *moyen*	❐ *pas du tout*
émotivité/ irritabilité	❐ *fort*	❐ *moyen*	❐ *pas du tout*
mauvaise concentration	❐ *fort*	❐ *moyen*	❐ *pas du tout*
faim	❐ *fort*	❐ *moyen*	❐ *pas du tout*
envie de fumer	❐ *fort*	❐ *moyen*	❐ *pas du tout*

Encore une fois, les réponses ne montrent pas de différence entre les fumeurs (sans manque de nicotine) et les non-fumeurs. Tant que le taux de nicotine dans le sang reste assez élevé, les premiers ne sont ni plus agités, ni de plus mauvaise humeur, ni plus irritables ou moins concentrés que les seconds. Les deux groupes évaluent à l'identique ces états. Cela explique pourquoi le tabagisme est à ce point accepté dans la société, contrairement à toutes les autres drogues addictives. Les fumeurs sont et se sentent normaux tant qu'ils sont sous nicotine. Ils restent toujours en capacité de travailler. D'un autre côté, on peut se demander quel est l'intérêt de cette drogue pour laquelle on dépense des fortunes pour n'atteindre qu'un niveau normal de bien-être !

A contrario, les fumeurs en manque sont plus agités avant la pause, ils sont plus déprimés et irritables et ont plus de mal à se concentrer. Ce n'est qu'après la pause que ces troubles diminuent et qu'ils retrouvent un état d'humeur où les non-fumeurs se situent tout à fait naturellement.

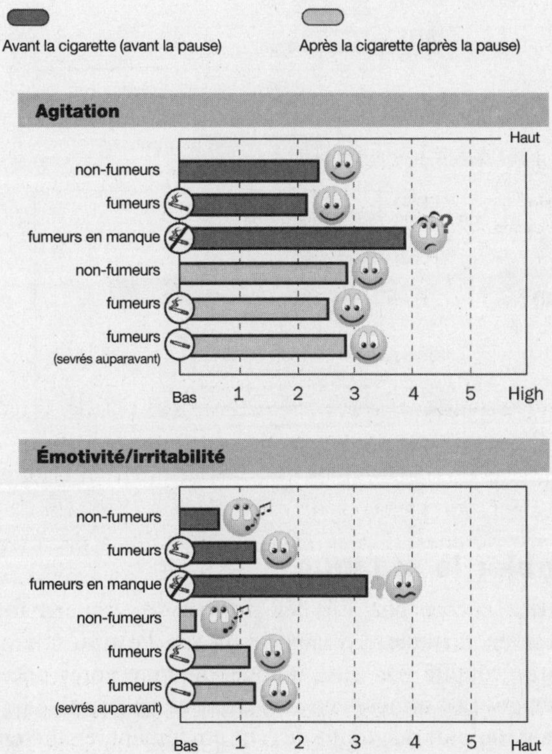

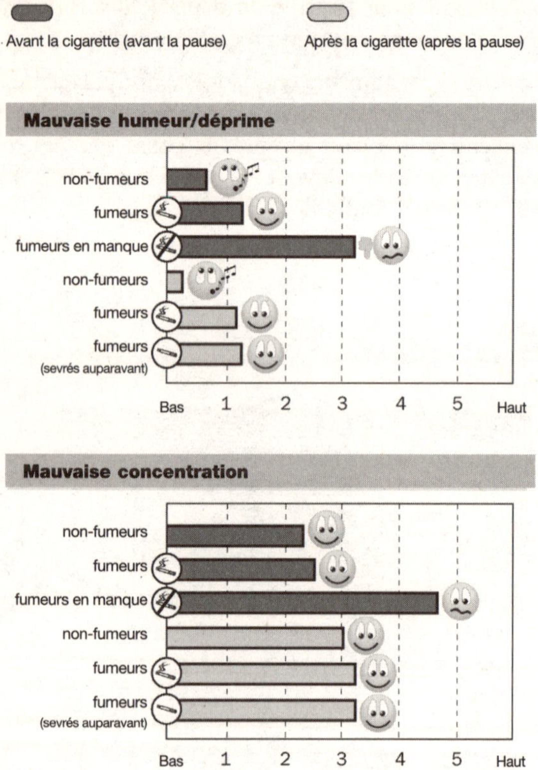

Combler le manque

Regardez encore une fois les diagrammes concernant les fumeurs en manque. Le taux de nicotine n'a pu être compensé en totalité par cette unique cigarette après une nuit de sevrage. Les fumeurs en fort manque de nicotine se distinguent toujours du groupe de ceux qui fument régulièrement

Ils sont de plus mauvaise humeur et plus irritables que les fumeurs du premier groupe. Et ils le ressentent très nettement. Pour cette raison, ils continuent d'évaluer le symptôme « envie d'une cigarette » à un niveau sensiblement plus élevé que les fumeurs qui ont déjà fumé le jour même. Cette incessante envie d'une cigarette est l'indice très précis du besoin de fumer pour éliminer les sensations désagréables liées au phénomène de manque. La nicotine, après cette unique cigarette, n'a pas encore stabilisé le fumeur à son niveau *normal* de bien-être.

Vous connaissez sûrement ça : après un long voyage en avion, vous devez refaire un plein de nicotine. Inversement, il vous arrive aussi d'avoir recours à la « stratégie de l'évitement » : avant un long vol, vous faites monter le taux de nicotine au maximum en fumant cigarette sur cigarette pour moins souffrir plus tard. Très honnêtement, tout cela n'a pas grand-chose à voir avec le plaisir de la cigarette !

Trop de détails ?

« *Hum, on ne pourrait pas faire plus court ?* » Bien sûr, on pourrait. Mais vous seriez alors obligés de me croire sur parole quand je dis : « Au lieu de faire le plein de plaisir, vous fumez seulement pour vous débarrasser de vos symptômes de manque. » Cela peut fonctionner chez quelques rares personnes disposées à entendre de tels propos. Mais la plupart des fumeurs croient dur comme fer au plaisir et aux avantages que fumer procure. Et puis, il y a aussi le cerveau addict qui se manifeste très vite et met tout en œuvre pour continuer à vous en convaincre.

Je ne veux pas que vous me croyiez sur parole. Les mécanismes de l'addiction aux drogues sont aujourd'hui bien connus. Vous devez savoir précisément si vous dépassez franchement la ligne *normale* et si, pour cette raison, vous renoncez à quelque chose en arrêtant de fumer, ou bien si toute cette fumée n'est que pur gaspillage parce que vous n'atteignez qu'à peine un niveau *normal* que vous pourriez avoir pour rien.

Donc, l'alternance des hauts et des bas est un cercle vicieux

L'effet relaxant du tabac ne consiste qu'à normaliser des symptômes de manque comme la nervosité et l'irritabilité. Fumer est par ailleurs satisfaisant parce cela permet de réduire la « mauvaise humeur », cet autre symptôme de manque. Le fumeur fume pour atteindre le niveau normal de bien-être qui correspond à celui d'un non-fumeur. Les fumeurs du test n'ont pas été plus calmes, de meilleure humeur et ni moins irrités que les non-fumeurs. En fait, les fumeurs sont soumis à une alternance bien plus intense et constante de hauts et de bas, qu'ils équilibrent en fumant.

Lors de tests de performances conduits dans l'étude suivante, les fumeurs n'ont pas non plus fait preuve de records de concentration par rapports aux non-fumeurs, qui ne se sont pas montrés plus concentrés que les non-fumeurs, qui eux atteignent cet état sans recours à la nicotine – donc gratuitement !

Au fil de la journée : stress/stimulation et plaisir

« *Malgré tout, j'arrive mieux à gérer la journée avec la cigarette. C'est un vrai soutien. Cette étude ne montre qu'une petite portion d'une journée. Peut-être qu'au cours d'une journée entière, les fumeurs vont quand même mieux que les non-fumeurs.* » C'est aussi une question intéressante. C'est pourquoi elle a été examinée à plusieurs reprises, en comparant, toutes les 2 ou 3 heures, les évaluations d'humeur de fumeurs et de non-fumeurs. Le résultat d'une de ces études, où les états de stress, de stimulation et de bien-être étaient évalués toutes les 3 heures, a montré que les fumeurs, qui avaient le droit de fumer, ne se distinguaient pas des non-fumeurs[37].

Dans d'autres études, on constate par contre que, selon le degré d'addiction, l'humeur évaluée toutes les 2 heures est plus mauvaise – à cause de ses variations. Les gros fumeurs estiment même leur état d'esprit plus mauvais que les fumeurs moyens, alors que les non-fumeurs l'évaluent régulièrement comme bon[38].Tout compte fait, en fumant vous atteignez au mieux un niveau de bien-être normal. Mais beaucoup ne l'atteignent pas, surtout en cas de forte addiction. De plus, comparés aux non-fumeurs, les fumeurs passent par des variations d'humeur plus fortes au fil de la journée.

De meilleure humeur en fumant plus les jours de stress?

« Tout ça, ce ne sont que des études en laboratoire. Je voudrais bien voir comment ça se présente dans la vraie vie. » Vous avez raison. Les broutilles quotidiennes exercent sur nous un stress maximal. La pression au travail, les soucis avec les collègues, les conflits de famille toujours sur les mêmes sujets, les problèmes de couple, qu'on n'arrive pas vraiment à résoudre, les longs trajets pour aller au travail. Nous sommes tous coincés dans un mini-stress permanent, quotidien, qui nous épuise, pèse sur notre moral et provoque notre mauvaise humeur. Stressés, les fumeurs allument plus souvent une cigarette pour éliminer leur mauvaise humeur et se détendre. Fumer apparaît alors comme une soupape de sécurité face au stress, donc un avantage qui fait du bien. Stressé, on tire des bouffées de nicotine plus rapides, plus fréquentes et plus profondes pour obtenir l'effet souhaité. L'affluence rapide de nicotine a d'abord un effet relaxant. Mais à court terme seulement! Vous avez appris et enregistré cela au cours de milliers de situations : *fort stress –> baisse de moral et tension –> besoin de fumer –> détente de courte durée.*

Interrogez les fumeurs

L'humeur s'améliore-t-elle vraiment quand on fume davantage pour contrer le stress ? Pour le savoir, il faut interroger des fumeurs dans la vie réelle. Des fumeurs qui sont justement en train de lutter contre le « petit merdier » quotidien et qui, en fumant, veulent se sentir mieux. Une vie de stress peut-être comparable à la vôtre. Cette question a été examinée dans une étude pointue conduite auprès de 256 fumeurs interviewés intensivement au téléphone sur 8 jours consécutifs. Cela a donné 2 048 interviews, avec des questions ciblées sur le stress quotidien (fréquence, durée), l'évaluation personnelle du stress, les variations d'humeur (je me sens tendu, tout m'est égal, je suis nerveux, agité, triste, épuisé, rien ne peut me dérider, etc.) et le comportement tabagique (quand et combien de cigarettes). Quel en a été le résultat ?

Quand stress quotidien et stress du fumeur se conjuguent

Vous le savez déjà : les fumeurs fument dès qu'ils ressentent le moindre symptôme de manque, qui se traduit par de la nervosité. Une fois éliminé le déficit en nicotine, il n'y pas d'autres améliorations de l'humeur, même avec des cigarettes supplémentaires[39].

Quand le stress du quotidien est trop fort, nous sommes plus sensibles aux variations d'humeur et à la nervosité provoquées par les symptômes de manque. La solution la plus simple ? Nous fumons plus systématiquement encore pour faire disparaître ces troubles. Un problème de moins. Le stress de la journée + l'agitation provoquée par un taux de nicotine fluctuant, ça fait beaucoup… Il nous faut donc nous sentir le mieux possible. *Fort taux de nicotine (dans le sang) + effet relaxant = meilleure humeur.* Et pourtant, ce n'est pas du tout ce qui se passe. Avec les 2 048 interviews, on pouvait comparer entre eux les jours présentant un degré équivalent de stress élevé. Les jours de stress élevé, les participants ne fumaient pas toujours le même nombre de cigarettes. Peut-être parce qu'ils n'avaient pas réussi à sortir ou qu'ils n'avaient pas pu faire de pause, etc. Mais cette différence est intéressante quand on cherche à savoir si fumer plus réduit davantage le stress. Le résultat est étonnant : plus les fumeurs avaient dépassé leur moyenne personnelle de cigarettes, plus leur humeur était globalement évaluée comme mauvaise.

À quoi cela tient-il ? Le fait même de fumer provoque du stress. Il accentue le rythme cardiaque et la tension artérielle. La production d'adrénaline et de cortisol, l'hormone du stress, augmente. Les jours de stress, ce stress du fumeur se répercute alors considérablement sur le moral. Nous percevons certes une amélioration passagère de notre humeur d'environ 10 à 15 minutes, mais l'humeur se dégrade de plus en plus au long de la journée sous l'effet du stress du fumeur.

Donc, fumer accroît le stress

C'est une illusion de croire que la nicotine est pour nous un soutien quand nous sommes très stressés. Bien au contraire : fort stress + stress du manque –> l'humeur se dégrade + tension –> besoin de fumer –> consommation de cigarettes accrue afin d'éliminer complètement le stress du manque –> relaxation passagère –> mais stress physique accru dû au tabac –> le niveau de stress et d'humeur se dégradent globalement.

Fumer est toujours stressant, même si vous n'en êtes pas conscient

« Mais alors, mon stress ressenti et mon humeur devraient aussi se dégrader les jours où je n'ai pas de stress et où je fume beaucoup. » La manière dont on perçoit le stress supplémentaire dépend globalement de notre forme et du niveau du stress global. Certains jours, le bruit de la circulation vous énerve, d'autres jours vous ne le percevez pas du tout. Même chose

pour le stress du fumeur, provoqué par la quantité de cigarettes absorbée : vous l'encaissez mieux les bons jours que les autres. Et je dis bien « encaisser » ! Parce que la baisse du taux d'oxygène dans l'organisme, sous la pression du monoxyde de carbone émanant de la combustion du tabac, réclame son tribut à un moment ou à un autre. En outre, l'augmentation des taux d'adrénaline et de cortisol, et l'accélération du rythme cardiaque sont perçus comme du stress – du moins inconsciemment.

Fumer vous diminue

« Si nous sommes de plus en plus irrités, pourquoi tant de personnes allument-elles quand même une cigarette ? » Au rythme d'un paquet par jour, soit 70 000 à 80 000 bouffées par an, votre cerveau apprend à réduire la tension, l'irritabilité et l'insatisfaction en quelques secondes, tandis que la sensation de satisfaction et de bien-être augmente. Inconsciemment, vous allumez toujours une nouvelle cigarette.

- Combien de cigarettes avez-vous fumé aujourd'hui de façon vraiment consciente ? ________

- Et combien en manquent-il dans le paquet qui ont été grillées machinalement ? _________

Plus le manque est grand, plus la sensation de soulagement et de plaisir est forte. Les sensations de manque sont assimilées au fil des années à un état d'humeur qu'il s'agit d'éviter. On a tendance à considérer ces variations d'humeur comme une prédisposition et à attribuer notre nervosité et notre vulnérabilité au stress à notre personnalité. Alors que c'est la cigarette qui déclenche ces variations. Après des millions de bouffées, fumer est devenu une seconde nature et on s'imagine que cela nous aide à remédier à notre vulnérabilité au stress, à nos variations d'humeur et à nos tensions. Après une carrière de fumeur de 20 à 30 ans, on peut à peine se rappeler à quel point on était équilibré avant, sans cigarette. Fumer devient une béquille, on pense n'avoir pas assez de force de caractère pour s'en passer ponctuellement, et encore moins pour arrêter complètement. C'est là que réside la plus humiliante défaite pour le psychisme du fumeur. On perd confiance en soi et son amour-propre en prend un coup, parce qu'on s'attribue ces faiblesses. De nombreux fumeurs connaissent les dégâts physiques causés par le tabac. Mais ceux qui ont conscience des dégâts psychiques sont beaucoup plus rares. Fumer n'est pas un avantage. Cela a un effet destructeur sur votre psychisme, votre bien-être, votre confiance en vous et votre amour-propre !

Il n'est donc pas étonnant que les anciens fumeurs, quelques semaines après l'arrêt du tabac, éprouvent nettement que la tension, le stress et l'irritabilité diminuent et qu'ils se sentent plus équilibrés et plus satisfaits. S'y ajoute la fierté de s'être libéré de l'esclavage de la nicotine et, du même coup, une meilleure confiance en soi. Chaque jour, vous pourrez savourer cette nouvelle liberté.

Deux chapitres plus loin, je vous montrerai comment les fumeurs se rendent compte de cette amélioration quand ils arrêtent. Car vous ne devez pas me *croire sur parole*, mais vous devez le *savoir*.

« Dans la vie, rien n'est à craindre, tout est à comprendre. »

Marie Curie

La cigarette électronique

Au prix d'énormes dépenses, on essaie, via Hollywood, de rendre un nouveau produit d'addiction acceptable en société : la e-cigarette. La cigarette électronique brumise de la nicotine à l'arôme de tabac, mais ne produit pas de fumée gênante. Les stars les plus chères d'Hollywood sont sollicitées pour cette promotion. Ainsi, au milieu du film *The Tourist*, Johnny Depp suçote une e-cigarette et explique dans les détails comment ça fonctionne à Angelina Jolie, pour l'aider à éliminer son addiction. Après la lecture de ce chapitre, je pense que vous avez compris que la nicotine ne présente aucun avantage pour votre psychisme et que la e-cigarette ne ferait que prolonger les problèmes de sevrage et les fortes variations d'humeur. Par conséquent vous n'avez pas besoin de cigarette électronique.

Les caractéristiques de l'addiction

Quelle est l'une des premières caractéristiques des drogues addictives ? Au bout d'un certain temps, on les prend principalement pour éviter les mauvaises sensations dues au manque. Le toxicomane ne s'injecte plus l'héroïne pour la jouissance qu'elle lui procure mais pour atténuer les douleurs dues au manque. Chez les héroïnomanes, ce phénomène est une évidence pour toute personne extérieure.

Contrairement à l'héroïne, la nicotine ne provoque jamais de sensation d'euphorie, voire d'ivresse. Fumer est un instrument social. On s'y met pour faire adulte et avoir l'air cool, par opposition, pour s'intégrer dans un groupe – et en plus il faut s'exercer. Comment un fumeur peut-il décrire l'effet des cigarettes s'il n'y a pas de jouissance ? Comment décrire le désir intense d'une cigarette si on se sent simplement normal après avoir fumé ? Pour traduire l'effet de la nicotine, il n'y a que les mots « plaisir » et « satisfaction », alors qu'il ne s'agit que d'un retour à un état normal. Aussi, aucun non-fumeur ne peut comprendre pourquoi fumer est si bon puisque son cerveau n'est pas reprogrammé par l'addiction. Au cœur de ce « plaisir » intermittent, il n'y a, comme pour toutes les drogues, que l'esquive de sentiments de manque.

La contrainte de l'approvisionnement

La contrainte de l'approvisionnement est la même que pour toutes les autres drogues. Le slogan *«I would walk a mile for au Camel»* («Je ferais des kilomètres pour une Camel», 1967) ne décrit rien d'autre que la contrainte de l'approvisionnement pour éviter les sentiments de manque. N'avez-vous jamais couru sous une pluie battante jusqu'au bureau de tabac le plus proche, n'avez-vous jamais pris votre voiture la nuit pour trouver des cigarettes, hors de vous parce que tout était fermé ? Dans ce genre de situation, j'ai même rallumé les mégots retrouvés dans le cendrier ou taxé de parfaits inconnus.

On n'a pas envie de tomber souvent aussi bas et on essaie d'éviter les sentiments de manque en faisant des provisions de cigarettes. Et chaque fumeur sait se montrer compréhensif quand il s'agit de «dépanner» un inconnu en lui offrant une cigarette. Uniquement pour le «plaisir», bien entendu.

➡ EN BREF

- Quand leur taux de nicotine diminue, les fumeurs se trouvent en dessous de la ligne qui indique l'état normal de bien-être pour les non-fumeurs.
- L'amélioration ressentie après un apport en nicotine amène le fumeur au niveau normal de bien-être d'un non-fumeur, mais pas plus haut.
- La nicotine ne présente pas d'avantage pour le psychisme, mais provoque de fortes variations du niveau de satisfaction.
- Le plaisir, la détente, la réduction de stress et la stimulation induits par la cigarette ne sont en fait rien que le soulagement des symptômes du manque.
- Les cigarettes ne diminuent pas le stress mais le renforcent.

- Après avoir fumé pendant quelques années, on s'impute à soi-même sautes d'humeur et vulnérabilité face au stress au lieu de considérer la dépendance à la nicotine comme la cause de ces variations.

8. Stimulation et concentration: un mythe

Si avez une partenaire qui ne fume pas, peut-être vous êtes-vous déjà trouvé embarqué dès le matin dans une grande discussionn alors que vous aviez simplement envie de démarrer tranquillement la journée par une cigarette ? Vous avez peut-être expliqué cette vitalité en vous disant : « C'est sans doute dû au fait que les femmes prononcent statistiquement 10 000 mots de plus par jour que les hommes... » Et si vous êtes déjà parti en vacances avec un non-fumeur, vous avez pu être agacé le matin par son activité tandis que vous vous prélassiez à fumer une cigarette. Fumeur tolérant, on accepte bon gré mal gré ces paquets d'énergie. Avec le temps, on se dit qu'on n'est simplement pas du matin. Mais est-ce vraiment exact ?

Tabac et énergie

Les cigarettes ont en apparence un effet stimulant : elles chassent la fatigue, améliorent l'humeur et facilitent le transit. Le fameux CCC (café, clope, cabinets) est un véritable starter pour démarrer le matin. Mais qu'en est-il vraiment de l'effet « réveil en fanfare » de la cigarette du matin ? Fumer est-il un réel soutien ? L'effet stimulant de la nicotine peut se mesurer précisément. Cette substance active la production de neurotransmetteurs, ce qui se traduit par une accélération de la fréquence des ondes cérébrales, perceptible sur électroencéphalogramme. « Donc il y a bien un avantage ! Je le savais. » Il est donc bien vrai que les fumeurs en manque de nicotine ont des ondes cérébrales moins actives que celles des fumeurs qui ont déjà fumé leur première cigarette. Donc, c'est exact jusque-là. MAIS les fumeurs qui ont déjà fumé et les non-fumeurs sont par contre exactement au même niveau d'activation des ondes cérébrales[40] ! Il n'y a alors aucun avantage dû à la nicotine, qui élimine seulement le manque, ce qui chasse la fatigue. En d'autres termes, vous fumez pour faire disparaître le sentiment de manque lié à l'abstinence nocturne, qui vous gêne. C'est la gueule de bois matinale du fumeur. Il vous faut le coup de pouce du fumeur pour démarrer et atteindre le niveau d'énergie normal d'un non-fumeur. Et ce n'est pas seulement l'énergie qui est dans les chaussettes, c'est aussi, le plus souvent, l'humeur générale.

Dans ces conditions, il est tout à fait normal que les non-fumeurs vous tapent sur les nerfs le matin. Imaginez maintenant comme ce serait agréable d'être moins fatigué et de meilleur poil – alors que vous êtes obligé d'aller faire un tour dehors pour sortir de votre déprime…

Le point culminant biologique

Chez la plupart d'entre nous, le seuil biologique de performance se situe environ 2 à 3 heures après nous être levés. C'est le moment où on est en forme, très concentré, de bonne humeur et super-performant. Y a-t-il là des différences entre fumeurs et non-fumeurs ? Pour en savoir plus, on a demandé à des fumeurs fortement dépendants, des fumeurs légèrement dépendants et des non-fumeurs d'évaluer leur efficacité, leur élan et leur humeur[41]. Résultat : les fumeurs fortement dépendants atteignaient plus lentement leur point culminant en termes d'efficacité et d'humeur, avec 3 heures de retard sur les non-fumeurs. Les fumeurs légèrement dépendants se situaient entre les deux. L'humeur des gros fumeurs était considérablement plus mauvaise le matin et s'améliorait sensiblement avec la première cigarette. Mais elle restait toute la journée en dessous de celles des petits fumeurs et des non-fumeurs.

Souvenez-vous du test de Fangerström (p. 74-75). Les petits fumeurs n'ont pas encore développé l'addiction qui les oblige à fumer dès le matin pour se sortir d'un trou. Certains ne fument que l'après-midi, voire seulement en certaines occasions. Plus vous devenez dépendant à la nicotine, plus vous allumez votre première cigarette tôt le matin. Et entre les cigarettes, tout au long de la journée, se produisent constamment de fortes variations d'humeur et d'énergie.

Il est très important que vous compreniez bien ceci : la nicotine n'est pas un soutien. De fait, elle est l'unique responsable des variations d'humeur que vous subissez au cours de la journée. Plus vous vous reposerez longtemps et intensément sur ce partenaire perfide et plus les chutes d'énergie et d'humeur seront fortes, plus vous développerez une image faussée de vous. Vous êtes de plus en plus convaincu que votre sensibilité au stress et vos sautes d'humeur sont liées à une prédisposition naturelle. Peut-être que le moment est venu de divorcer de la cigarette pour vous sentir à nouveau libre, d'excellente humeur et plein d'énergie.

La concentration

« Après avoir fumé, je peux mieux me concentrer. » « Quand je me sens distrait et agité, je fume et je suis aussitôt de nouveau tout à fait mentalement présent. » Et oui, ils sont nombreux à avoir cette impression. Concentration, stimulation et cigarette sont intimement liés. Si vous avez lu ce livre jusque-là et si vous n'êtes plus tout à fait concentré, alors fumez maintenant si vous en avez envie ! Chez les fumeurs, une cigarette augmente le plus souvent la concentration. Dans un instant, je vous expliquerai pourquoi. Il n'y a donc pas de raison de vous empêcher de fumer pour l'instant.

– Pause cigarette –

La concentration (suite)

Le fait de ne plus pouvoir fumer au bureau est très difficile à vivre pour beaucoup de fumeurs. Encore un coup de ces râleurs de non-fumeurs qui n'ont jamais bien compris pourquoi on y fumait : c'était pour mieux supporter le stress et être mieux concentré, pardi ! Maintenant, on se tient devant la porte pour faire le plein de concentration ! Le préjugé selon lequel les fumeurs se tirent constamment pour faire une pause n'est pas juste. Mais fumer rend-il vraiment plus concentré ?

Et comment en avoir la preuve ? Notamment par un test de ce genre : on demande à des fumeurs d'examiner des combinaisons de lettres AA, BB, GH, BBB, CF, HH, JK, HG, UI, KHL. Dès qu'il y a trois lettres qui se suivent, il s'agit de les barrer : AA, BB, GH, ~~BBB~~, CF, HH, JK, HG, UI, ~~KHL~~. Cela paraît simple. Mais quand il faut vérifier plusieurs pages de ces combinaisons sous la pression du temps, il faut passablement se concentrer.

Les fumeurs ont passé ce test juste après avoir fumé, puis après 2 heures, puis 6 heures, puis 24 heures sans cigarette[42]. Plus le moment qui les séparaient de leur dernière cigarette était long, plus leur concentration baissait et moins ils rayaient de combinaisons à éliminer. On voit donc que la performance baisse à la même vitesse que le taux de nicotine.

Une variante de ce test a ensuite été réalisée. Cette fois, les fumeurs pouvaient fumer comme ils voulaient. À peu près le même nombre de combinaison de trois lettres a été identifié et barré par les fumeurs que par les non-fumeurs après 2 heures, 6 heures et 24 heures. Et voilà ce que vous en concluez : « Fumer augmente donc quand même la concentration d'une certaine manière ». C'est juste : fumer rend plus concentrés des fumeurs en léger manque.

Plus de nicotine ne rend pas plus concentré

On a pensé longtemps que la nicotine rendait globalement plus concentré. Il paraît alors logique d'augmenter sa concentration en fumant davantage. Mais est-on plus concentré dans son travail avec plus de nicotine ? Cela aussi a été testé. Par exemple de cette manière : les fumeurs voient défiler sur un écran des suites très rapides de chiffres et doivent appuyer sur un bouton quand trois chiffres pairs, par exemple 888, ou impairs, comme 777, se suivent[43]. On peut ainsi tester l'attention, la rapidité de réaction et la concentration. Tous les fumeurs du test avaient fumé au cours des 45 dernières minutes. Aucun ne souffrait donc d'un fort manque de nicotine. Le test lui-même durait 5 minutes, suivi de 10 minutes de pause. Pendant la pause, la moitié des participants avaient le droit de fumer, mais pas l'autre moitié. La seconde partie du test n'a pas pu démontrer que les participants ayant fumé présentaient une attention, une rapidité de réaction et une concentration plus élevée que celles des non-fumeurs. Plus de nicotine n'apporte donc pas plus de concentration. Fumer ne fait qu'éliminer l'agitation nerveuse liée au manque, qui est nuisible à la concentration.

Après 30 minutes, les fumeurs peuvent percevoir des dégradations de leur humeur. L'effet sur la concentration vient un peu plus tard, précisément quand l'agitation liée au manque domine la capacité à se concentrer. Ainsi, les participants qui avaient pu fumer pendant la pause n'ont pas fait preuve d'une concentration plus marquée que ceux n'avaient pas eu d'apport de nicotine. Et après 2 heures, les symptômes de manque étaient tellement sensibles que leur concentration commençait à baisser.

Fumer plus vous bloque

Si vous vous êtes déjà mis à la fenêtre pour respirer profondément et faire le plein d'oxygène, vous connaissez l'effet positif de cet élément sur la performance mentale. Mais si vous êtes assis à votre bureau et que vous fumez cigarette sur cigarette, de moins en moins d'oxygène est acheminé à votre cerveau. Pourquoi ? Le monoxyde de carbone des cigarettes se fixe 300 fois plus que l'oxygène sur les globules rouges, ces petits canots qui transportent l'oxygène. Ce dernier se trouve donc refoulé du corps pendant plusieurs heures et le cerveau n'est donc pas assez approvisionné. Donc, même si la nicotine était stimulante, les gros fumeurs n'ont de toute façon que des désavantages à fumer, en raison du manque d'oxygénation.

Concentration, apprentissage, mémoire

Vous vous souvenez des graphiques avec la ligne de l'état normal ? Regardez-les encore une fois. Peut-on dire qu'un fumeur approvisionné en nicotine dépasse l'état normal de concentration d'un non-fumeur ? Pour le savoir vraiment, il faut comparer des non-fumeurs, des fumeurs ayant leur dose de nicotine et des fumeurs en état de manque.

On retrouve une fois encore le même schéma que celui observé avec l'ensemble stress/stimulation/plaisir. Les fumeurs ayant leur dose et les non-fumeurs présentent les mêmes résultats au test de concentration. Les fumeurs en état de manque sont en revanche moins concentrés. Ce n'est qu'après une pause cigarette qu'ils parviennent, parce qu'ils ont fumé, à atteindre le même niveau de concentration. Ceci vaut pour la vérification d'erreurs dans le test des combinaisons de lettres (AA, BB, GH, ~~BBB~~, CF, HH, JK, HG, UI, ~~KHL~~), donc pour la concentration visuelle[44]. Mais aussi pour la concentration auditive, bien plus fréquente encore au quotidien.

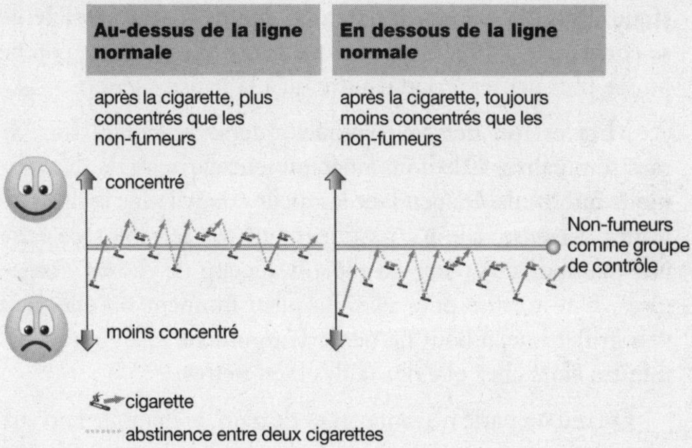

Des études démontrent ainsi que l'apprentissage et la mémorisation d'informations auditives, chez des fumeurs en état de manque, ne retrouvent qu'après une cigarette le niveau normal des non-fumeurs et des fumeurs qui n'ont pas été privés de nicotine[45]. Donc, plus la concentration varie au cours de la journée en raison du manque nicotinique, plus la baisse de performance est forte dans sa globalité.

Concentration et stress intérieur

Essayez de vous concentrer quand vous êtes distrait, quand quelque chose vous stresse inconsciemment, quand votre estomac gronde parce que vous avez faim ou quand vous avez un besoin urgent d'aller aux toilettes. Ça ne marche pas. La seule chose qui se passe, c'est que vous êtes encore moins concentré.

Il en va de même pour les fumeurs dont le taux de nicotine baisse. La pression devient de plus en plus forte et la tension provoquée par la « faim » de nicotine augmente. Une légère insatisfaction, comme si quelque chose manquait, s'insinue. Plus on renonce longtemps, moins il sera possible de se concentrer à 100 % sur quelque chose. Jusqu'à ce qu'on ne puisse plus penser à rien d'autre qu'à la pause cigarette.

Mira est un des cas typiques que je rencontre lors de mes séminaires. Elle doit constamment participer à des réunions interminables pendant lesquelles on n'a plus le droit de fumer. Ensuite, elle n'a pratiquement pas le temps de faire une pause dehors parce qu'elle a beaucoup de choses à organiser. Une torture pour elle, jusqu'au moment où elle peut s'en griller une, à bout de nerfs. L'argument « J'aime fumer » montre alors chez elle des failles bien nettes.

Quand on parle d'avantages et de gain, le manque nerveux ne se laisse pas expliquer par la logique. Ce n'est qu'après avoir fait disparaître la tension par une cigarette que l'on redevient plus détendu et plus concentré. Au lieu de subir ces hauts et bas constants, il serait en définitive plus simple de devenir non-fumeur. Ces derniers sont au moins libérés de cette pression.

Important : ne vous mentez plus en vous disant : « La cigarette m'aide à me concentrer ». Ce n'est pas vrai du tout. Ce qui est vrai, par contre, c'est que la cigarette est responsable de votre incapacité à vous concentrer et qu'elle ne procure qu'un soulagement passager au stress lié au manque de nicotine. Rien de plus. La concentration des fumeurs saturés de nicotine n'est pas meilleure que celle des non-fumeurs. Vous atteignez au mieux le niveau normal. Mais vous devez en payer le prix fort en termes de santé.

Si vous sortez du cercle de la nicotine, ce problème cessera au bout de quelques semaines seulement. Vous tiendrez le coup ! Et si un jour, devenu non-fumeur, vous êtes réellement fatigué et ne parvenez pas à vous concentrer, c'est que vous aurez simplement besoin d'une pause. Comme tout être normal…

Analysez votre comportement de fumeur

Nous fumons la plupart de nos cigarettes de façon automatique et sans en avoir conscience. Il peut donc être très instructif d'observer consciemment votre comportement de fumeur.

Quand et à quels intervalles est-ce que je fume ? Quelle est l'intensité de mon envie de fumer à des intervalles précis ? Avec quel plaisir est-ce que je savoure la cigarette après un court intervalle ou après un laps de temps assez long ? Quelle est mon humeur quand j'ai envie de fumer ? Le stress influe-t-il sur ma façon de fumer ? Si je fume pour me sentir mieux ou mieux me concentrer, je dois me poser les questions suivantes : depuis combien de temps n'ai-je pas fumé ? Si je n'ai pas fumé durant 3 à 4 heures, une seule cigarette rétablit-elle le niveau de bien-être ou de concentration ? Ou bien ai-je encore envie d'une seconde dose de nicotine ?

Faites tranquillement cette expérience : si vous fumez consciemment une cigarette sans avoir très envie de fumer (donc si vous n'êtes pas contraint par un symptôme de manque), vous sentez-vous ensuite plus concentré et mieux ? La cigarette a-t-elle été satisfaisante et a-t-elle comblé vos attentes ? Ou était-elle sans intérêt parce que vous l'avez fumé un intervalle trop rapproché de la précédente ?

Le tableau de la page suivante vous aide à poser ces questions de manière ciblée. Une fois photocopié et plié, il rentre parfaitement dans un paquet de cigarettes et vous pourrez ainsi l'emporter avec vous… Inscrivez simplement le chiffre qui correspond le mieux à votre humeur, votre niveau de stress, etc.

Heure	Situation/lieu	Envie de fumer	Humeur	Niveau de stress	Attente liée à la cigarette	La cigarette a-t-elle rempli l'attente ?
	Situations déclencheuses, par exemple : seul, au travail, avec des collègues, en attendant, en déplacement, à la maison, loisir, avec des amis, après le repas, pour accompagner le café, avec l'alcool, etc.	0 = juste comme ça/sans raison précise 1 = moyen 2 = fort 3 = absolument nécessaire	0 = équilibré/ satisfait 1 = Ok 2 = plutôt agité/ légèrement insatisfait 3 = à côté de la plaque	0 = relax/calme 1 = un peu tendu/ un peu nerveux 2 = tendu/ nerveux/ légèrement stressé 3 = franchement énervé	1. me relaxer 2. améliorer mon bien-être 3. me remonter le moral 4. réduire mon agitation 5. réduire mon stress 6. plaisir de fumer 7. chasser la fatigue 8. me concentrer 9. partager un moment de convivialité	0 = pas du tout 1 = pas vraiment 2 = un peu 3 = parfaitement

Gagner à coup sûr

«Au fond, j'aurais préféré une recette du genre "Voilà-comment-arrêter."» Certes. Mais les recettes rapides, c'est une chose délicate. Vous arrêtez, tout content, mais très vite vous pensez: «Au fond j'aime quand même fumer», et c'est reparti. Comprendre juste un peu, ça vous rattrapera rapidement. Chaque fumeur croit fermement en certains avantages, sinon il ne continuerait pas de fumer. Et les ex-fumeurs recommenceraient. Les grands généraux savent comment remporter des victoires:

> *«Si tu ne connais ni ton ennemi ni toi-même,*
> *tu perdras toutes les batailles.*
> *Si tu te connais toi-même mais pas ton ennemi, pour chaque victoire que tu remporteras, tu essuieras une défaite.*
> *Si tu te connais toi-même et l'ennemi, tu n'as point à craindre l'issue de cent batailles.»*
>
> Sun Tzu, *L'Art de la guerre*

➡ EN BREF

- La cigarette du matin n'apporte pas aux fumeurs plus d'énergie ni une meilleure humeur; elle compense juste une baisse de nicotine.
- L'énergie et la capacité de concentration des fumeurs varient fortement. Un taux de nicotine trop faible entraîne des problèmes de concentration.
- La nicotine n'augmente la concentration que parce qu'elle élimine passagèrement l'agitation due au manque. Mais plus de nicotine n'augmente pas davantage l'attention ni la performance ou la concentration.
- Dans les tests de performance, les fumeurs n'atteignent le niveau normal de concentration et de performance des non-fumeurs qu'en ayant un taux de nicotine élevé.

9. Stress et humeur avant et après une carrière de fumeur

Arrêter : renoncement ou bénéfice pour le psychisme

« Si j'arrête de fumer, j'ai peur d'être moins satisfait, de me sentir moins bien, d'avoir moins de plaisir et d'être plus sensible au stress. » C'est une crainte typique. Elle correspond encore une fois à la manière de penser la cigarette comme un avantage, parce qu'on imagine qu'on passe de temps en temps au-dessus de la ligne normale du non-fumeur. C'est pourquoi des études ont examiné très en détail deux groupes de fumeurs : les adolescents qui *commencent* et les fumeurs qui *arrêtent*.

- Si fumer était un plus, les adolescents devraient se sentir mieux, plus satisfaits et avoir moins de variations d'humeur après avoir commencé.
- Les fumeurs qui arrêtent devraient se sentir moins heureux, plus insatisfaits et plus stressés parce que l'avantage du tabac est supprimé et qu'il leur manque quelque chose.

Rappelez-vous quand vous avez fumé vos premières cigarettes, à l'adolescence. Avez-vous vraiment pensé alors : « Waouh, je me sens tout de suite mieux ! » « Ça fait longtemps que je n'ai pas été aussi relax. » « Cool, quelle super-sensation de bonheur ! » ? Ou bien cette sensation n'est-elle apparue qu'après un certain temps, quand vous avez commencé à « aimer fumer » ? Au bout de combien de temps, en général, devient-on dépendant de la nicotine et doit-on ensuite « aimer » continuer à fumer ? À votre avis ? Dix paquets ? Vingt paquets ? Votre réponse ________

Pris à l'hameçon de la nicotine : testez-vous

Le test HONC (Hooked on Nicotine Checklist, « pris à l'hameçon de la nicotine ») pour les ados a été élaboré afin de répondre à cette interrogation. Même si vous n'êtes plus un adolescent, répondez à ce bref questionnaire (on vous y tutoie exceptionnellement).

Le questionnaire HONC

1. As-tu déjà essayé d'arrêter sans y parvenir ?	Oui ☒	Non ☐
2. Continues-tu de fumer parce qu'il est trop difficile d'arrêter ?	Oui ☒	Non ☐
3. As-tu déjà eu le sentiment d'être dépendant du tabac ?	Oui ☒	Non ☐
4. As-tu déjà éprouvé une forte envie de fumer ?	Oui ☒	Non ☐
5. As-tu déjà eu le sentiment d'avoir vraiment besoin d'une cigarette tout de suite ?	Oui ☒	Non ☐
6. As-tu du mal à ne pas fumer dans des lieux où cela est interdit ?	Oui ☐	Non ☒

Lorsque tu as essayé d'arrêter ou lorsque tu n'as pas fumé depuis assez longtemps

7. Était-il difficile de continuer de te concentrer parce que tu ne pouvais pas fumer ?	Oui ☐	Non ☒
8. Te sentais-tu irritable parce que tu ne pouvais pas fumer ?	Oui ☐	Non ☒
9. As-tu ressenti un grand besoin ou une grande envie de fumer ?	Oui ☒	Non ☐
10. T'es-tu déjà senti nerveux ou agité parce que tu ne pouvais pas fumer ?	Oui ☒	Non ☐

Voilà à quelle vitesse la nicotine rend dépendant

Le test à été lancé auprès de 96 000 adolescents entre 14 et 15 ans[46]. 24 995 avaient déjà fait l'expérience de la cigarette. Les résultats, étonnants, montrent à quelle vitesse impressionnante la nicotine rend dépendant. À chaque cigarette, la dépendance des jeunes cerveaux augmente. Après quelques cigarettes seulement, de plus en plus d'adolescents répondent « Oui » aux questions.

		Combien de cigarettes as-tu déjà fumé jusque-là ?				
		3-5	6-15	16-25	25-99	100 +
As-tu déjà eu le sentiment d'avoir besoin d'une cigarette tout de suite ?	Oui	22 %	35 %	47 %	62 %	85 %

« Oh, tous ces chiffres. Ça a l'air d'être sacrément compliqué… » Mais non, ce n'est pas du tout compliqué. C'est même saisissant : lisez simplement la question et suivez la flèche, sinon vous risquez de vous perdre dans cette pluie de chiffres.

Pourcentage des adolescents ayant répondu « oui » à une question

		Combien de cigarettes as-tu déjà fumé jusque-là ?				
		3-5	6-15	16-25	25-99	100 +
1. As-tu déjà essayé d'arrêter sans y parvenir ?	Oui	11 %	11 %	17 %	26 %	51 %
2. Continues-tu de fumer parce qu'il est trop difficile d'arrêter ?	Oui	3 %	5 %	9 %	15 %	44 %

		Combien de cigarettes as-tu déjà fumé jusque-là ?				
		3-5	6-15	16-25	25-99	100 +
3. As-tu déjà eu le sentiment d'être dépendant du tabac ?	Oui	8 %	10 %	16 %	28 %	62 %
4. As-tu déjà eu de fortes envies de fumer ?	Oui	10 %	20 %	23 %	38 %	68 %
5. As-tu déjà eu le sentiment d'avoir besoin d'une cigarette tout de suite ?	Oui	22 %	35 %	47 %	62 %	85 %
6. As-tu du mal à ne pas fumer dans des lieux où cela est interdit ?	Oui	9 %	11 %	17 %	29 %	58 %
		Comment ça se passe quand tu n'as pas fumé depuis assez longtemps ?				
7. As-tu eu du mal à te concentrer parce que tu ne peux pas fumer ?	Oui	3 %	5 %	9 %	13 %	43 %
8. Te sens-tu irritable parce que tu ne peux pas fumer ?	Oui	4 %	6 %	12 %	21 %	50 %
9. As-tu ressenti un grand besoin ou une grande envie de fumer ?	Oui	8 %	14 %	18 %	31 %	65 %
10. Te sens-tu nerveux ou agité parce que tu ne peux pas fumer ?	Oui	4 %	6 %	11 %	16 %	45 %

Dépendant dès les premières cigarettes

«*Bon, c'est OK pour les chiffres.*» Vous ne trouvez pas incroyable la vitesse à laquelle la dépendance se développe après seulement quelques paquets ?!! Cela nous semblerait impossible si on n'avait pas les pourcentages ! De toutes les drogues, la cigarette est celle qui déclenche un maximum de dépendance. Une dépendance qui implique de fumer toujours plus pour contrer les sensations de manque ! Avec, pour conséquence, plus d'agitation, plus de nervosité et plus de variations d'humeur. Un bénéfice pour le psychisme ? Sûrement pas ! Chaque cigarette modifie le système nerveux des jeunes cerveaux et l'oriente vers la dépendance. Après 4 paquets seulement, la moitié des filles et la moitié des garçons interrogés répondaient par « oui » à 7 à 10 questions. Ce qui veut dire qu'ils sont totalement dépendants et qu'ils trouvent difficile d'arrêter. Encore plus étonnant, presque un tiers des filles et un quart des garçons répondent « oui » dès la 3e cigarette à trois questions sur la dépendance. Donc le développement de la dépendance ne prend pas des années, il se fait au contraire extrêmement vite. On a l'impression d'« aimer fumer » ou d'avoir « envie de fumer », et on ne voit pas plus loin. On ne comprend pas encore pourquoi, sans cigarette, « quelque chose manque » et que c'est pour cette raison qu'on veut continuer. « Je peux m'arrêter quand je veux » n'est donc déjà plus vrai après quelques paquets seulement. À partir de 100 cigarettes, la moitié des adolescents questionnés ont essayé au moins une fois d'arrêter sans y parvenir. Bientôt, on ne fume déjà plus pour le plaisir, mais pour lutter contre une indéfinissable agitation intérieure dont on veut se débarrasser.

La nicotine, une neurotoxine puissante

« Mais non, c'est impossible. Comment peut-on devenir dépendant aussi vite ? » Les questionnaires adressés aux ados montrent pourtant très clairement cette chose : les modifications du cerveau par la nicotine sont très rapides. Celle-ci agit comme une neurotoxine puissante sur le cerveau jeune, provoquant des transformations rapides et d'une grande portée sur les récepteurs des neurotransmetteurs et sur le système de signalisation du cerveau. Et ce phénomène a été prouvé en laboratoire sur des souris. On y voit, dès la première petite dose de nicotine, des processus d'adaptation immédiats et à long terme[47]. Lors de ces tests, la dose de nicotine a été adaptée au poids des souris et réduite au dixième d'une cigarette pour souris. Pourquoi une dose aussi faible ? Les adolescents fumeurs débutants

ne tirent souvent que 3 à 4 fois sur une cigarette. On voulait par ces expérimentations vérifier que des doses nicotiniques infimes entraînent déjà des modifications du cerveau. Un mois plus tard, celles-ci restaient détectables sur les cerveaux des souris. Vous commencez à y voir plus clair ? Adolescents, nous fumons une cigarette un jour, puis la suivante quelques semaines plus tard seulement, quand on copain nous en offre une, par exemple. Mais les petites transformations sont toujours actives, et la deuxième cigarette laisse elle aussi des traces. Chez les enfants et les adolescents, quelques cigarettes suffisent donc à produire des transformations durables du centre de récompense. Les scientifiques parlent d'une sorte d'« effet dormeur » ou « effet caché » qui peu à peu se transforme en dépendance. Ce qui explique qu'on trouve, dès les premières cigarettes, de plus en plus de réponses « oui » dans le questionnaire HONC sur la dépendance.

On sait aussi à quel point la nicotine marque le jeune cerveau d'un fœtus : les enfants commencent à fumer deux fois plus souvent si la mère a fumé pendant sa grossesse. Même si elle a cessé de fumer après la naissance. C'est ainsi que le cerveau de l'enfant à naître est influencé durablement, et à un stade précoce, par l'exposition à la nicotine.

Dépendant même en fumant peu

« Oui, mais chez moi ça a pris presque un an avant que je fume tous les jours. » Même si l'on fume juste une fois par mois au début, le système nerveux se transforme. Presque 40 % des jeunes fumeurs atteignent la pleine dépendance avant même de fumer tous les jours[48]. Avec une stimulation croissante du centre de récompense du cerveau et la désensibilisation des récepteurs nicotiniques, les intervalles entre deux cigarettes raccourcissent de plus en plus et votre besoin de fumer augmente. La dépendance est donc déjà installée.

Les dealers de nicotine

Dans les départements stratégie et marketing des grands groupes de l'industrie du tabac, on sait depuis longtemps ce que la recherche indépendante n'a tiré au clair qu'au cours des dix dernières années. Les fumeurs sont rares a avoir commencé après 21 ans, et ceux pour qui c'est le cas restent le plus souvent de petits fumeurs sociaux, donc une source de profit trop maigre pour les cigarettiers. D'où leur programme pour appâter enfants et adolescents, dont les cerveaux sont plus malléables. Il faut en outre leur faciliter l'inhalation de la nicotine au moyen d'additifs pour les rendre dépendants le plus vite possible. La consommation de cigarettes augmente ensuite automatiquement au fil des années. Distribution d'échantillons gratuits, paquets offerts pour les gagnants de jeux concours, vente de mini-paquets forcément plus accessibles aux bourses des adolescents, tout est bon pour se constituer une clientèle de plus en plus jeune. Aujourd'hui, face à une réglementation de plus en plus restrictive dans les pays occidentaux, l'industrie du tabac s'attaque au continent africain avec des publicités offensives qui ciblent les jeunes lors d'événements sportifs ou culturels, des distributions de cigarettes à l'unité à proximité des écoles, ou de briquets, casquettes et autres gadgets. Très malin. La nicotine de chaque cigarette acheminée au jeune cerveau est 100 000 fois payante pour les dealers de nicotine, avec une clientèle fidèle au long de plusieurs décennies.

Pris tout de suite à l'hameçon de la nicotine

Si la contrainte intervient si vite, c'est que le plaisir choisi n'a jamais – ou très brièvement seulement – été au premier plan quand nous avons commencé à fumer. Après quelques cigarettes déjà, nous avons surtout fumé pour contrer les transformations du centre de récompense de notre cerveau et nous sentir de nouveau dans un état normal. Bien sûr, nous avons subjectivement savouré ce soulagement pendant de nombreuses années et nous avons « aimé » fumer. Ce message n'est pas facile à digérer. Si notre seule vraie raison de fumer a été dès le début, au lieu du plaisir volontaire, d'éviter la sensation de manque, on a le sentiment, en regardant derrière soi, d'avoir mené une vie absurde de fumeur. Ceci provoquera certainement une forte résistance chez vous. Vous avez le droit d'être en colère ! Car vous êtes, comme des millions d'autres fumeurs, tombé adolescent dans le panneau de la prétendue normalité de la consommation de nicotine. Le piège de la nicotine s'est refermé sur vous. Mais c'est du passé. Quelle est à présent l'alternative ? Continuer comme avant ? Ou vous libérer de l'esclavage de la nicotine ?!

Les ados qui fument : frustrés ou frustrés par la cigarette ?

« *Que voulez-vous que je fasse de tout ce baratin sur la dépendance chez les ados ? Je veux arrêter maintenant…* » Vous voulez arrêter ? Super ! Mais vous le voulez avec la certitude que vous vous sentirez mieux après et que vous ne devez renoncer à rien. Revenons au problème initial : si fumer est un avantage, les adolescents devraient se sentir mieux après avoir commencé. Au lieu de cela, on voit qu'ils deviennent vite dépendants et amenés à fumer pour faire disparaître nervosité, agitation, stress et sautes d'humeur. Des enquêtes le montrent sans équivoque : les ados qui fument sont plus souvent atteints d'états dépressifs.

Mais, par où la chose a-t-elle débuté ? Les adolescents ont-ils commencé à fumer parce qu'ils étaient frustrés ou bien c'est le fait de fumer qui provoque chez eux encore plus de sentiments négatifs ? Pour le savoir, il faudrait observer des adolescents pendant des années. Et c'est exactement ce qui a été fait par le biais de 6 études conduites auprès de

10 000 adolescents au total, qui fournissaient des renseignements précis sur leur état d'esprit et ont indiqué s'ils avaient commencé à fumer. Ces études ont montré que les états dépressifs augmentent chez les jeunes fumeurs ou apparaissent dès qu'ils commencent à fumer[48]. Fumer n'est donc pas un bénéfice pour le psychisme !

La nicotine n'aide pas contre la mauvaise humeur

Mais il y a aussi un effet ping-pong : les adolescents qui souffrent de variations d'humeur restent souvent accros à la cigarette et ne parviennent pas à arrêter. Les études successives le prouvent[50]. « Peut-être les ados frustrés utilisent-ils la nicotine pour se sentir mieux à court terme. Ils perçoivent tout de suite l'avantage du fait de fumer », me dit alors le fumeur malin. O.K. – encore une fois le schéma « fumer présente des avantages ». Malheureusement pas ! Aucune étude n'a jamais pu montrer que les variations d'humeur s'améliorent grâce à la nicotine ! On peut retourner les choses dans un sens ou dans l'autre, on ne détecte aucun avantage au fait de fumer chez les fumeurs débutants. Par contre, des variations d'humeur et une sensibilité au stress croissantes dues à la dépendance à la nicotine apparaissent déjà après quelques cigarettes.

La nicotine n'est pas un antidépresseur

Connaissez-vous ceci : des épisodes fréquents de déprime et de mauvaise humeur ? Parmi les fumeurs, adolescents ou adultes, on trouve sensiblement plus de personnes qui souffrent de dépressions que chez les non-fumeurs. Le cow-boy qui soigne sa mélancolie en fumant près du feu de camp ou sur son cheval ne correspond pas à l'image publicitaire donnée par l'industrie du tabac. Une des principales raisons qui incite à continue de fumer, c'est que ça agit sur nos sautes d'humeur[51]. Avec la cigarette, on réussit en effet à réguler l'instabilité d'humeur provoquée par la nicotine. Or la nicotine n'est pas un antidépresseur qui agit comme un médicament[52]. Sinon, des comprimés nicotiniques devraient aussi améliorer l'humeur des non-fumeurs dépressifs. Pourtant, aucun groupe pharmaceutique n'a jamais demandé d'autorisation pour produire de tels remèdes ! Parce que cela ne peut être d'aucune aide, puisque la nicotine rend encore plus irritable et instable. Celui qui a une prédisposition aux changements d'humeur rapides, aux sentiments négatifs, à la dépression et à l'angoisse percevra encore plus intensément les variations en dents de scie du taux de nicotine.

La question cruciale posée par les fumeurs qui veulent s'arrêter

« D'accord, si on veut. Les jeunes deviennent rapidement dépendants et nous avons plus de variations d'humeur. Mais j'ai quand même peur d'arrêter parce que ce qui m'attend, c'est plus de stress et moins de plaisir. En tout cas, MOI je regretterai toujours la cigarette ! » C'est toujours la même chanson. Encore une fois, vous pensez automatiquement à la cigarette en termes de bénéfices. Mais que se passe-t-il en réalité après l'arrêt du tabac ? Quand on demande à des connaissances de dire comment ça s'est passé pour eux quand ils ont arrêté, il y a trois types de récit :

- Le schéma de justification : « Putain, le sevrage était tellement affreux que j'ai finalement été obligé de recommencer. Fumeur un jour, fumeur toujours. N'essaie même pas. » (Ne vous laissez jamais attirer dans ce piège. Car vous savez maintenant comment ça fonctionne quand vous fumez.)
- L'épopée : « C'était effroyable, mais j'y suis arrivé. »
- L'histoire Je-n'ai-jamais-été-dépendant : « C'était supersimple. J'ai juste pris la décision d'arrêter. »

Le problème, c'est que de tels récits sont tous *rétrospectifs*, donc déformés, transformés ou enjolivés. Pour une évaluation plus proche de la vérité, il faudrait questionner les fumeurs juste avant l'arrêt, pendant et tout au long des mois qui suivent. Surtout, il faudrait que chaque fumeur réponde aux mêmes questions pour qu'on puisse comparer les réponses et les exploiter. Et il faudrait s'intéresser au plus de fumeurs possible, pas seulement au destin de quelques-uns. Enfin, les informations devraient être recueillies de manière neutre, avant que le résultat ne soit établi. Dans les évaluations « bricolées » par les fumeurs eux-mêmes, le cerveau accro aime réinterpréter les informations – et particulièrement dans le sens où il est « bien trop difficile d'arrêter ». Les informations issues d'études sont par conséquent plus fiables que les auto-évaluations. Elles remettent les choses en place et démasquent les préjugés. Pourquoi est-ce que j'insiste autant sur ce point ? Parce que je ne veux pas – comme d'autres auteurs – raconter à quel point il est simple d'arrêter. Je vous épargne aussi les histoires de Mary, Tom et John. Elles sont sympas à lire mais ce sont des cas isolés. Je veux par contre vous montrer ce que des milliers de fumeurs ont réellement vécu. *Donc, des faits collectifs au lieu de cas isolés.* Je voudrais aussi que vous sachiez ce qui se passe *vraiment* quand des fumeurs arrêtent. Cela atténue la peur.

La vie meilleure du non-fumeur

C'est au cours des trois premiers jours que vous ressentirez le plus les symptômes du sevrage. Il s'agit tout simplement du sevrage physique. Viennent ensuite 3 semaines environ pendant lesquelles les transformations du centre de récompense du cerveau se résorbent. Vous aurez alors passé le plus dur. Pour éviter les symptômes de manque, surtout chez les gros fumeurs, on peut utiliser les patchs nicotiniques ou des médicaments comme le Champix. Les chances de réussite sont doublées avec les patchs nicotiniques et triplées avec les médicaments.

«Hum, et après?» Il y a autant d'anciens fumeurs que de fumeurs et 8 fumeurs sur 10 réussissent à arrêter. Vous devriez donc entendre constamment des ex-fumeurs se lamenter sur leur vie dénuée de plaisir depuis qu'ils ont perdu la cigarette. Sur l'énorme difficulté de vivre jour après jour sans nicotine. Mais est-ce que vous l'entendez, vous? Non? Moi non plus. La plupart des anciens fumeurs regrettent si peu les cigarettes qu'ils ne jugent même pas intéressant de mentionner qu'ils ont fumé autrefois. Dans les deux tableaux page suivante, vous trouverez quelques faits sur les bienfaits de l'arrêt de la cigarette pour votre bien-être psychique.

La lumière au bout du tunnel

Le message le plus important à tirer de ces études est le suivant: après une brève phase de sevrage on note, dès la deuxième semaine, les premières améliorations. De nombreux fumeurs échouent au cours des deux premières semaines, du fait de leur incapacité à évaluer s'ils se sentent vraiment mieux de jour en jour. Ils restent, par ignorance et doutes, coincés dans l'obscur tunnel et recommencent à fumer. Considérez la chose ainsi: vous traversez une grippe sans problème parce que vous savez que vous allez guérir. C'est la même chose lorsque vous arrêtez de fumer. Vous souffrez pendant un court laps de temps, au lieu d'être contraint de fumer toute votre vie pour éliminer la pression du manque.

Les anciens fumeurs sont-ils moins heureux que les fumeurs?

Si fumer constitue un avantage, la qualité de vie, la satisfaction, le plaisir et le bien-être psychique des fumeurs devraient être meilleurs que ceux des non-fumeurs. Pour le vérifier, on a donc posé 19 questions cruciales à 9 000 parti-

Comment le psychisme profite de l'arrêt du tabac		
178 fumeurs[53]	Les symptômes de manque sont évalués après 2, 7, 14, 30, 90, 180 jours	Les symptômes de manque, tels qu'angoisse, mauvaise humeur, irritabilité, agitation, troubles de concentration, insomnies, étaient au maximum après 2 jours, légèrement diminués après 7 jours et se trouvait au même niveau qu'avant l'arrêt dès 15 jours. Après 30 jours, angoisse, mauvaise humeur, irritabilité, agitation, troubles de concentration, étaient nettement au-dessous du niveau d'avant l'arrêt du tabac !
308 gros fumeurs[54]	Enquête sur le stress avant et après 1, 6, 12 mois	Les fumeurs qui arrêtaient indiquaient avoir moins de stress et plus de confiance en eux-mêmes, mieux gérer les problèmes et moins pratiquer l'autocritique.
260 fumeurs[55]	Enquête sur le stress avant et après 1, 6, 12 mois	Les fumeurs qui n'avaient pas arrêté de fumer signalaient un niveau de stress similaire après 1, 3, 3, 6 mois. Les fumeurs qui avaient arrêté signalaient que tension et stress étaient en baisse. Important : avant l'arrêt du tabac, l'évaluation du niveau de stress ne se distinguait pas chez les deux groupes. C'était donc, de fait, l'arrêt de la nicotine qui avait diminué le stress.
101 fumeurs[56]	L'angoisse et l'humeur générale sont évaluées par des interrogations indépendantes. 2 semaines avant, 24 heures avant et 1, 2, 3, 4 semaines après.	L'angoisse, la mauvaise humeur et l'irritabilité sont le plus intense le jour de l'arrêt du tabac et s'améliorent déjà considérablement une semaine après, pour tomber ensuite, au cours de la 3e et 4e semaine, sensiblement au-dessous de la valeur de départ d'avant l'arrêt du tabac. L'angoisse diminue dès le premier jour sans tabac. Le point culminant d'angoisse est toujours celui de la dernière cigarette, avant l'arrêt.

cipants (fumeurs, anciens fumeurs et non-fumeurs[57]). Résultat : on n'a pas pu constater une meilleure qualité de vie ni plus de plaisir chez les fumeurs. Au contraire, leurs résultats étaient moins bons que ceux des anciens fumeurs et des non-fumeurs.

Et qu'en est-il du sentiment de bonheur chez les personnes qui arrêtent de fumer ? Les ex-fumeurs sont-ils moins heureux que les fumeurs parce qu'ils ont désormais moins de plaisir ? Pour le savoir, on a interrogé 879 anciens fumeurs[58]. « Hum – ce sont sans doute tous des fumeurs qui n'aimaient pas vraiment fumer. Moi, j'aime beaucoup fumer. » Les ex-fumeurs ont d'abord été interrogés sur le plaisir qu'ils avaient eu à fumer. 28 % y avaient pris *grand plaisir*. 48 % y avaient pris du *plaisir*, 20 % *pas particulièrement* et seuls 3 % *aucun plaisir*. Il fallait ensuite évaluer trois propos sur le bonheur : « Je me sens plus heureux maintenant par rapport à l'époque où je fumais encore. » « Je me sens aussi heureux maintenant qu'à l'époque où je fumais encore. » ou « Je me sens moins heureux par rapport à l'époque où je fumais encore. »

Plus de deux tiers (69 %) indiquaient être plus heureux qu'avant. 27 % indiquaient être aussi heureux et 4 % seulement indiquaient être moins heureux. Vous aussi, vous trouvez ça étonnant, alors qu'ils avaient été si nombreux à avoir eu beaucoup de plaisir à fumer ?

Restons critiques ! La question de savoir si les anciens fumeurs sont réellement plus heureux qu'avant et pourquoi ils sont heureux reste ouverte. Il pourrait s'agir du sentiment de ne plus se nuire, d'avoir une meilleure santé, d'avoir réussi à être libre, de gérer la journée avec moins de hauts et de bas, d'un besoin de se justifier ou simplement d'une illusion. Mais on peut affirmer quand même une chose : celui qui s'estime plus heureux n'est très probablement pas plus malheureux qu'avant !

Le schéma du bénéfice quand vous arrêtez

Quand il est question d'arrêter, la plupart des fumeurs ont d'abord une pensée négative. Tous éprouvent surtout un sentiment désagréable à l'idée d'avoir désormais moins de plaisir dans la vie, de pouvoir moins contrôler leur stress et leur mauvaise humeur. Une fois encore, cela correspond à l'idée de bénéfice associé à la cigarette. Si fumer présentait un réel avantage psychologique, on devrait évidemment regretter quelque chose. Mais fumer n'offre aucun bénéfice pour le bien-être psychique, et je crois vous l'avoir prouvé point par point. En arrêtant, on n'a donc rien à perdre et tout à gagner. Qu'y a-t-il de mieux que de reconquérir sa liberté et de se sentir à nouveau normal et heureux sans cigarette ?

➡ EN BREF

- Si fumer présentait un quelconque bénéfice, les adolescents devraient se sentir mieux et être plus satisfaits après avoir commencé à fumer; les ex-fumeurs devraient être moins heureux, moins satisfaits et plus stressés.
- Quelques paquets suffisent pour que la dépendance s'installe chez les adolescents. Ils fument donc très vite pour contrer un sentiment d'agitation et d'insatisfaction. En conséquence, en constate davantage d'états dépressifs chez les jeunes après qu'ils ont commencé à fumer.
- La nicotine n'est pas un antidépresseur, sinon elle figurerait depuis longtemps sur la liste des prescriptions médicales.
- Les troubles dépressifs et les variations d'humeur sont dus à la nicotine et augmentent considérablement à cause d'elle.
- Les fumeurs qui arrêtent témoignent assez vite d'une baisse de stress, d'une humeur générale plus stable et se sentent mieux.
- Au total, 96 % des ex-fumeurs se considèrent plus heureux ou aussi heureux qu'avant l'arrêt du tabac.

10. Interview du professeur Parrott

La cigarette et le psychisme

Le professeur Andrew Parrott mérite bien la qualification d'expert. Auteur de plus de 300 articles sur toutes sortes de drogues psychoactives, il a aussi publié des études novatrices sur les effets psychiques et émotionnels de l'addiction à la nicotine, et il est une autorité reconnue sur le plan international en ce domaine. Je trouvais important de l'interviewer pour vous. Je me suis donc rendu à Cardiff, au pays de Galles, et j'ai été étonné qu'il m'ait réservé la moitié de sa journée pour cet entretien.

Comment en êtes-vous venu à vous pencher sur le problème de la nicotine ?

Prof. Parrott : Pendant de longues années, j'ai expérimenté l'action de certains médicaments sur le psychisme avant de commencer à examiner l'action de la nicotine. J'ai travaillé ensuite 17 ans à l'université d'East London, où j'ai essentiellement travaillé sur la nicotine.

Dans une de vos études, vous avez examiné l'humeur du fumeur juste avant et juste après une cigarette. En effet, les fumeurs ne voient, le plus souvent, que l'utilité directe de la cigarette. Dans vos recherches, ce qui se passe entre deux cigarettes est pourtant bien plus passionnant.

Eh bien, au cours des premières années de recherches sur la nicotine, le schéma « la nicotine améliore la performance mentale et l'humeur » me convenait parfaitement. Il ne me posait aucun problème, jusqu'à ce que je soumette une étude et que je reçoive des remarques critiques. On me conseilla d'être plus prudent et de formuler autrement cette supposition. Précisément en disant qu'il était possible que la nicotine améliore l'humeur et la performance mentale, mais que ce n'était pas encore prouvé. De telles remarques sont toujours fâcheuses. Il me fallait donc adapter le texte en ce sens. Mais cela a aussi éveillé mes propres doutes. Jusque-là, personne ne s'était préoccupé de savoir si la nicotine améliorait réellement ou non la performance mentale et l'humeur. J'ai voulu tester sérieusement cette donnée. J'ai donc eu l'idée de faire évaluer par des fumeurs leur humeur après chaque cigarette et avant la suivante. La question décisive était de savoir comment l'humeur changeait entre la dernière cigarette et la suivante. On peut ainsi établir un graphique de l'humeur montrant ce qui se passe réellement entre deux cigarettes. Cela, personne ne l'avait encore fait avant moi. Les résultats ont complètement modifié ma vision de la nicotine[59].

Vous étiez donc surpris de l'ampleur des changements d'humeur ?

Oui, je me rappelle très bien de mon sentiment lorsque je saisissais les données et que les résultats apparaissaient sous forme de graphique. J'avais les yeux fixés sur les courbes de l'humeur en baisse. Et soudain tout s'est ajusté parfaitement… Ça a été un de ces instants dramatiques pour un scientifique, quand tout, subitement, trouve un sens. Le point clé est exactement ce qui se passe entre les cigarettes. Quand on n'a pas fumé pendant deux heures, on subit une forte chute d'humeur. Mais même si la dernière cigarette ne remonte qu'à 30 minutes, l'humeur chute pour ne revenir au niveau normal qu'avec la cigarette suivante.

Ces variations d'humeur peuvent être très faibles. Un fumeur ne perçoit peut-être qu'un sentiment de vide et une forte envie de fumer pour s'en débarrasser. Le soulagement est ressenti comme un plaisir. Le fait que l'effet soit si peu spectaculaire, n'est-ce pas là le véritable danger de la nicotine comme drogue fortement addictive ?

Je crois que c'est le cœur du problème. Quand on allume une cigarette et que l'on tire deux trois bouffées, l'humeur se normalise rapidement. Mais quand vous n'avez pas fumé depuis 30 à 40 minutes, l'humeur se dégrade de manière si inconsciente que vous ne l'attribuez pas au manque de nicotine. Vous vous dites : « Bien, je n'ai pas fumé depuis un moment, maintenant j'en ai envie. » Jamais on ne met cela sur le compte des taux de nicotine en baisse. Et c'est un des problèmes des fumeurs, qui deviennent avec le temps toujours plus nerveux, plus lunatiques et plus sujets aux variations d'humeur.

Cela se fait sur des mois et des années, évidemment. Si l'on fume pendant un ou deux ans, on devient un peu plus lunatique et plus facilement irritable. Cette modification profonde, on la perçoit simplement comme une part de sa personnalité. On se considère juste comme un peu irritable et enclin au stress. Et s'il existe une croyance forte chez les fumeurs, c'est bien que les cigarettes ont des effets calmants. Leur perception d'eux-mêmes se transforme lentement, tout comme leur humeur, qui change de plus en plus sous l'effet du manque de nicotine. Vous apercevez-vous de ce que la nicotine fait de vous ? Ces changements ténus de votre état d'esprit…

Donc, si les fumeurs perçoivent assez vite leur sensibilité au stress comme partie intégrante de leur personnalité, qu'en sera-t-il après avoir fumé pendant 20 ou 30 ans ? Après tant d'années, on ne peut plus se souvenir à quel point on a été détendu. Il est donc logique d'avoir l'impression que les cigarettes vous calment et de ne pas vouloir pas y renoncer.

Oui. Et avant tout, on perçoit la nervosité comme partie intégrante de soi, sans comprendre qu'elle est en réalité provoquée par la dépendance à la nicotine.

Une autre étude novatrice pose la question de savoir si fumer est un véritable gain pour le bien-être[60]*. Les fumeurs ont-ils passagèrement plus de plaisir et une humeur meilleure que les non-fumeurs ?*

En tout cas, on a davantage de changements d'état d'âme, et de nombreux fumeurs vous diront que fumer leur procure une meilleure humeur – et c'est en effet ce qui se produit. Le problème, c'est que ce sont les symptômes de manque qui les rendent plus lunatiques et qui entraînent de plus fréquents changements d'état d'âme. Les fumeurs ont tout simplement plus de changements d'état d'esprit tout au long de la journée.

On peut comparer les hausses de l'humeur d'un fumeur au niveau normal de celle d'un non-fumeur, sachant que les baisses les emmènent nettement en dessous de la normale. Le problème se situe donc dans l'intervalle entre les cigarettes, quand l'humeur des fumeurs se dégrade. Au fil de la journée, un fumeur a davantage de baisses et de hausses d'humeur, ces dernières étant ressenties comme un bénéfice. Ce qui explique que la nicotine soit perçue comme une drogue attrayante et qu'on lui attribue autant de qualités positives.

Malgré ces baisses d'humeur, on est quand même tenté de dire : « Oui, mais l'humeur s'améliore toujours à nouveau et peut-être la dernière hausse d'humeur était-elle un peu au-dessus du sentiment normal d'un non-fumeur. Peut-être est-ce le kick *dont j'ai besoin. »*

On peut constater que, sur une journée, l'humeur moyenne d'un fumeur n'est pas meilleure que celle d'un non-fumeur. Il n'y a donc pas de gain absolu en termes d'humeur. De nos jours, il y a de plus en plus de restrictions pour les fumeurs et on ne peut plus allumer de cigarette où l'on veut pour se sentir mieux. Beaucoup de fumeurs souffriront simplement davantage que lorsqu'on pouvait encore fumer partout.

Après avoir fumé, les fumeurs se sentent moins nerveux et moins tendus. Fumer diminue-t-il le stress ? Ou le développe-t-il ?

Hum, au long de la journée, cette détente ne dure jamais très longtemps. Il se passe la chose suivante : 10 à 20 minutes après avoir fumé, la nervosité commence déjà à augmenter légèrement. Si vous fumez régulièrement, vous ressentez de plus en plus que quelque chose vous manque après 30 minutes. On commence à se sentir un peu plus insatisfait et nerveux. Et quand les fumeurs participent à une réunion de 2-3 heures, on peut carrément voir le supplice et l'agitation. Ils ont l'air tendus et irritables. Je me souviens d'un séminaire avec un président qui était un fumeur invétéré. On faisait constamment des pauses café et cigarette. Plus on approchait de la pause, plus on pouvait voir son stress et son irritation augmenter. Il n'y avait pas d'autres fumeurs parmi les participants, et cela a donné un meeting très improductif.

Pensez-vous que les fumeurs fument à cause de leur sensibilité élevée au stress, ou est-ce le fait de fumer qui les rend plus nerveux ?

Je pense qu'il y a interaction. Si une personne plutôt instable du point de vue émotionnel et nerveuse par nature commence à fumer, elle deviendra probablement un gros fumeur, susceptible de se retrouver plus rapidement sous pression dès que le taux de nicotine baissera, et ressentira plus fortement le bénéfice d'une cigarette sur son humeur. Vous avez là les hauts et bas les plus forts. Dans le cadre d'une de mes études auprès de 105 participants, ceux qui se servaient des cigarettes pour contrôler leur stress étaient aussi les plus gros fumeurs. Ils utilisaient au maximum la nicotine pour maintenir leur attention. C'étaient aussi ceux qui ressentaient le plus grand stress dû à la nicotine. Les fumeurs moins instables ont comparativement moins de variations d'humeur dues à la nicotine, aussi appartiennent-ils souvent à un autre type de fumeurs. Ils deviennent plutôt fumeur légers ou sociaux, et il faut du temps pour qu'une dépendance lourde s'installe.

Il en va de même pour les personnes souffrant de dépressions. Un schéma similaire se présente, où l'on a plus de troubles de l'humeur entre les cigarettes et un plus gros regain de bonne humeur en fumant. Ce qui explique qu'il y ait une proportion beaucoup élevée de personnes dépressives chez les fumeurs et pourquoi ces personnes deviennent de gros fumeurs. Globalement, ces variations d'humeur s'atténuent par l'arrêt du tabac.

Nous n'avons pas encore parlé de concentration et de performance mentale…

Même si le niveau de stress d'un fumeur est plus mauvais que la normale, la performance mentale n'est pas altérée tant que la nervosité n'est pas amplifiée par une chute du taux de nicotine. Nous savons que la nicotine augmente à court terme la performance mentale d'un fumeur à un degré minimum. Mais nous savons aussi que cela se dégrade rapidement entre deux cigarettes. La performance peut donc être au-dessus de la moyenne pendant quelques minutes, mais elle redescend très vite et de manière constante en dessous du niveau moyen d'un non-fumeur dès que les sentiments de manque apparaissent, avec un effet déconcentrant. Nombre d'études se sont toujours focalisées sur le bref laps de temps qui suit la consommation de la cigarette. Mais il faut toujours tenir compte de la très rapide chute qui se produit quand le taux de nicotine diminue.

Les fumeurs ont une vie de plus en plus difficile, puisqu'il est interdit de fumer dans les bureaux. L'intervalle entre deux cigarettes devient donc de plus en plus long. Je me rappelle une étude dans laquelle vous aviez évalué l'impact de pauses relativement longues entre les cigarettes sur la performance mentale. Plus l'intervalle était long entre les cigarettes, plus les fumeurs avaient de mal à se concentrer au cours des tests de performance.

On en savait à l'époque très peu sur le moment d'apparition des symptômes de manque. Et avec quelle rapidité ces phénomènes apparaissaient. Nous avons donc effectué des tests de performance, tout en interrogeant les participants sur le stress, l'irritabilité et l'humeur après deux et six heures sans avoir fumé. On a pu constater une très nette baisse de la performance mentale après deux heures, avec une moindre efficacité dans l'accomplissement des tâches et une chute de la concentration. Objectivement, l'agitation provoquée par le manque commence très vite à déconcentrer. La question est donc, encore une fois, de savoir ce qui se passe en l'espace de 24 heures. Je pense que les fumeurs sont dans l'ensemble plus déconcentrés tout au long de la journée.

Dans une autre étude[61], nous avons examiné l'irritation, la défaillance mentale et les changements d'humeur chez des fumeurs en état de manque, des fumeurs sans manque et des non-fumeurs. En fin de compte, la nicotine ne procurait pas aux fumeurs d'avantages psycho-biologiques par rapport aux non-fumeurs. Par contre, les fumeurs dépendants avaient besoin d'un ravitaillement régulier en nicotine, simplement pour se sentir normaux.

De nombreux fumeurs disent: «Je n'arrive pas à passer une journée sans cigarettes.» Les fumeurs sont-ils donc plus vifs, ont-ils plus d'énergie et sont-ils plus réactifs?

La nicotine leur offre peut-être une amélioration minimale pendant qu'ils fument. Mais 10 minutes plus tard, la stimulation et l'attention retombent déjà. En outre, le niveau d'énergie d'un fumeur a, comme pour le stress, sans cesse des hauts et des bas. Pour cette même raison, les fumeurs eux-mêmes jugent leur énergie et leur attention moins bonnes que celles des non-fumeurs. Un gros fumeur a besoin d'une cigarette dès le matin pour pouvoir démarrer. Le vrai problème est que leur niveau d'énergie varie énormément tout au long de la journée et qu'ils sont sous pression quand le ravitaillement en nicotine fait défaut. Il leur faut impérativement fumer pour obtenir une « amélioration ». La dépendance à la nicotine est donc la raison pour laquelle votre niveau d'énergie varie autant tout au long de la journée.

Quels changements constatez-vous quand les fumeurs arrêtent ?

D'abord il faut dire que la moitié des fumeurs estiment l'arrêt du tabac plus simple qu'ils ne l'avaient imaginé. L'autre moitié l'estime très difficile. Je pense que ceux pour qui c'est plus facile sont aussi, globalement, ceux qui souffrent moins de variations d'humeur. C'est pour les fumeurs qui ont des variations d'humeur et des dépressions que c'est le plus pénible. D'un autre côté, une fois qu'ils sont devenus non-fumeurs et ne sont plus exposés aux variations d'humeur ressenties sous nicotine, ce sont ces fumeurs-là qui gagnent le plus sur le plan psychologique. Le premier message à adresser aux fumeurs est donc : essayez d'arrêter, c'est probablement plus facile que vous ne l'imaginez. Le second message est : ce sont les gros fumeurs qui auront le plus d'améliorations en arrêtant. De nombreux fumeurs disent ensuite : « Ah, j'avais imaginé que ça allait être terrible. J'étais certes un peu irritable, mais c'était loin d'être aussi terrible que je l'avais imaginé. » Le fumeur moyen se sentira irritable, de mauvaise humeur, la mémoire embrumée, d'humeur instable, avec une baisse de concentration. Mais tout cela ne dure qu'un laps de temps très limité.

Que se passe-t-il quand cette brève phase de sevrage est terminée ? Il serait logique qu'on ait moins de stress, de variations d'humeur et d'énergie après un certain temps…

L'étude menée par Cohen et Lichtenstein[62] a examiné ce qui changeait chez les fumeurs pendant l'arrêt du tabac et a démontré que leur humeur s'améliorait considérablement. Les résultats ont été très importants et ont été confirmés par de nombreux autres groupes d'études. L'humeur s'améliorait deux semaines après l'arrêt du tabac, s'améliorait encore après un mois et davantage encore au cours des six mois suivants. Le message à tous les fumeurs est : arrêtez de fumer, et votre moral s'améliorera. Vous serez moins stressé et vous vous sentirez plus calme de jour en jour. Moins vous serez dépendant de la nicotine, moins vous serez lunatique et dépressif. En outre, vous aurez une plus grande confiance en vous, parce que vous prendrez en main beaucoup de choses sans la béquille de la nicotine. Et il y a encore tellement d'autres avantages…

Pourquoi y a-t-il tant de rechutes au bout de six mois ?

Les rechutes sont souvent provoquées par la pression sociale. J'entends souvent des phrases telles que : « J'ai pensé que je ne serai pas aussi dépendant qu'avant. Alors j'ai fumé une cigarette qu'on m'a offerte. mais peux de nouveau m'arrêter quand je veux. » Cependant, on est déjà à nouveau un fumeur.

Les rechutes sont plus fréquentes dans certaines situations. Le plus souvent, on voit des rechutes en compagnie d'autres fumeurs et quand l'alcool entre en jeu. Sous alcool, le seuil d'inhibition est plus bas. Alors si d'autres personnes fument autour de vous, vous allumez vous aussi une cigarette. Et dès que le taux de nicotine diminue, on a déjà envie de fumer la suivante…

Mon conseil : au début, au cours des deux premières semaines, évitez les lieux où l'on fume, et évitez l'alcool. Si vous sortez, vous devez dire très clairement et d'entrée de jeu qu'on ne doit pas vous proposer de cigarette, demander de ne pas fumer sous votre nez, affirmer que vous ne voulez pas aller fumer dehors et que vous êtes certain de vouloir arrêter.

Quel est le meilleur jour pour arrêter ? Et que faire en cas de rechute ? Vous avez mené des études auprès de femmes…

Je pense que le pire moment est celui qui précède les règles. Le meilleur moment est le début du cycle. Mettons que vous souffriez de fortes variations d'humeur avant les règles et qu'il vous arrive de déraper un peu à ce moment-là. Cela ne signifie pas que vous avez échoué. Cela signifie que vous avez rechuté ces jours-là. Il peut s'agir de quatre jours pendant lesquels vous fumez – O.K., il n'y a pas de mal, et ça fait partie de la vie. Puis vous cessez de fumer de nouveau. Cette fois, vous arrivez à ne pas fumer pendant 20 jours, mais quand vous avez vos règles vous prenez quelques cigarettes : acceptez-le de nouveau comme tel puis continuez à ne pas fumer. La troisième fois, vous passerez le cap sans fumer du tout. Si vous essayez d'arrêter, vous y parviendrez. Si vous avez un dérapage, acceptez-le. Ça arrive, mais ça ne signifie pas que vous êtes une ratée. Vous reprenez au début et vous arrêtez de nouveau. Ne pensez jamais : « Mon dieu, j'ai fumé quatre cigarettes pendant mes règles. Je suis une ratée. Je n'arrive pas à m'arrêter et aussi bien je n'ai qu'à continuer simplement de fumer. »

La plupart des fumeurs qui arrêtent craquent de temps en temps. La question est de savoir comment gérer ça. Je dis qu'il ne faut pas se sentir nul si on allume une cigarette de temps en temps. Acceptez-le comme pour votre équipe de foot : une défaite ne signifie pas que c'est la fin du monde. Ou alors demandez-vous ce qu'il faut penser d'une équipe qui abandonne juste après le premier match…

Pourquoi est-ce qu'il vaut mieux, du point de vue psychologique, arrêter complètement de fumer plutôt que réduire le nombre de cigarettes ?

Quand on diminue le nombre de cigarettes, on reste aussi dépendant à la nicotine sans pour autant obtenir d'amélioration d'humeur. Et on ressent plus intensément et plus longtemps le sentiments de manque entre deux cigarettes. Au lieu de fumer toutes les heures, supposons que vous ne fumiez que toutes les trois heures. Vous passez de dix à cinq cigarettes par jour. Le seul résultat, c'est que vous allez souffrir plus longtemps sans nicotine. Chaque fois que vous allumerez une cigarette, le gain d'humeur sera plus nettement perceptible et la nicotine deviendra ainsi toujours plus attrayante. Le manque vous rend plus lunatique, la durée d'attention baisse et l'humeur se dégrade tout au long de la journée. En même temps, à chaque cigarette, vous gardez en mémoire l'énorme « plaisir » que ça vous procure. Vous arrivez au contraire de ce que vous cherchiez à atteindre. C'est pourquoi je vous conseille de ne jamais réduire. Arrêtez complètement ! Arrêter est une décision – vous vous débarrasserez de la nicotine. Réduire n'est pas une décision consistant à se débarrasser de la nicotine, c'est un marchandage. C'est très important : vous devez vous décider, voilà la clé du succès. Ne doutez jamais de cette décision. Si vous ne vous décidez pas, ça ne peut pas donner pas grand-chose.

Renseignez-vous bien sur la nicotine, et dès que vous aurez compris comment elle vous piège, il sera relativement facile d'arrêter – maintenant ! Et vous vous rendrez compte que cela sera de plus en plus facile au fil du temps. Dans l'espace d'un mois, vous irez mieux, et plus encore après trois mois, et de mieux en mieux au bout de six mois, et cet état perdurera. Mais vous devez décider. Vous aurez quelques sales journées. Mais vous y gagnerez. Je crois que le message crucial qui découle de mes recherches est le suivant : votre vie sera meilleure sur le plan moral parce que vous serez moins stressé, moins dépressif et plus détendu. Réjouissez-vous d'avance de ces améliorations et faites-vous ce cadeau !

11. Le pouvoir du conditionnement

Votre profil de fumeur

« Bon, je ne fume pas seulement quand mon taux de nicotine baisse ou dès qu'apparaît une agitation due au manque. J'aime bien fumer 2 à 3 cigarettes avec le café, et quand je reste longtemps au téléphone, pendant la pub à la télé, après le repas, avec une bière, quand d'autres fument, et un bon paquet de plus quand je sors avec des amis. Juste comme ça. » Fumer pour se soulager du manque n'explique qu'une partie des cigarettes que vous fumez. S'y superpose un second schéma : les stimuli conditionnants. La première raison pour laquelle la nicotine est l'une des drogues les plus addictives est liée au couplage entre certaines situations et des stimuli qui incitent à fumer. Qu'est-ce qui se cache derrière ces stimuli ? Pourquoi les fumeurs, de manière quasi mécanique et inconsciente, allument-ils une cigarette en buvant un café ou dès qu'ils sont à la terrasse d'un bistrot ? L'idée que le café a meilleur goût avec une cigarette ne viendrait à l'esprit d'aucun non-fumeur. Asseyez-vous à une terrasse et observez les fumeurs un moment. Comptez jusqu'à 10 dès que le café est posé sur la table : 1, 2, 3… au plus tard à 10, la cigarette est allumée. Peut-être que c'est pour le plaisir, pour répondre à une envie, mais cela se passe comme si la personne était en pilotage automatique.

Comment en arrive-t-on à ce comportement réflexe ? La nicotine provoque la production de dopamine. Sous dopamine, certains comportements se trouvent fermement ancrés ou, comme on dit, conditionnés. La nature voulait ainsi récompenser des comportements vitaux pour l'espèce, par exemple le fait de manger ou avoir une relation sexuelle, afin qu'ils soient accomplis de manière instinctive. Quand vous fumez, de nombreuses situations sont, sous dopamine, associées à l'action de fumer. Des situations dans lesquelles vous vous procurez souvent un *kick* de nicotine deviennent avec le temps les déclencheurs directs de l'envie de fumer. Que vous ayez ou non besoin d'une cigarette pour relever votre taux de nicotine. « Juste comme ça » – comme le dit le fumeur cité plus haut. Par exemple, vous sortez avec des amis et vous vous amusez. Aucun non-fumeur n'a besoin de cigarette dans ces occasions. Mais en tant que fumeur, vous avez toujours couplé dans votre tête sortir et fumer, comme deux actions indissociables. Ou fumer après l'amour. Qui peut bien songer à fumer tout de suite après avoir fait l'amour alors qu'il peut tout aussi bien s'assoupir puis s'endormir ? Il n'y a qu'un fumeur pour penser comme ça. Nombre de fumeurs se demandent leur vie durant pour quelle raison ils fument de manière pratiquement compulsive dans diverses situations. La seule explication semble être : « C'est juste une habitude. » ou « J'y prends plaisir, c'est tout. » Mais qu'y a-t-il de tellement jouissif à remplir ses poumons de fumée ? Allons voir dans les coulisses pourquoi autant de situations déclenchent l'envie de fumer.

Le pouvoir du quotidien

Les cigarettes sont une drogue acceptée par la société. Donc aucune autre drogue n'est utilisée de manière aussi normale et courante que la nicotine. C'est uniquement pour cela qu'elle peut se mêler si étroitement à tant de situations et conditionner le fumeur à ces situations. Ces situations déclencheuses conditonnées nous font continuer à fumer[63]. La grande peur de tout fumeur enchaîné au tabac dans de nombreux moments de la vie quotidienne est due au fait qu'il croit que, sans cigarette, il ne pourra plus apprécier autant ces moment. Il est incapable d'imaginer une soirée entre amis sans cigarette. À cause de cet enchaînement profondément gravé dans sa tête.

Et vous, dans quelles situations fumez-vous systématiquement ?

1. ....

2. ....

3. ....

4. ....

5. ....

6. ....

7. ....

8. ....

Qu'est-ce que le conditionnement ?

Avez-vous déjà entendu parler du réflexe de Pavlov ? Pavlov avait nourri des chiens, toujours après avoir fait sonner une cloche. Cloche + nourriture ont été, après un certain temps, fermement associés par les chiens. Quand la cloche sonnait seule, sans nourriture, les chiens se mettaient quand même à baver. Qu'ils aient faim ou non ! Désapprendre ce comportement est très ardu.

« *Enfin, vraiment, monsieur Jopp, il s'agit là de bouffe. Et je ne suis pas un chien, et je ne bave pas. J'aime simplement fumer une clope avec mon café.* » Bon. Je voulais juste, pour commencer, vous expliquer le réflexe de Pavlov. Prenons l'expérience au niveau suivant. Et maintenant, nous ne parlons pas de vous. Faisons une excursion chez des souris accros à la nicotine et observons comment elles réagissent, avec la nicotine et des situations fermement apprises.

Voilà comment on apprend la nicotine aux souris

Dans le cadre d'une étude célèbre[64], on « éduque » des souris, chacune isolée dans sa boîte. Dans la boîte « Je-me-fais-mon-*shoot*-de-nicotine », la souris peut choisir entre deux leviers. Un levier avec une solution saline et un avec de la nicotine. Quand la souris appuie sur le levier de la nicotine, un signal lumineux apparaît et elle reçoit une injection de nicotine, par un cathéter posé auparavant dans une veine. Le signal lumineux s'éteint dès que l'injection est terminée. Il ne faut pas longtemps à la souris pour ne plus s'intéresser qu'au levier de la nicotine. Son cerveau enregistre en outre un stimulus fermement couplé : signal lumineux = dose de nicotine, donc dopamine. Cela la conduit en 2 à 3 semaines à un comportement très fiable d'approvisionnement en drogue.

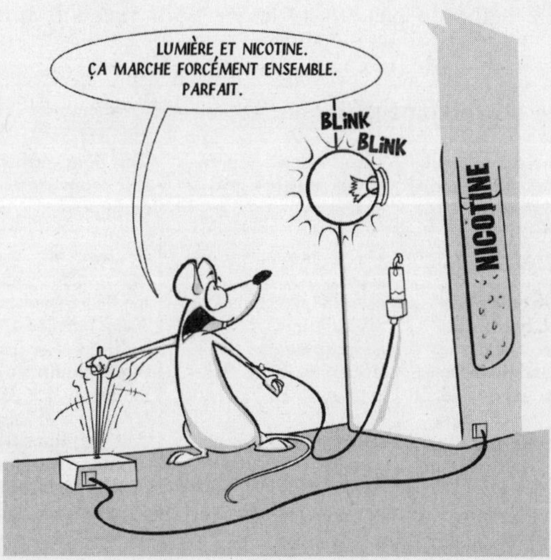
LUMIÈRE ET NICOTINE.
ÇA MARCHE FORCÉMENT ENSEMBLE.
PARFAIT.
BLINK
BLINK
NICOTINE

Si vous pouviez interroger une souris à ce moment-là, elle vous dirait que pour elle, c'est la chose la plus naturelle du monde de s'offrir, dès que la petite lumière tamisée s'allume, un peu de nicotine et de savourer ce moment. L'envie de nicotine et la lumière sont simplement indissociables. Dès que le comportement a été appris et qu'il est ancré, au bout de plusieurs semaines, la nicotine du levier de droite est remplacée par une solution saline. Chaque fois que la souris appuie sur ce levier et que la lumière s'allume, elle ne reçoit plus que la solution saline. Pas de bol ! Au début, elle est encore en plein dans son comportement d'approvisionnement et tape désespérément sur le levier. Tout comme j'ai autrefois secoué le distributeur de cigarettes qui coinçait. 12 jours plus tard, le sevrage est terminé et la souris ne cherche plus à actionner le levier malgré le signal lumineux. Le comportement est entièrement désappris. Certes, cela a pris un peu de temps, mais ça marche.

Maintenant, le comportement désappris est mis à l'épreuve et la souris reçoit une injection de nicotine. Pourtant, elle n'appuie pas sur le levier pour recevoir une dose

Réflexe conditionné puis complètement désappris

2 à 3 semaines de conditionnement à la nicotine + signal lumineux	**12 jours de désapprentissage avec le signal lumineux**	**Test pour vérifier si le comportement a été désappris**
Les souris apprennent à associer le levier de la nicotine et le signal lumineux. Signal lumineux = *shoot* de dopamine. Conditionnement fortement appris au bout de quelques semaines.	Les souris appuient sur le levier avec nicotine quand le signal lumineux apparaît, mais ne reçoivent que de la solution saline. Au bout de 10 à 12 jours, le sevrage est terminé et les rongeurs ne voient plus d'intérêt à actionner le levier, même si le signal lumineux apparaît.	Les souris reçoivent une injection de nicotine mais elles ne manifestent aucun intérêt à appuyer sur le levier de nicotine. **Signal lumineux** Il ne motive pas à actionner le levier pour obtenir une dose supplémentaire de nicotine. Le comportement est complètement désappris. Le sevrage est un succès.

supplémentaire. Même si la lumière apparaît. Elle n'y voit plus d'intérêt. Le conditionnement nicotine-levier-lumière est donc définitivement désappris.

Désapprentissage incomplet et mémoire de l'addiction

« O.K., on peut donc désapprendre quelque chose. Je ne saisis pas encore le truc. Que vient faire le signal lumineux ? » Justement. Cela fait partie de la seconde expérience. Vous comprendrez pourquoi, même si on est depuis assez longtemps physiquement sevré de la nicotine, même des semaines plus tard, il arrive qu'on réagisse à certains stimuli par une envie de fumer réflexe, voire par des sentiments de manque. Le conditionnement, c'est exactement ça. C'est lui qui fait de la nicotine une drogue aussi puissante. Il nous incite à fumer dans des situations précises et nous fait continuer de fumer sans que nous comprenions pourquoi. En arrêtant de fumer, il faut désapprendre l'un après l'autre ces stimuli conditionnants.

Au cours de la seconde expérience, on désapprend une nouvelle fois l'actionnement du levier aux souris nicotinées, avec un approvisionnement de drogue au moyen d'une solution saline, mais sans que la lumière s'allume au moment de l'injection. (Vous vous souvenez : dans la première expérience, le signal lumineux s'allumait chaque fois que la solution de nicotine était injectée.) Le signal lumineux n'est donc pas désappris en même temps et il reste psychologiquement couplé à l'injection de nicotine. Au bout de 12 jours, l'actionnement du levier est complètement désappris, et les souris sont clean. Le sevrage physique est terminé. Même une injection de nicotine ne les amène pas à retrouver leur ancien comportement et à actionner le levier pour s'approvisionner. Le sevrage semble de fait terminé. Mais… !

Venons-en maintenant au signal « café »… *Quoi ?*… Euh, je voulais dire « lumineux », bien sûr. Celui auquel les ron-

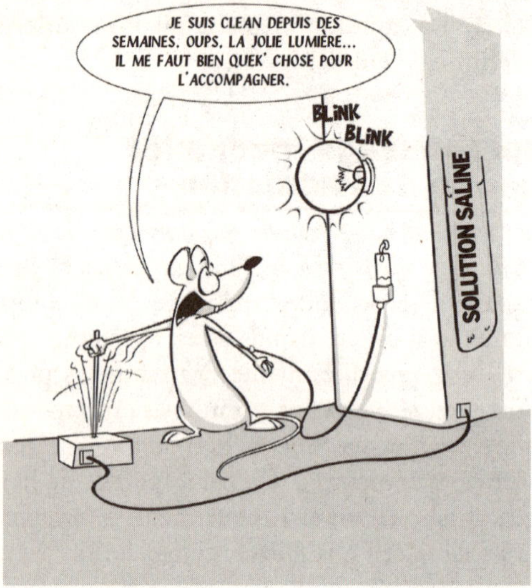
JE SUIS CLEAN DEPUIS DES SEMAINES. OUPS, LA JOLIE LUMIÈRE... IL ME FAUT BIEN QUEK' CHOSE POUR L'ACCOMPAGNER.
BLINK
BLINK
SOLUTION SALINE

geurs ont été conditionnés par l'apprentissage de la dopamine. Que se passe-t-il ? Et paf : dès que ce signal se déclenche, la souris appuie aussitôt de nouveau sur le levier de nicotine, à droite, et pas juste une fois, mais paf – paf – paf, encore et encore, avec la même ardente ténacité qu'avant. Bien qu'elle ne soit plus dépendante physiquement de la nicotine. Les souris continuent de le faire, des jours durant, jusqu'à ce qu'elles aient enfin enregistré : signal lumineux = solution saline uniquement. À ce moment seulement, le signal « nicotine-lumière-approvisionnement » est désappris. On se débarrasserait plus vite d'une « habitude ». On actionnerait deux-trois fois le levier de solution saline, et l'affaire serait réglée. Ce sont justement ces déclencheurs tenaces de l'envie de fumer qui donnent non seulement aux souris, mais aussi à tout fumeur, une si forte envie de fumer dans nombre de situations. Et nous devons les désapprendre un par un.

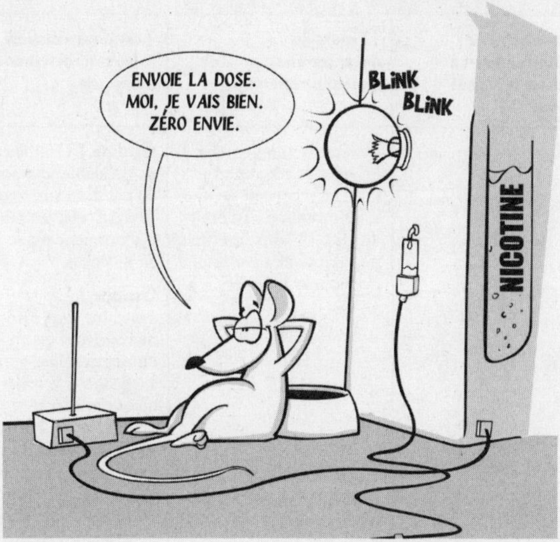

Plaisir ou conditionnement?

Comparé à celui d'autres drogues, l'effet de la cigarette comme drogue n'a rien de bien exaltant. Pour l'effet, la nicotine est un raté total; vu son insignifiance, on s'explique d'ailleurs mal pourquoi beaucoup de fumeurs ont autant de mal à arrêter. La raison, c'est le conditionnement à quantité de situations quotidiennes couplées à la nicotine qui déclenchent l'envie de fumer. J'ai toujours pensé que la cigarette faisait partie de mon style de vie et que je me décidais en toute liberté à fumer dans telle ou telle situation. Mais – honnêtement – nous ne fumons consciemment qu'un très petit nombre de cigarettes. La plupart, nous les fumons par réflexe conditionné, à cause des déclencheurs de l'envie de fumer. Après le repas, à la terrasse du bistrot, en compagnie d'amis, quand d'autres fument ou quand l'alcool entre en jeu… Nous commençons à saliver comme les chiens de

Réflexe conditionné mais pas complètement désappris		
2 à 3 semaines de conditionnement à la nicotine + signal lumineux	**12 jours de désapprentissage sans signal lumineux**	**Test pour vérifier si le comportement a été désappris**
	Les souris appuient sur le levier de nicotine mais ne reçoivent qu'une solution saline. Au bout de 10 à 12 jours, presque plus d'intérêt à continuer d'actionner le levier.	**Groupe 1** On injecte au préalable une dose de nicotine aux souris. Malgré cela, les souris n'actionnent pas le levier de nicotine. **Groupe 2** Les souris ne sont plus sous nicotine et ne reçoivent qu'un signal lumineux. Elles appuient aussitôt sur le levier de nicotine. Même si elles ne reçoivent plus qu'une solution saline, il faut des jours et des jours pour que le signal lumineux ne déclenche plus de comportement d'approvisionnement et que celui-ci soit aussi désappris.

Pavlov pour obtenir notre *kick* de nicotine. Les expériences avec les souris montrent à quel point la nicotine peut conditionner. Car les souris n'ont jamais vu la moindre pub pour les cigarettes. Vouloir la nicotine au signal lumineux – « parce que ça va avec » – est le conditionnement direct d'un stimulus sous nicotine. Ainsi, des choses sont liées entre elles, qui n'ont pourtant rien à voir les unes avec les autres. Important : encore une fois, le sevrage du signal lumineux conditionné prend, pour les souris, aussi longtemps que le sevrage physique à proprement parler !

« Maintenant, vous m'avez rabaissé au niveau d'une souris, et franchement, ça m'agace. » Ce n'est pas mon intention. Je veux vous montrer à quel point la drogue nicotine peut lier (conditionner) certains comportements à certaines situations courantes. C'est comme ça, qu'on soit souris ou humain : plus vous avez conditionné de situations quotidiennes avec la cigarette, plus vous avez de déclencheurs automatiques de l'envie de fumer. Après quelque temps, le fumeur ne s'en rend plus du tout compte. Ce qu'il perçoit, c'est : « Ah, le café », et il a aussitôt une clope entre les doigts. Ce n'est que quand on attire son attention là-dessus qu'il essaie de prendre conscience de cet acte machinal. Et alors, la seule raison tangible pour lui est : « J'avais envie d'une cigarette. » Mais aucun fumeur ne sait exactement pourquoi il a une envie de fumer aussi programmée. Les fumeurs tentent souvent toute leur vie de découvrir pourquoi ils fument. Mais ils ne trouvent pas.

L'expérimentation du signal lumineux montre comment l'envie de fumer est conditionnée par la nicotine. Les déclencheurs n'agissent pas seulement sur l'envie de fumer. Ils peuvent aussi actionner des sentiments de manque et de « fringale » de cigarette dès que nous ne répondons pas à la pulsion ou quand nous sommes en train de nous déshabituer du tabac. Mais la bonne nouvelle, c'est que vous pouvez vous débarrasser totalement de ces stimuli appris. Il vous faut d'abord comprendre consciemment ce qui déclenche chez vous l'envie de fumer. Vous y arriverez mieux au moyen de la liste p. 144.

Saliver en réaction à des déclencheurs d'envie de fumer

On n'a évidemment pas testé les situations qui déclenchent l'envie que chez les souris, on l'a fait aussi chez les fumeurs[65]. Par exemple, si on montre des photos avec quelqu'un qui fume quelque part dans l'image ou quelqu'un qui se prépare à allumer une cigarette, les fumeurs réagissent par un désir de fumer fortement accru.

Lors de ces tests, le résultat était exactement le même pour les fumeurs qui n'avaient pas fumé depuis un certain temps (faible taux de nicotine) que pour ceux qui avaient fumé juste avant (taux de nicotine élevé). Les deux groupes réagissaient par le même désir de fumer. Ils commençaient aussitôt à « saliver ». Tous les fumeurs ont enregistré un grand nombre de ces déclencheurs qui les poussent « juste comme ça » à fumer. Chez les anciens fumeurs et les non-fumeurs, le stimulus ne déclenche pas ce sentiment de « saliver ».

Ce qui est désappris est désappris

Quand on arrête, il y a deux phases. La fin de la dépendance physique est atteinte en 2 à 3 semaines. Puis il s'agit de désapprendre les déclencheurs d'envie de fumer, car ils peuvent causer les rechutes classiques. Les souris nicotinées nous enseignent autre chose encore : une fois le conditionnement désappris, elles s'en fichent, même si la lumière clignote à qui mieux mieux. De même qu'il ne viendrait jamais à l'esprit d'un non-fumeur de fumer dans telel ou telle occasion.

Les non-fumeurs ne perçoivent absolument pas ces déclencheurs d'envie de fumer parce qu'ils n'y sont pas conditionnés. Un fumeur qui vient d'arrêter les perçoit parfois encore. Mais ils ne déclenchent plus la « fringale » de cigarette. Et quelque temps après, il ne les perçoit plus du tout ! Une fois le réflexe désappris, vous prendrez plaisir au foot, à la bière et aux amis, sans perdre une seule seconde à penser à la cigarette. Tout comme les fans de foot non-fumeurs. Vous vous débarrasserez peu à peu du lavage de cerveau effectué par la nicotine. Bienvenue dans la vie sans cigarettes.

Des substances contre la mémoire addictive

Les scientifiques qui ont mené l'expérience avec les souris ne sont pas les seuls dompteurs de ces petits rongeurs[66 67 68].

Beaucoup d'autres expériences montrent également le pouvoir stupéfiant du conditionnement et combien il résiste quand on cherche à s'en débarrasser. Mais ça réussit toujours! L'industrie pharmaceutique espérait trouver des substances susceptibles de diminuer l'envie de fumer en réponse aux stimuli. Certains bloqueurs de neurotransmetteurs peuvent de fait diminuer ces réactions réflexes aux stimuli[69] [70]. Mais nous faut-il vraiment nous déshabituer de tout à l'aide de médicaments? La recherche a fourni une explication: la nicotine conditionne notre comportement aux stimuli par le biais de neurotransmetteurs. Ce couplage avec les stimuli est ce qui fait que nous fumons «juste comme ça» dans tellement d'occasions, la raison pour laquelle il nous manque quelque chose quand nous nous empêchons de fumer et qui nous fait continuer de fumer sans que nous puissions l'expliquer logiquement. Surtout, c'est ce qui explique que nous développions une dépendance à la nicotine aussi forte. Ce sont les pièges du tabac au quotidien, dont tout fumeur peut se débarrasser.

Conditionnement n'est pas habitude

«Je l'ai toujours su: je suis un fumeur par habitude.» Le fumeur perçoit les cigarettes du «toujours quand» et «juste comme ça» comme des cigarettes d'habitude. Or le conditionnement n'est pas une habitude. Une habitude, vous pouvez vous en débarrasser sur-le-champ. Par exemple, vous avez l'habitude de conduire du côté droit. Pendant des vacances en Angleterre, vous vous habituez en 2 heures à conduire du côté gauche. Et comme il s'agit d'habitude, vous ne ressentez pas cette forte pulsion, en conduisant à gauche, de vouloir absolument, à tout prix, conduire à nouveau à droite. Une envie qui ne vous fait penser à rien d'autre que «à droite, à droite, à droite», qui peut vous faire paniquer à l'idée de ne plus jamais avoir le plaisir de conduire ENFIN À DROITE MAINTENANT si on vous interdit de le faire. La raison, c'est le conditionnement se joue dans la partie du cerveau où sont ancrés, à

travers des mécanismes de récompense, des comportements vitaux tels que manger et faire l'amour. Sauf que fumer n'est pas vital ! Même si c'est comme ça qu'on le ressent pendant une de ces attaques de panique où « il faut absolument que je fume maintenant ». Cela explique aussi pourquoi la perspective d'une vie sans cigarette provoque de l'angoisse chez de nombreux fumeurs et qu'elle est à peine envisageable. Mais toute idée diffuse se laisse transformer par la confrontation à la réalité. Fumer n'est pas vital. Vous devez juste vous débarrasser du lavage de cerveau, du conditionnement. De façon consciente. Avec patience. Avec clairvoyance. Vous avez maintenant percé à jour les tours de magie de la drogue, alors ne tombez pas plus longtemps dans le panneau.

Le fumeur social et la dépendance psychologique

Oliver m'a consulté parce qu'il n'arrivait pas à arrêter de fumer complètement. Il fumait juste trois cigarettes par jour, pendant des années, sans jamais avoir l'impression d'être obligé de fumer plus. Mais dès qu'il y avait un événement social, il mettait les bouchées doubles et fumait un à deux paquets en une soirée. Il ne pouvait pas se l'expliquer et commençait à éviter ce genre d'occasions. Il avait déjà essayé d'arrêter cinq fois. La plupart des fumeurs aimeraient bien être comme Oliver ou du moins ils se l'imaginent. Mais seuls 10 % entrent dans cette catégorie exceptionnelle. Certains peuvent certes se contraindre à fumer peu, mais ils en souffrent parce que leur cerveau est habitué à davantage de nicotine. Le fumeur social, en revanche, ne ressent pas de manque en dehors des situations de consommation fermement apprises. Cette faible dépendance physique pourrait être d'origine génétique. Oliver ne pouvait pas cesser de fumer et surtout ne pouvait pas se l'expliquer. Son histoire nous montre le pouvoir du conditionnement, même avec une faible dépendance physique. Les fumeurs sociaux ont toujours conditionné leur

« besoin » en nicotine-dopamine avec la situation de fumer quand ils sortent, et l'envie de fumer se manifeste aussitôt à ces occasions. Adolescent, Oliver manquait toujours un peu d'assurance et était stressé au contact des autres, c'est pourquoi il s'enivrait de nicotine. Sans se rendre compte qu'il voulait faire comme les autres. Ce comportement était très fortement conditionné. Même si, quand je l'ai rencontré, il était devenu beaucoup plus sûr de lui, l'ancien conditionnement subsistait comme comportement social fixe. Peu après notre séance, il a réussi à fumer sa dernière cigarette.

Déconditionnement : votre victoire sur Pavlov

Parler au téléphone, attendre, se concentrer, être seul, après le repas, après l'amour, en regardant la télé, avec un café ou de l'alcool : tels sont les principaux stimuli conditionnants de la cigarette. Il peut aussi s'agir d'une occasion sociale ; par exemple un rendez-vous avec un ami avec lequel vous avez toujours fumé. Ou encore c'est un lieu précis, comme une terrasse, votre balcon ou le canapé, qui fait office de déclencheur. Certains occasions émotionnelles sont aussi des stimuli : stress, mauvaise humeur, dont vous avez autrefois voulu vous débarrasser en fumant. Les autres fumeurs sont un des stimuli les plus puissants. Vous êtes assis à une terrasse et personne ne fume. Puis quelqu'un allume une cigarette et en un rien de temps, trois ou quatre autres fumeurs se retrouvent avec une à la main. Juste comme ça. Situations, lieux, personnes, situations émotionnelles et d'autres fumeurs – au fil du temps, vous les avez conditionnés à la nicotine pour en faire des déclencheurs. Il vous faut donc faire plusieurs fois l'expérience de chacune de ces situations sans cigarette. Au fil du temps, vous les aurez toutes désapprises. Au cours de l'année, quelques événements conditionnés de plus vous attendent, comme le Nouvel An ou une soirée avec des amis fumeurs que vous ne voyez que rarement. Et puis toutes ces occasions sont passées et vous n'avez pas rechuté. Soyez patient avec votre cerveau engourdi. Il peut apprendre. C'est certain.

« Pourquoi est-ce si long, d'ailleurs ? » Un comportement conditionné n'est pas une habitude. Le centre de récompense, où les déclencheurs sont hélas si fermement enregistrés, est obstiné. Il faut qu'il ait ressenti à plusieurs reprises, pour telle situation, la même satisfaction sans cigarette qu'avec pour que ce soit enfin enregistré dans de nouvelles voies nerveuses. Rappelez-vous : peut-être avez-vous, depuis l'âge de 12 ans, eu des milliers de fois un tout autre comportement. Trois cafés par jour avec la nicotine comme amplificateur de comportement, cela fait plus de 10 950 conditionnements au café en 10 ans. Le café, un jour, déclenche la pulsion directe de fumer. Ou bien le stress – qui appelle impérativement une cigarette. 10 000 unités de conditionnement au stress par la nicotine suffisent pour que dans les situations tendues, fumer devienne votre seconde nature, au lieu d'aller chercher d'autres soupapes comme celles utilisées par les non-fumeurs. Cela signifie aussi qu'il faut d'abord trouver maintenant de nouveaux comportements, de meilleurs comportements, qui fonctionnent tout aussi bien. Et les mettre à l'épreuve. Donnez-vous donc le temps.

« Je ne pourrais jamais tenir. Je faiblirai sans doute un peu plus après chaque situation. » Au contraire, chaque situation au cours de laquelle vous n'avez pas fumé vous rend plus fort et c'est une victoire ! Vous connaissez maintenant trop bien ma façon de procéder pour que je puisse vous faire ici de grands discours qui ne reposent sur rien de précis. À l'aide d'un dispositif mobile, 309 fumeurs ont enregistré 11 176 situations expérimentales après l'arrêt du tabac [71]. Le résultat est étonnant : le nombre de situations de tentation auxquelles ils avaient résisté récemment diminuait le risque de futures rechutes. Au fond, c'est logique : toute tentation surmontée est une unité d'apprentissage qui vous déconditionne et vous

amène à décider à nouveau par vous-même. Par conséquent, je le répète : chaque situation au cours laquelle vous n'avez pas fumé vous rend plus fort et est une victoire ! Après quelques semaines seulement, vous aurez de moins en moins besoin de ces unités d'apprentissage. Considérez les choses avec un peu d'humour et de lucidité. Il vous faudra sans doute mener quelques dialogues de déconditionnement avec votre cerveau addict.

Cerveau addict : « Une bière... une cigarette, ça irait si bien ensemble. »

Cerveau de non-fumeur à cerveau addict : « Ah... toujours ce fameux Pavlov. Salut, matière grise addict, tu saisis ? La cigarette réflexe avec l'alcool, c'est fini. Boire une bière et lécher le cendrier n'ajoute rien au plaisir. Et je peux aussi m'amuser sans ça. Basta. »

Cerveau addict : « Qu'est-ce que c'était bien autrefois... tu as sans doute envie de fumer maintenant. »

Cerveau de non-fumeur à cerveau addict : « Oublie ça ! Je ne tomberai pas dans le panneau. Zéro envie de ce vieux stress de fumeur et de la perte de liberté. Maintenant c'est terminé. »

Cerveau addict : « Si tu avais maintenant une petite cigarette avec ton café, tu y prendrais encore plus de plaisir. »

Cerveau de non-fumeur à cerveau addict : « J'ai en effet acheté une machine à expresso très bonne et très chère et je ne vais pas maintenant engluer l'arôme de goudron, de fumée et de substances chimiques. »

Cerveau addict : « Mais tu as pourtant toujours... »

Cerveau de non-fumeur à cerveau addict: « Toujours c'était hier. Je ne passe plus en pilotage automatique et, d'ailleurs, je peux de nouveau apprécier le goût des aliments. »

Cerveau addict: « Allez, fume-toi une clope… ça va avec le bistrot. »

Cerveau de non-fumeur à cerveau addict: « Pour que je sois encore obligé de sortir devant la porte ? Non merci ! Et pour tousser demain matin et puer la fumée. Laisse tomber. Cigarette et bistrot, ça ne va pas du tout ensemble. À moins d'avoir envie de se retrouver tout seul dehors. »

Cerveau addict: « Mais… »

Cerveau de non-fumeur à cerveau addict: « Il n'y a pas de mais qui compte. C'est comme ça, point barre. »

Cerveau addict: « Quel ennui, cette attente. Allez, grille-t'en une. »

Cerveau de non-fumeur à cerveau addict: « Fumer ne rend pas l'attente plus intéressante. Arrête de râler. »

Cerveau addict:« Quel stress. Allez, accorde-toi une petite clope – ça va te détendre. »

Cerveau de non-fumeur à cerveau addict: « J'ai essayé pendant des années et je sais que je serai encore plus stressé au bout d'une demi-heure. »

Cerveau addict: « Mais pendant cette demi-heure, tu te sens bien. »

Cerveau de non-fumeur à cerveau addict: « Très drôle, mais je n'ai plus envie de ce grand huit émotionnel. »

➡ EN BREF

- La drogue nicotine conditionne, par des neurotransmetteurs, de nombreuses situations du quotidien pour qu'elles deviennent des déclencheurs fixes de l'envie de fumer. Ce sont les cigarettes qu'on fume «juste comme ça» et «toujours quand…».
- Les conditionnements à fumer sont enregistrés dans la même partie du cerveau que certains comportements vitaux. C'est pourquoi ils peuvent provoquer un sentiment de panique quand nous n'avons pas le droit de fumer.
- Il faut quelques semaines pour désapprendre les stimuli condtionnants, mais ils finissent par disparaître complètement et ne déclenchent plus aucune envie.
- Entraînez votre cerveau en y mettant un peu d'humour, ça aide…

12. Votre marque préférée et les autres fumeurs

Pourquoi les fumeurs sont-ils fidèles à leur marque ?

Nous caressons affectueusement notre paquet de cigarettes avant d'avoir enfin le droit de fumer. Oui, nous aimons notre marque. Cela a toujours étonné les stratèges du marketing : les fumeurs font preuve d'une fidélité à leur marque à peine explicable. De loin beaucoup plus forte que pour tous les autres biens de consommation. Si les fumeurs changent de modèle, c'est à la rigueur pour des raisons de santé, et toujours dans une même marque. Par exemple d'une Marlboro à une Marlboro plus légère. Même si aucun fumeur ne sait reconnaître sa marque dans des tests à l'aveugle. Ce qui explique qu'un fumeur soit toujours « extrêmement satisfait » de sa marque. L'effet souhaité, faire disparaître les phénomènes de manque en fumant, se produit immédiatement, bouffée par bouffée.

Les habitudes et préférences, en revanche, peuvent varier souvent. Si vous avez acheté des yaourts à la vanille pendant 6 mois et que vous en avez assez de la vanille, vous changez d'arôme. C'est exactement en cela que des produits addictifs fortement conditionnés se distinguent d'un yaourt à la vanille. Adolescent, vous vous êtes identifié à l'univers véhiculé par une marque. Mais percevez-vous toujours – en tant que fumeur régulier – la publicité pour les cigarettes ? Probablement pas. L'univers des marques s'efface bientôt derrière la dépendance. La grande fidélité des fumeurs adultes à leur marque ne s'explique que par le conditionnement mis en place par la marque de cigarettes. Prenons encore une fois

Marlboro. Avec chaque Marlboro consommée, le neurotransmetteur dopamine est produit au cerveau et active surtout la mémoire, le souvenir et l'apprentissage. Vous apprenez ce qui « fait du bien » passagèrement, vous l'enregistrez et vous l'associez à ce petit paquet dans vos mains. Vous reliez ainsi de nombreux instants de soulagement à votre cigarette. Une vie sans cigarettes devient difficilement concevable. Cela est appris et enregistré profondément au fond du cerveau. Une publicité pour une autre marque ne peut guère opposer quoi que ce soit à ce conditionnement personnel à « votre cigarette ». Vous vous êtes trop souvent déjà sorti, en fumant « votre cigarette », de la désagréable baisse de forme due au manque et vous êtes trop souvent procuré un soulagement à court terme. Avec 20 cigarettes par jour, ce sont 73 000 moments de soulagement étiquetés « Marlboro » en 10 ans. Aucun yaourt à la vanille ne peut créer une telle fidélité à une marque. La dépendance à la nicotine comme programme de fidélisation de la clientèle et apprentissage conditionné assure que vous deveniez le plus fidèle addict à une marque parmi tous les produits achetables.

Les autres fumeurs

Les fumeurs sont-ils plus sympas que les autres ? Dans les coins fumeurs, on se presse tout autant que dans la petite cuisine, le meilleur endroit pendant une fête. Les fumeurs sympathisent entre eux. Tous les fumeurs aiment se considérer comme des gens sympas. Mais combien de fois est-on simplement plantés les uns à côté des autres en fumant sans s'adresser la parole ?

Quand on demande une cigarette à quelqu'un, la plupart des fumeurs réagissent positivement et vous dépannent. Le font-ils parce qu'ils sont plus sympas que les non-fumeurs ? On pourrait le voir ainsi. Un non-fumeur, c'est sûr, ne peut que très rarement vous faire un tel plaisir quand vous voulez fumer MAINTENANT. Donc les fumeurs doivent être plus sympas. Mais vous aident-ils par sympathie ? Sans doute pas. Toute personne qui fume connaît ce sentiment nerveux et insupportable quand il a BESOIN d'une cigarette, MAINTENANT, TOUT DE SUITE. Dépanner est un code de comportement tacite entre fumeurs quand on est en crise. La publicité s'en sert habilement en réinterprétant cette aide comme une attitude ouverte et généreuse. Un fumeur au sourire aimable tend son paquet de cigarettes à un inconnu. Dans la réalité, il n'y a qu'une infime part des taxeurs de cigarettes avec qui on a envie de pousser plus loin la conversation. À moins qu'il ne s'agisse d'une personne particulièrement séduisante. Mais combien de fois est-ce que ça nous arrive vraiment ? La plupart du temps, on fume les uns à côté des autres simplement pour faire disparaître les effets de son addiction.

➡ EN BREF

- Considérez les cigarettes pour ce qu'elles sont réellement : un produit addictif fortement conditionné qui remplit les caisses des dealers de nicotine.
- Les fumeurs ne sont pas des personnes forcément plus sympas, mais seulement des accros à la même drogue que nous en compagnie desquels on fume pour faire disparaître les effets de son addiction.

★★ Bravo ! Vous avez mérité votre deuxième étoile. Vous avez lu deux parties du livre. Vous êtes déjà allé très, très loin.

13. Les avantages d'être fumeur

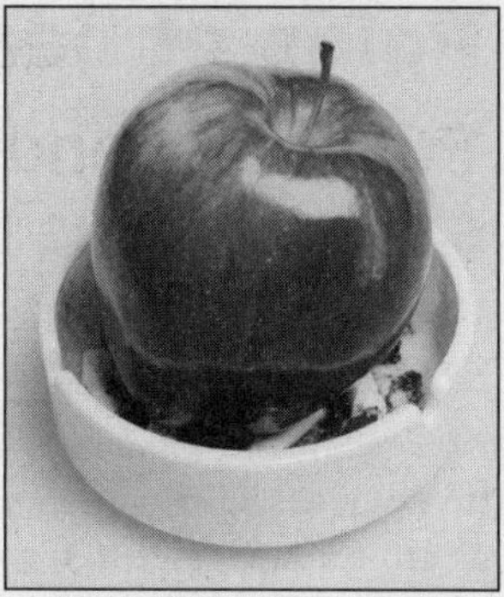

III
D'autres raisons d'arrêter de fumer

14. Poids et beauté

Fumer ne rend ni plus beau ni plus mince

« *Si j'arrête de fumer, je vais prendre du poids.* » Les femmes, surtout, utilisent cette peur des kilos supplémentaitres comme excuse pour ne pas arrêter la cigarette. Ça se comprend. On veut tous être séduisants, retenir l'attention et se plaire quand on se regarde dans la glace. Cela fait du bien. Votre corps mince et svelte, l'image que vous avez de vous, votre coefficient de séduction, votre sex-appeal et comment vous vous sentez, tout cela est étroitement lié. Mais se regarder dans un miroir à 1,50 m de distance réduit trop le regard sur soi. Un grand classique : une femme devant son miroir gigote tout le temps jusqu'à ce qu'elle ait enfin trouvé un défaut. Et comment un mec se tient-il devant le miroir ? Frontal, immobile, rapide. Puis tout est réglé. C'est O.K., pense l'homme. Fin de la comparaison.

Réduire son pouvoir de séduction à son reflet est une erreur fatale. Le pouvoir de séduction, c'est tout un ensemble, et pas seulement la minceur du tour de taille : de belles dents, le teint frais, une peau lisse, ferme et qui sent bon, une haleine fraîche, une chevelure dense et brillante, des yeux vifs, une voix qui n'est pas cassée, un rire sans toux, une apparence générale saine et tonique, et une humeur générale équilibrée et calme. C'est ça, être sexy ! C'est attrayant et séduisant. Et cela est ruiné par les cigarettes. Les substances nocives rendent les cheveux plus fins et les font grisonner plus rapidement, la peau devient terne et vieillit beaucoup plus vite, les globes oculaires et les dents jaunâtres nous donnent un aspect maladif, la mauvaise haleine et une mauvaise odeur générale sont de véritables tue-l'amour, une voix rauque donne un air enrhumé et pas très charmant. Sans compter que l'aspect « emmerdeur » irrité du fumeur repenti, quand son taux de nicotine a trop baissé, n'est pas particulièrement saduisant. Tout cela, on ne le voit pas dans son miroir. Le charme, c'est tellement plus que juste le poids. Retrouvez donc tout votre pouvoir de séduction !

Le grand test sur votre coefficient de séduction

Quand vous êtes-vous sérieusement penché pour la dernière fois sur votre coefficient de séduction ? 69 % des hommes et 72 % des femmes sont non-fumeurs. Pour draguer cette catégorie de personnes, il faut savoir qu'elles jugent fumer totalement out et pas du tout sexy. Elles acceptent bon gré mal gré que vous fumiez, parce qu'on vous apprécie par ailleurs. On vous apprécie *malgré* vos cigarettes et non pas parce que fumer est considéré comme *raffiné et bien vu en société*. Faites le grand test du coefficient de séduction en vous mettant dans la peau de votre partenaire. Les fumeurs qui arrêtent prennent en moyenne, temporairement, 2,8 kg[72]. Cochez dans la liste qui suit les propositions qui vous semblent justes.

❑ vrai	❑ faux	Plutôt 3 kg de plus qu'un partenaire dont la bouche et les poumons exhalent le goudron, dont les cheveux sentent mauvais et dont la peau transpire le tabac par tous les pores.
❑ vrai	❑ faux	Plutôt 3 kg de plus qu'avoir la sensation de lécher un cendrier.
❑ vrai	❑ faux	Plutôt 3 kg de plus que quelqu'un dont la peau est terne et qui a les dents jaunes.
❑ vrai	❑ faux	Plutôt 3 kg de plus que quelqu'un dont la peau est ridée 10 ans trop tôt et qui a l'air vieille.

❒ vrai	❒ faux	Plutôt 3 kg de plus que quelqu'un qui tousse sans cesse ou qui a une voix rocailleuse.
❒ vrai	❒ faux	Plutôt 3 kg de plus que quelqu'un qui a l'air en mauvaise santé et qui mourra peut-être 8 ans trop tôt si nous restons ensemble longtemps.
❒ vrai	❒ faux	Plutôt 3 kg de plus et quelqu'un qui est assez sportif et en forme pour qu'on puisse faire plein de choses ensemble.
❒ vrai	❒ faux	Plutôt 3 kg de plus que quelqu'un qui m'empêche de respirer à fond et qui fait de moi un fumeur passif.
❒ vrai	❒ faux	Plutôt 3 kg de plus et quelqu'un qui n'est pas obligé de sortir plusieurs fois pendant un dîner en amoureux – sauf à être d'humeur exécrable…

Quel est votre vrai pouvoir de séduction ?

Quels ont été vos résultats au test ? Ah, bon, c'était prévisible et tendancieux ? Mais le fait demeure : fumer est franchement peu attrayant, n'est-ce pas ? Or, votre silhouette n'est qu'une petite part de votre pouvoir d'attraction. Le résultat a été conforté par une enquête menée à grande échelle[73]. Les fumeurs invétérés ont largement tendance à se trouver fascinants et sexy. Cette auto-évaluation a été implantée dans leur tête à coup de campagnes publicitaires ciblées, aux budgets faramimeux.

Les non-fumeurs ne s'y laissent pas prendre. Ils se fient à leur instinct quand ils reniflent des fumeurs ou respirent des nuages de fumée polluante. 8 % d'entre eux seulement trouvent que fumer est sexy ! 14 % refusent un rendez-vous avec un fumeur ! 12 % sont par principe opposés à un rapport sexuel avec un fumeur ! Plus de 50 % sont souvent dégoûtés par le tabagisme de leur partenaire! Venons-en maintenant à l'« auto-perception » des fumeurs : seuls 6 % d'entre eux pensent que leur comportement de fumeur a pu être un jour la cause d'un refus. L'image de soi et celle qu'en ont les autres ne correspondent manifestement pas.

Ne pas fumer embellit votre peau, vous donne meilleure haleine, vous fait vieillir plus lentement, vous sentez bon, vous n'êtes pas conditionné par l'addiction et vous êtes plus attrayant pour de nombreuses personnes. Les avantages l'emportent largement sur les 2-3 kg que vous allez peut-être prendre – et seulement momentanément. Vous perdrez bientôt ces quelques kilos et je vous montrerai même comment faire pour ne pas les prendre.

Si vous calculez donc les conséquences pour la santé... Mais au fond, vous le savez depuis longtemps : « Je n'arrête pas de fumer parce que je vais prendre du poids » est une fausse excuse. Une mauvaise excuse qui vous est soufflée par votre cerveau addict pour qu'il puisse continuer à cloper tranquillement sa dose de nicotine. Si vous avez un post-it sous la main, écrivez dessus : « Mieux vaut être séduisant sexy que fumeur » et collez-le sur votre miroir.

Pourquoi les fumeurs ne sont-ils pas plus sveltes que les non-fumeurs ? Comment ne pas prendre de poids en arrêtant de fumer ? Vous trouverez plus d'informations sur ces sujets dans la 4e partie de ce livre.

Ne pas fumer : la meilleure cure anti-âge

Les fumeurs vieillissent beaucoup plus vite que les non-fumeurs. Vous vous demandez quel serait l'aspect de votre peau si vous ne fumiez pas. Allez regarder sur Internet, par exemple, ces photos dc jumeaux dont l'un fume, l'autre pas. Le contraste est édifiant... Vieillir plus lentement, ne pas tout le temps puer le tabac, être plus séduisant, cela motive pour arrêter de fumer...

➡ EN BREF

- Les fumeurs se considèrent généralement comme séduisants, ce qui n'est pas forcément l'avis de leur entourage…
- Les cigarettes ne conservent pas une silhouette svelte et ne rendent personne vraiment sexy.
- Les fumeurs ne sont pas plus minces que les non-fumeurs.
- Fumer vous fait vieillir plus vite, endommage votre peau, vos dents, vos os.
- L'arrêt du tabac vous rend plus séduisant et attrayant dans l'ensemble.

15. Votre cocktail chimique quotidien

Le condensat de goudron et de monoxyde de carbone mentionné sur le paquet, ça ne m'a jamais empêché de dormir. Comme tous les fumeurs, je savais que les cigarettes contiennent des substances nocives. Seulement, ce que j'inhalais au juste, je ne voulais pas le savoir en détail. Mais me pencher sur la question m'a énormément aidé.

Donc, au lieu de refermer le livre tout de suite parce que « maintenant » n'est (encore une fois) pas le bon moment, je vous invite vivement à poursuivre un peu la lecture de ce chapitre. Allumez tranquillement une cigarette en lisant, si ça vous chante. C'est à peu près le temps qu'il vous faudra pour arriver au bout.

La fumée de tabac est un mélange chimique complexe de près de 4 800 produits de combustion[74], dont 2 000 sont connus comme agents toxiques. Avec les seuls 600 additifs de l'industrie du tabac, vous vous gazez avec un mélange chimique difficile à analyser. 90 substances dans la fumée de tabac sont désormais classées comme cancérigènes[75]. Pour les substances cancérigènes, on ne peut déterminer de seuil au-dessous duquel elles seraient inoffensives. Les quantités les plus infimes de ces substances cancérigènes peuvent déjà faire dégénérer les cellules.

Jour après jour, les fumeurs inhalent un cocktail de déchets polluants constitué de dioxine, nitrosamines, métaux lourds, benzols, hydrocarbures aromatiques polycycliques, arsenic, cadmium, formaldéhyde… Les cigarettes « light » et « ultralight » produisent exactement la même quantité de substances toxiques et cancérigènes dans leur fumée. Les cigarettes sans additifs ne sont pas meilleures. Par des slogans publicitaires, on essaie de tromper le fumeur pour qu'il continue de fumer, avec une « stratégie santé » identique à celle employée dans les années 1990 pour vanter les cigarettes dites « light ».

« Je fume par plaisir »

Une fois inhalés, les particules et les gaz toxiques déposent un mince film de substances empoisonnées sur toutes les muqueuses de la bouche, du pharynx et des poumons. Les alvéoles de vos poumons couvrent plus des deux tiers de surface d'un court de tennis, soit 130 m^2. Même les substances les plus volatiles et les plus toxiques sont dissoutes dans le film humide des alvéoles pulmonaires, fixées là, puis transportées partout dans le corps. N'importe qui peut comprendre tout de suite que cela ne présage rien de bon.

Conséquences de ce cocktail extrêmement toxique : 92 % des cas de cancer de la cavité buccale, 90 % de tous les cas de cancer des poumons, 81 % des cas de cancer du larynx et 78 % des cas de cancer de l'œsophage sont, chez les hommes, directement attribuables au tabagisme. La circulation dans le corps des substances cancérigènes augmente la fréquence des cancers dans de nombreux organes. 30 % de tous les cas de cancer dans l'Union européenne sont liés au tabac. Cela s'explique entre autres par le fait que les gènes du cancer ne sont activés que par ces substances nocives sans lesquels ils ne seraient même pas lisibles par votre logiciel génétique. Ces déchets toxiques modifient et bloquent également certains gènes réparateurs, même plusieurs années après l'arrêt du tabac[76].

« Je fume par plaisir », dites-vous. Quel plaisir morbide quand, jour après jour, on tisse un film de toxines cancérigènes sur ses muqueuses. Un fumeur sur deux le paie d'une vie quittée prématurément – cela concerne 5 millions de personnes chaque année dans le monde.

« Bah, la pollution environnementale est tout aussi grave »

En termes de pollution, les cigarettes explosent toutes les valeurs limites autorisées. Avec 20 cigarettes par jour, votre pollution par les particules fines est 1 000 fois supérieure à la valeur limite.

Combien de substances cancérigènes absorbez-vous par cigarette ? Ci-dessous, voici un petit choix parmi les 90 composantes d'une cigarette[77]. Les données sont présentées en milligrammes (mg), microgrammes (mcg) ou en nanogrammes (ng). Quel plaisir !

Acétaldéhyde 980 mcg-1,37 mg ; acrylonitrile 1-2 mg ; 4-aminobiphenyl 0,2-23 ng ; o-anisidine hydrochloride ; arsenic, benzène 5,9-75 mcg ; béryllium 0,5 ng ; 1,3-butadiène 152-400 mcg ; cadmium 1,7 mcg ; 1,1-diméthylhydrazine, oxyde d'éthylène, formaldéhyde, furane, amines hétérocycliques, hydrazine 32 mcg ; isoprène 3,1 mg ; 2-naphthylamine 1,5-35 ng ; nitrométhane, N-nitrosodi-n-butylamine 3 ng ; N-nitrosodiéthanolamine 24-36 ng ; N-nitrosodiéthylamine jusqu'à 8,3 ng ; N-nitrosodiméthylamine 5,7-43 ng ; N-nitrosodi-n-propylamine 1 ng ; 4-(N-nitrosométhylamino)-1-(3-pyridyl)-1-butanone 4,2 mcg ; N-nitrosonornicotine 14 mcg ; N-nitrosopipéridine, N-nitrosopyrrolidine 113 ng ; N-nitrososarcosine 22-460 ng ; polonium-210, hydrocarbones aromatiques polycycliques 28-100 mg ; o-toluidine 32 ng ; chlorure de vinyle 5,6-27 ng.

Cette liste ne tient pas compte des autres 4 800 molécules chimiques contenues dans la fumée de cigarette, car elles n'ont pas encore fait l'objet d'études sépcifiques pour connaître leur impact sur la santé.

Pourquoi cette liste ? Elle montre clairement que cela va beaucoup plus loin que la petite quantité de goudron ou de monoxyde de carbone mentionnée sur les paquets. Si vous vous gazez pendant plusieurs années avec des douzaines de substances cancérigènes, il est aisé de comprendre que votre patrimoine génétique se modifie. Bien avant qu'un cancer du fumeur ne soit diagnostiqué, on constate des altérations des cellules de la bouche, du pharynx, des poumons et de la zone vésicale, connues comme cellules précancéreuses. La bonne nouvelle, c'est que nombre de ces cellules précancéreuses se résorbent après l'arrêt du tabac. Si vous arrêtez suffisamment tôt. Donc, fixez-vous vite une date pour stopper la cigarette, avant qu'il ne soit trop tard.

Point info pour les femmes enceintes : même pas né et déjà co-fumeur

Les substances nocives contenues dans la fumée de tabac parviennent, par le biais du cordon ombilical, dans l'appareil circulatoire de l'enfant à naître. Sans défense, ce dernier est exposé à des milliers de produits nocifs. Des substances cancérigènes, tels des hydrocarbones aromatiques polycycliques et des nitrosamines spécifiques au tabac, parviennent ainsi dans l'organisme du fœtus et peuvent endommager son patrimoine génétique. Le taux de malformations augmente et les naissances d'enfants malformés sont plus fréquentes[78]. D'autres substances, comme le plomb, freinent le développement du cerveau. De même, le fœtus élimine beaucoup moins bien les substances nocives qu'un corps adulte, parce que les organes nécessaires à cela ne sont encore qu'insuffisamment développés. Le grand nombre de substances nocives augmente le risque de fausses couches et d'enfants mort-nés de 30 % et entraîne deux fois plus de naissances prématurées chez les fumeuses[79]. 20 % des femmes enceintes fument encore en moyenne 13 cigarettes par jour juste avant la naissance. Ce qui fait 3 640 cigarettes en 9 mois, soit 36 400 inhalations de polluants. Fumer au cours de la grossesse est une forme de maltraitance vis-à-vis des enfants.

Fermez votre centrale atomique !

Médusé, vous avez sans doute suivi la terrible catastrophe nucléaire de Fukushima et avez réfléchi sur les conséquences imprévisibles du rayonnement radioactif sur la santé. L'horreur des nuages radioactifs qui passent dans la mauvaise direction nous a profondément marqués depuis Tchernobyl. Les héros de Tchernobyl et de Fukushima portaient des vêtements de protection pas assez efficaces, voire n'en portaient pas du tout. Mais ils ont toujours été équipés de masques respiratoires, pour que les particules radioactives ne parviennent pas aux alvéoles pulmonaires. Contrairement aux fumeurs. En fumant, vous introduisez, quotidiennement et directement, du polonium 210 et du plomb 210, radioactifs, dans les poumons, où le dangereux rayonnement alpha est particulièrement efficace. Les cigarettes sont votre propre mini-centrale nucléaire. Toujours à portée de main. En contact direct avec la bouche.

Le tabac capte particulièrement bien le polonium 210 et le plomb 210. Ceux-ci sont libérés au cours du processus de combustion et 10 % se retrouvent dans la fumée inhalée. Dans les tissus pulmonaires périphériques des fumeurs, on relève une concentration égale des deux particules radioactives. Chez les fumeurs, la radioactivité que l'on y mesure est jusqu'à 100 fois plus élevée que dans le reste des poumons. Le tabac peut être jusqu'à 1 000 fois plus radioactif que les feuilles des arbres trouvés immédiatement autour de Tchernobyl. Car le polonium 210 rayonne 1 000 fois plus que le plutonium ou le césium contenus dans la pluie venue de Tchernobyl et tombée chez nous, ou dans celle tombée sur le Japon !

Rayonnant de beauté en fumant

Avec 20 cigarettes par jour, la dose annuelle de rayonnement correspond à environ 250 radiographies des poumons[80], soit 106 millisieverts (mSv) en un an. Ça semble abstrait. Pour faire la comparaison[81], sachez que 10 mSv est la dose maximale autorisée pour un ouvrier dans les mines d'uranium, en Australie. Les personnes travaillant dans les centrales nucléaires et dans des métiers exposés au rayonnement ne doivent pas dépasser les 20 mSv par an sur tout leur corps. C'est la dose maximale autorisée ! Avec un paquet par jour, les fumeurs reçoivent en un an 5 fois cette valeur limite et 100 fois ce qui est défini comme valeur limite pour la population vivant à proximité d'une centrale nucléaire. Selon la World Nuclear Association, c'est à partir de 100 mSv par an que les cas de cancer augmentent. 350 mSv par an comme rayonnement constant au domicile est le critère officiel pour déplacer les populations après une catastrophe nucléaire, comme à Fukushima et à Tchernobyl.

Vous fumez 40 cigarettes par jour, donc vous vous exposez avec 206 mSv par an régulièrement depuis 20 ans ? Vous voilà ainsi rayonnant de beauté. L'inhalation de particules radioactives qui se déposent sur les alvéoles pulmonaires est dangereuse. On ne sait que depuis peu que l'irradiation constante est la cause de plus de la moitié de tous les cas de cancer du poumon des fumeurs.

Le polonium 210 et le plomb 210, tous deux radioactifs, sont les plus grands risques pour l'industrie de la « cigarette ». Depuis bien longtemps, le symbole de la radioactivité devrait figurer sur les paquets et la quantité de substances radioactives devrait y être indiquée. Au lieu de cela, seule l'alerte – minimale – du goudron doit impérativement y figurer. L'industrie du tabac et l'industrie nucléaire ont certaines choses en commun en ce qui concerne les risques. Ces derniers sont masqués, les dates falsifiées et les faits minimisés. Certaines informations sont filtrées, comme après un désastre nucléaire. Si vous voulez en savoir plus sur le polonium contenu dans les cigarettes et votre exposition à la radioactivité, lisez le livre de Robert Proctor, *Golden Holocaust : Origins of the Cigarette Catastrophe and the Case for Abolition*.

Les additifs pour une meilleure acceptation

Depuis quelques années, vous devez fumer d'autres nouveaux additifs qui rendent les cigarettes socialement plus acceptables. Les non-fumeurs militants qui se sentent importunés et obtiennent des interdictions de fumer constituent l'un des plus gros risques commerciaux pour l'industrie de la « cigarette ». C'est pourquoi, au cours des 20 dernières années, elles s'est consacrée fiévreusement à rechercher comment réduire la visibilité de la fumée, atténuer les irritations et améliorer l'odeur par des additifs. Moins la fumée sera visible et d'une odeur moins mauvaise – telle était l'idée –, moins il y aura de non-fumeurs à se plaindre. L'intérêt n'était pas de diminuer les milliers de substances nocives contenues dans la fumée. De fait, les non-fumeurs ne sont pas si chers que ça au cœur de l'industrie de la « cigarette ». Il s'agissait uniquement de diminuer, avec plus de produits chimiques, la visibilité de la fumée et l'odeur du tabac. Environ 300 brevets industriels ont été déposés à cet effet[82]. Pratiquement aucune substance de ces composés chimiques nouvellement élaborés n'a été testée quant à sa nocivité supplémentaire par des scientifiques indépendants. Ainsi, les fumeurs inhalent encore davantage de produits chimiques en vue d'une meilleure acceptation sociale. Tout de même, les fumeurs sont finalement très attentionnés. Tout pour assurer le bon business de l'industrie de la nicotine :

- pour une meilleure odeur :

acétylpyrazine, anéthol, béta-caryophyllène, cédrol, éthyl-3-méthylvalérate, furanéol, limonène, p-anisaldéhyde, alcool phényl, « Aromatek 150 », « Aromatek 245 ».

- pour moins d'irritation :

sulfate d'aluminium, (NH4)2SO4, NaH2PO4, « XLF-636 », « XLF-662 », « XLF-680 », « XLF-755 ».

- pour une fumée moins visible :

alumine sol-gel, MgCO3 sol-gel, MgCo3, H3PO4, K2P2O7, CaCO3, NA2CO3, carbonate de calcium, Na2CO3, chlorure de calcium, acide citrique, oxyde de

magnésium, acétate de potassium, citrate de potassium, hexamétaphosphate de sodium, acide glutarique, hydromagnésite, acide malonique, phosphate de potassium, magnésite, succinate de potassium, carbonate de magnésium, phosphate de potassium monobasique, carbonate de calcium, phosphate de monopotassium, « Studio 26 blend », « XTH Studio blend ».

Plus vite essoufflé et moins concentré grâce au tabac

Pourquoi ? C'est dû au monoxyde de carbone qui se fixe, à la place de l'oxygène, sur l'hémoglobine des globules rouges. Le monoxyde de carbone se lie 300 fois mieux à l'hémoglobine que l'oxygène. Ainsi, vous avez toujours trop peu d'oxygène et vous êtes plus rapidement hors d'haleine.

Le monoxyde de carbone est un gaz inodore hautement toxique. Pourquoi la plupart des gens ont-ils des vertiges et de légères nausées après leurs toutes premières cigarettes ? Parce que le monoxyde de carbone empêche le transport de l'oxygène dans l'organisme. Les fumeurs occasionnels ressentent ce vertige à chaque cigarette. Et pourquoi les fumeurs qui fument tous les jours n'ont-ils plus de vertiges ? Chez les fumeurs, il faut bien que la production de globules rouges augmente pour permettre l'oxygénation les cellules. Cela améliore certes légèrement l'apport en oxygène mais rend le sang moins fluide et peut conduire à boucher les petits vaisseaux sanguins.

Vous avez sans doute eu parfois des maux de tête après avoir fait la fête et fumé toute la soirée ? Cela n'est pas surprenant. Il faut 6 heures pour que le monoxyde de carbone s'élimine de moitié et fasse à nouveau place à davantage d'oxygène dans les globules rouges. Maux de tête, légères nausées et vertiges sont les symptômes caractéristiques d'une intoxication faible au monoxyde de carbone, qui signale un manque d'oxygène dans le corps. On se sent « grippé ». Le lendemain matin on a encore une véritable gueule de bois du fumeur et on tousse en plus pour décrasser les poumons. Le voilà, le meilleur moment pour arrêter. Jamais on ne déteste autant fumer que ces matins-là.

Vous êtes-vous déjà demandé pourquoi les pilotes de course ne fument jamais ? Même si Michael Schumacher, pendant des années, a piloté vêtu de la combinaison rouge Marlboro et en a ainsi fait la pub, il ne s'y serait jamais risqué. En raison de la carence en oxygène, il aurait trop vite été fatigué et déconcentré, surtout lors des courses très longues. Tandis que la nicotine stimule légèrement la concentration, cet « effet positif » est complètement annulé par le peu d'oxygène qui circule alors dans le sang. Fumer des cigarettes ne rend donc en aucun cas plus concentré. Si vous avez l'impression de mieux pouvoir vous concentrer après avoir fumé, cela est dû la plupart du temps au fait que les phénomènes de manque, tels l'agitation et la nervosité intérieures, diminuent. C'est ce que le fumeur perçoit sélectivement en premier. Mais lors de jeux de réflexion plus complexes ou créatifs, au cours d'études, les fumeurs ont de plus mauvais résultats à cause du manque d'oxygène.

Femmes enceintes : monoxyde de carbone et nicotine

Le monoxyde de carbone réduit l'apport d'oxygène au fœtus quand la mère fume pendant sa grossesse. De plus, la nicotine contracte les vaisseaux sanguins du placenta. Ainsi, l'enfant reçoit moins d'oxygène par la circulation du sang. C'est à peu près comme si vous comprimiez le tuyau d'alimentation en air d'un plongeur sous l'eau. Le fonctionnement du cœur de l'enfant non encore né est entravé. Le monoxyde de carbone provoque davantage de fausses couches, de naissances prématurées et de mort-nés. Tant redoutée à juste titre par les parents, la mort subite du nourrisson pourrait diminuer de moitié si les femmes ne fumaient pas pendant leur grossesse. Elle arrive en troisième position des causes de décès chez les nourrissons. Par ailleurs, le mauvais apport en oxygène provoque des troubles de croissance et de développement, y compris du cerveau et de l'intelligence.

Beaucoup de femmes enceintes aimeraient arrêter de fumer si elles savaient comment s'y prendre. Mais beaucoup aussi y parviennent : 10 fois plus de femmes enceintes réussissent à arrêter de fumer que dans la population globale des fumeurs[83]. Rejoignez-les ! Malgré ce succès, plus d'un cinquième des femmes enceintes coupent, quelques semaines encore avant l'accouchement, plusieurs fois par jour l'oxygène à leur futur bébé.

« Au bord d'une route très fréquentée, je respire plus de monoxyde de carbone »

La quantité de monoxyde de carbone inhalé est à peu près la même si vous fumez une cigarette ou si vous placez votre nez directement à la sortie du pot. Les fumeurs en respirent 1 000 fois plus que la concentration maximale autorisée sur le lieu de travail[84]. Voici une comparaison des concentrations de monoxyde de carbone :

Brise marine	**0,06 ppm**
Concentration maximale au travail	**30 ppm**
Carrefour urbain	**5 à 50 ppm**
Circulation très dense	**50 à 100 ppm**
Fumée de cigarette	**20 000 à 60 000 ppm**
Gaz d'échappement inhalé à la sortie du pot d'échappement	**30 000 à 80 000 ppm**

« Tant pis. Jusque-là ça ne m'a pas fait de mal. »

C'est juste que vous ne vous en êtes pas encore aperçu : le monoxyde de carbone se dépose surtout sur les parois des artères. À travers divers processus inflammatoires, il permet que des quantités plus importantes de graisse s'y déposent. Vous avez l'âge de vos artères. Les artères de fumeurs à vie sont totalement encrassées. C'est la fameuse artériosclérose, qui obstrue les vaisseaux sanguins acheminant le sang vers le cœur, le cerveau, les reins, mais aussi vers les pieds. La fréquence d'accidents vasculaires cérébraux et d'infarctus du myocarde augmente, avec un risque d'amputation des membres inférieurs dans les cas extrêmes. Et pour les hommes, c'est souvent au moment où ils ont besoin de vaisseaux bien costauds et qui se dilatent rapidement que ces derniers se trouvent bouchés, provoquant un flux sanguin, avec pour conséquence première des troubles de l'érection. Le monoxyde de carbone agit à long terme et peut-être n'avez-vous pas encore remarqué ces transformations.

« Il faut bien mourir de quelque chose »

C'est la défense ultime du fumeur. On montre à quel point on est serein. Ou bien s'est-on simplement résigné à ne pas savoir comment échapper à la prison du tabagisme ?

Imaginez le scandale si l'on trouvait 4 800 substances toxiques dans le chocolat. Les chaînes de télévision seraient submergées d'éditions spéciales, les porte-parole des gouvernements prendraient position et on chercherait des responsables jusque dans la sphère politique. Des têtes tomberaient. On exigerait le retrait immédiat de l'autorisation de mise sur le marché du chocolat. Avec 140 000 morts dus au chocolat, on clouerait au pilori des chefs d'entreprise pour homicide par négligence. La seule différence avec le tabac, qui est le quatrième poste de recettes du budget de l'État, c'est qu'il n'existe pas de taxe sur le chocolat.

C'est vous qui décidez. Voulez-vous jouer votre vie à pile ou face ? La moitié des fumeurs meurent prématurément à cause du tabac. Dix ans plus tôt, pour la moyenne de tous les fumeurs. Et même 14 ans plus tôt pour les fumeurs qui n'ont jamais connu de longues interruptions de toute leur vie. 59 % seulement de l'ensemble des fumeurs atteignent l'âge de 70 ans.

Ce qui n'a rien de surprenant, vu la quantité de substances hautement toxiques inhalées avec chaque cigarette et qui se déposent directement sur la surface d'échange des alvéoles pulmonaires. 20 cigarettes par jour représentent 73 000 inhalations de polluants toxiques par an. Après 1,4 million de bouffées de substances toxiques, soit 20 ans plus tard, vous avez déjà de fortes altérations cellulaires.

Le risque pour votre santé est réel. Alors que le risque d'avoir, sans la cigarette, une vie moins savoureuse qu'avant n'est qu'un produit de votre imagination. Il vous semble réel, mais seulement pendant que vous fumez et que vous êtes dépendant de la nicotine. Il y a, en France, 37 % d'anciens fumeurs. Ceux-là semblent ne rien regretter. Un adulte sur trois vous rabat-il les oreilles de son désir de refumer ? J'en doute…

Regardez devant

« Oh zut, je me sens tellement mal d'avoir pendant des années… » Oubliez aussitôt cette manière négative de penser. Pas d'autoflagellation. L'addiction fait faire un tas de trucs fous. La seule chose importante, c'est qu'il faut regarder devant soi ! Décidez de ne plus utiliser votre corps comme décharge pour des déchets toxiques. Ça, c'est une manière de penser positive. Vous vous sentirez bientôt beaucoup mieux sans cette pollution.

➡ EN BREF

- Tous les jours, vous inhalez un cocktail chimique contenant 4 800 produits de combustion, 90 substances cancérigènes et 600 substances additives.

- L'exposition d'un fumeur au monoxyde de carbone et à la pollution est 1 000 plus élevée que les valeurs limites autorisées.
- La charge radioactive à laquelle est exposé le fumeur est 5 fois plus élevée que l'irradiation maximale autorisée pour un travailleur dans une centrale nucléaire.
- Fumer 20 cigarettes par jour, soit 73 000 inhalations contaminées par des produits chimiques et radioactifs par an, ne peut pas rester sans conséquences.

16. Risques : les mauvais calculs

C'est sympa que vous soyez encore là et que vous n'ayez pas arrêté de me lire. Mais ça ne va peut-être pas durer… Car maintenant, on arrive aux choses sérieuses : considérons ensemble les six astuces les plus courantes par lesquels nous, fumeurs, contournons tous les obstacles pour pouvoir continuer à fumer. Le risque qu'il pense faire courir à sa santé, le fumeur le masque sous un mélange de cas particuliers occultants et de faux calculs éloignés de la réalité. Cette perception bricolée du risque n'a strictement rien à voir avec les risques réels. Le fumeur, évidemment, le sait. Voici les techniques favorites pour se tromper soi-même.

Stratégie 1 : jouer la naïveté

« Si fumer était aussi nuisible qu'on le prétend, les cigarettes seraient interdites depuis longtemps. » La responsabilité est transférée aux autorités et on fait le naïf. Bizarre : le même argument est volontiers employé par le lobby du tabac[85]. Avec 30 % de fumeurs en moyenne, l'action des politiques est bien faible face au risque réel. Si les cigarettes sont un produit de consommation comme un autre, comme le soutient l'industrie du tabac, pourquoi coûtent-elles 8,6 milliards d'euros en dépenses de santé ?

Vous êtes responsable de vous. La réalité est la suivante : 5 millions de fumeurs meurent chaque année des suites du tabagisme dans le monde. 66 000 rien qu'en France. La durée de vie diminue en moyenne de 10 ans.

« Mais qu'est-ce qui permet de le savoir si précisément ? » Des données précises. Par exemple celles tirées de l'observation des maladies et décès, pendant 50 ans, chez 34 000 méde-

cins britanniques[86]. Et pour ne pas se disputer sur les détails, comme de savoir si le tabagisme avait provoqué tel ou tel cancer, on a seulement pris en compte la durée de survie. Celle-ci a été substantiellement plus longue chez les médecins non-fumeurs. Imaginez, juste pour voir, combien parmi vos 10 meilleurs amis fumeurs seront encore là à l'âge de 60, 70, 80 ans…

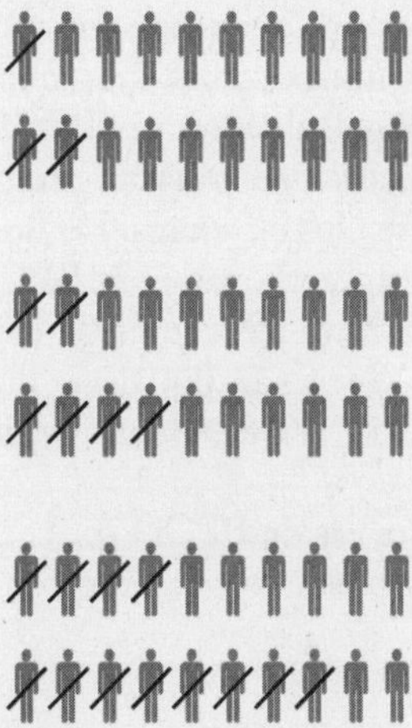

93 % des non-fumeurs sont vivants à l'âge de 60 ans

mais seulement 79 % des fumeurs

85 % des non-fumeurs sont vivants à l'âge de 70 ans

mais seulement 57 % des fumeurs

59 % sont vivants à l'âge de 80 ans

mais seulement 26 % des fumeurs

Stratégie 2 : sous-estimer les risques ou les comparer

« Que je fume ou non, il y a toujours des risques de mourir. Je pourrais aussi bien être écrasé par un bus. » O.K., mais monteriez-vous dans un avion si un sur cinq s'écrasait ? Plus un risque paraît terrible et moins on a d'influence lui, plus il est jugé élevé. Attaques terroristes, crashs d'avions, tsunamis sont ressentis comme menaçants. Leur probabilité de survenance est minime. Pour le tabagisme, la probabilité de survenance du risque est extrêmement élevée.

20 % des décès chez les hommes de plus de 35 ans sont dus au tabagisme[87]

« Bah, la pollution, les émissions de gaz et les particules fines sont tout aussi graves pour la santé. » Vos poumons de fumeur reçoivent une tasse de goudron par an et la charge en poussières fines est 1 000 fois plus élevée que la valeur limite. Cela commence à se faire sentir par l'essoufflement et la toux du fumeur, pour finir par une perte presque totale des fonctions respiratoires, trouble mieux connu sous le nom de broncho-pneumopathie chronique obstructive (BPCO). Avec la BPCO, les tissus pulmonaires ne peuvent presque plus absorber d'oxygène. On étouffe plus ou moins. De nombreux fumeurs n'ont jamais encore entendu parler de BPCO, bien qu'elle arrive en troisième position des causes de décès dans cette catégorie de population. Sur les 16 000 décès dus à la BPCO recensés en France en 2012, 80 % étaient fumeurs.

80 % des cas de BPCO sont fumeurs

Stratégie 3 : feindre de contrôler les risques

On estime souvent qu'on peut garder le contrôle sur les risques qu'on a pris volontairement. « Je fume, certes, mais j'ai une alimentation saine. » Or, vous ne pouvez pas contrôler ni compenser par des fruits bio les 4 800 substances nocives et les 90 substances cancérigènes contenues dans la fumée de vos cigarettes. C'est un faux calcul illusoire. Au total, 30 % des cas de cancer sont liés au tabagisme. Certaines formes de cancer ne surviennent que chez les fumeurs[88]. Par exemple, 30 000 hommes et femmes meurent chaque année en France du cancer du poumon. Ce qui correspond à 120 crashs d'avions par an. Un jour sur trois, toute l'année, un appareil plein de passagers. Une folie. Le cancer du poumon est la quatrième cause de décès à l'échelle mondiale, provoquant la mort prématurée de 1,2 million de personnes par an, soit le contenu de 3 428 avions. Catastrophes aériennes, séismes ou attaques terroristes sont gonflés par les médias. Or, les fumeurs se crashent tous les jours. En silence. Sans que les médias en parlent – ou si peu. Vous voyez à quel point la perception du risque est déformée chez les fumeurs et dans les médias. Car en fait vous ne contrôlez rien du tout.

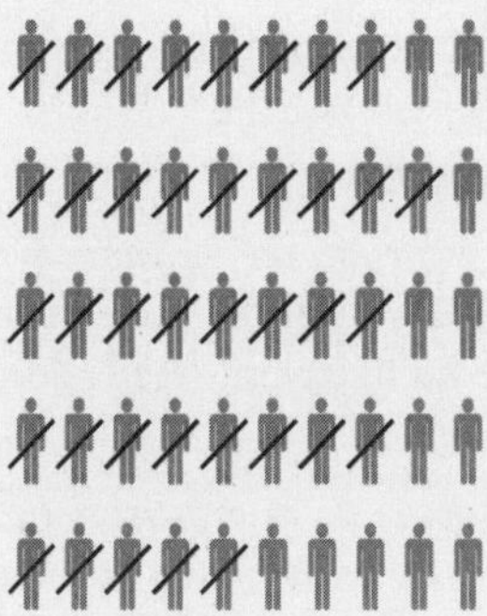

85 % de décès de fumeurs pour le cancer du poumon

92 % de décès de fumeurs pour le cancer de la cavité buccale

81 % de décès de fumeurs pour le cancer du larynx

78 % de décès de fumeurs pour le cancer de l'œsophage

50 % des les cancers du foie et de la vessie sont dus au tabac[89]

- « *C'est pour cette raison que je fume des cigarettes légères ou sans additifs.* » Poudre aux yeux : vous ne réduisez pas pour autant les substances cancérigènes.
- « *Mais je fume par choix.* » Le risque ne diminue pas parce que vous vous y exposez par choix.
- « *Oh, j'arrêterai bien à temps.* » Les risques qui ne se produiront que 10 à 20 ans plus tard paraissent moindres, bien que la probabilité de survenance soit élevée. Mais que veut dire au juste « à temps » ? On trouve déjà très tôt, chez les fumeurs, des cellules dégénérées dans les poumons.

23 % des cas de cancer du poumon chez les femmes ont été diagnostiqués avant 50 ans[90]

90 % des infarctus du myocarde avant 40 ans concernent des fumeurs

La moitié des décès dus au tabac surviennent entre 35 et 69 ans. Les cotisations retraite sont donc inutiles pour la moitié des fumeurs

Stratégie 4 : nier les risques

« Je ne crois pas à tout ça. Ce qui est imprimé sur les paquets ne m'intéresse pas. » Nier les risques ne les diminue pas. Beaucoup de fumeurs se méprisent parce qu'ils savent que l'addiction au tabac les conduit à la mort.

« N'importe quoi ! ça dépend sans doute de sa constitution, si on tombe malade ou pas. Je fume depuis 20 ans et je suis en pleine santé. » Bon, regardons les dégâts causés par le tabac avec le même matériau génétique. Comment ? En examinant les causes de décès de 1 515 jumeaux nés entre 1917 et 1927, chez lesquels l'un des jumeaux fumait et l'autre non. Avec les mêmes gènes, le risque de mourir avant d'avoir atteint l'âge de 60 ans avait doublé. Chez les gros fumeurs, il était même 3 fois plus élevé. En outre, il y avait, pour les fumeurs, un risque 4 fois plus élevé d'un décès par une maladie cardiovasculaire, 3 fois plus élevé pour le cancer en général et 5 fois plus élevé pour le cancer du poumon. Le risque ne diminue pas parce que vous surestimez votre constitution et votre santé – ce sont surtout les hommes et les jeunes qui ont tendance à développer ce fantasme d'invulnérabilité.

« Ça ne me concerne pas, de toute façon. » C'est étonnant comme les fumeurs équipent leurs voitures : ceintures de sécurité, systèmes anti-blocage, airbags. Qui voudrait se faire tuer 10 ans trop tôt dans sa voiture ? En 2009, en France, il y a eu 4 262 morts par accidents de la route. Pour la même période, à peu près autant de personnes (4 500) sont mortes d'un cancer du larynx, de la bouche et du pharynx, un peu moins de quatre fois plus (16 500 cas) sont décédés de broncho-pneumopathie chronique obstructive (BPCO) et presque 6 fois plus (42 000 cas) de cancer du poumon. Des maladies survenant presque exclusivement chez les fumeurs. 30 % de décès supplémentaires étaient à mettre au compte du

Chiffres comparatifs en milliers

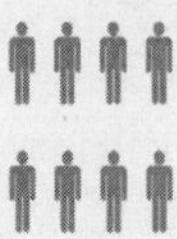

4 262 décès par accidents de la route et 4 515 décès causés par des cancers de la bouche, du pharinx et du larynx (dont 95 % de fumeurs)

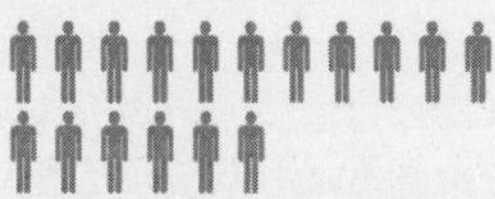

16 000 décès suite à la BPCO (dont 80 % de fumeurs)

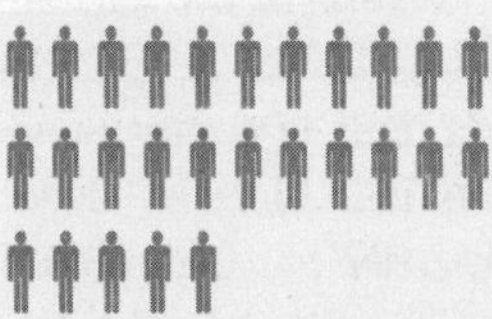

26 900 décès par cancer du poumon (dont 85 % de fumeurs)

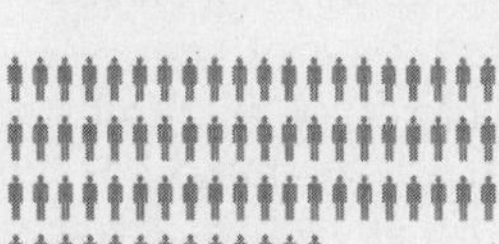

Au total, on compte tous les ans en France 73 000 décès prématurés directement liés au tabagisme

risque élevé d'attaques cérébrales et d'infarctus du myocarde. Le tabagisme est donc la cause de 34 fois plus de décès que la circulation routière. « Mais il faut bien mourir de quelque chose et, de toute façon, ça ne me concerne pas. »

Stratégie 5 : se sentir dépassé

« *Je ne sais pas ce que dois croire. Tout ça ne semble pas prouvé. Pour l'instant, je continue de fumer.* » L'industrie du tabac mise là-dessus depuis des décennies. Sa stratégie classique consiste à dissimuler les risques autant que possible, puis à les démentir et à combattre leur divulgation par des recherches commanditées. Embrouiller le fumeur avec ces chiffres. Aujourd'hui, les bons magazines scientifiques n'acceptent plus de publier les articles sponsorisés par l'industrie du tabac, car ils étaient trop souvent manipulés. Se fier aux dealers de nicotine est la pire des stratégies.

La seule raison de se sentir dépassé est que 4 800 substances nocives causent des dommages à tous les endroits possibles du corps et d'innombrables maladies mortelles. Avec ça, on peut en effet perdre le nord.

Stratégie 6 : se justifier

« *Il faut bien mourir de quelque chose. Je prends du plaisir MAINTENANT.* » Quand on y trouve un avantage, on s'accommode plus facilement des risques. Mais fumer ne présente pas d'avantage pour le psychisme. Cela rend au contraire plus vulnérable au stress, plus agité et plus irritable. Les risques pour la santé ne se laissent pas compenser par un prétendu avantage pour le psychisme !

Avec l'argument « Il faut bien mourir de quelque chose », on est, de fait, sur un terrain glissant. On ne meurt pas tout de suite de la cigarette, c'est vrai. En moyenne, les non-fumeurs vivent 68 ans, qu'ils passent en « bonne santé », selon leur propre estimation. Les fumeurs, en revanche, estiment à 56 ans seulement cette vie en bonne santé[91]. Cela veut dire qu'ils perdent une décennie pendant laquelle ils ne se sentent plus performants avant de mourir ensuite 10 à 14 ans trop tôt. Alors, prendre du plaisir MAINTENANT ne sonne plus aussi bien du tout.

Fichez les cigarettes à la porte !

«*Fumer tue de 24 manières différentes.*» Je trouve cette phrase très impressionnante. Elle figure au début d'une enquête menée pour l'Union européenne[92], qui dresse la liste de toutes les maladies «tueuses» avérées qui sont engendrées par la consommation de cigarettes : BPCO, infarctus du myocarde, attaque cérébrale et diverses formes de cancer.

Votre santé est une très bonne raison d'arrêter. Alors fichez vos cigarettes à la porte !

➡ EN BREF

- Pour pouvoir continuer de fumer, les fumeurs se mentent systématiquement sur les risques du tabagisme.
- Rester naïf, minimiser, feindre de contrôler, nier, se sentir dépassé, se justifier sont les stratégies typiques pour se voiler la face. Elles coûtent en moyenne 10 ans de durée de vie aux fumeurs.

17. Ça ira forcément de mieux en mieux!

Les fumeurs me disent souvent : « Ça ne vaut plus la peine que je m'arrête, je fume depuis bien trop longtemps. » Mais ce n'est pas vrai. Souvent, ce n'est qu'un prétexte pour pouvoir continuer ou la peur de ne pas arriver à s'arrêter. Mais vous allez y arriver si vous êtes convaincu que la nicotine ne vous apporte rien de plus en termes de plaisir, de stress et d'humeur. Et si vous ne faites plus le plein des 4 800 substances nocives, vous ressentirez d'énormes changements pour votre santé et votre forme physique. « Mais quoi au juste ? » Certaines de ces substances, même en quantités infimes, transforment votre métabolisme sur des centaines de zones vulnérables. Elles augmentent votre fréquence cardiaque, modifient la viscosité des plaquettes sanguines, augmentent les lipides sanguins, réduisent l'élimination des cellules dégénérées, et ainsi de suite. D'importantes études montrent aussi que fumer moins ne présente pas grand intérêt à cause de ces fameuses zones vulnérables, si sensibles aux substances nocives. Des quantités mêmes infimes ont des effets négatifs. Par contre, dès lors qu'on arrête d'inhaler ces substances toxiques, on constate, un an après, une baisse des maladies cardiovasculaires. Ce que vous remarquerez le plus rapidement, c'est bien sûr une émalioration du côté des voies respiratoires, nettement moins encombrées. Peu de temps après, vous respirerez mieux et vous allez aussi cesser progressivement de vous sentir essoufflé. C'est une super-sensation et un vrai bénéfice pour votre qualité de vie. Cesser de fumer vaut la peine à tout âge et vous fera retrouver la forme.

Après 20 minutes	Mains et pieds sont mieux irrigués.
Après 2 heures	Pouls, pulsation cardiaque et tension artérielle se normalisent. Chez les femmes enceintes : la pulsation cardiaque de l'enfant à naître se normalise elle aussi.
Après 8 heures	Le monoxyde de carbone est éliminé et ne chasse plus l'oxygène des globules rouges. Vos cellules sont à nouveau mieux approvisionnées en oxygène. Chez les femmes enceintes : l'enfant à naître obtient lui aussi plus d'oxygène.
24 heures	Le risque d'infarctus diminue.
48 heures	La nicotine est à 100 % éliminée du corps.
2 jours	L'odorat et le goût s'affinent. Vous avez une meilleure perception olfactive.
3 jours	La respiration s'améliore nettement. Les petits poils (cils vibratiles), qui font sortir les impuretés des poumons, se régénèrent. Un bon signe : on tousse davantage parce que les poumons sont de plus en plus débarrassés des impuretés et substances nocives.
1 semaine	La tension artérielle baisse.
3 mois	La capacité pulmonaire s'accroît en moyenne de 39 % et vous souffrez moins d'essoufflement. Le teint s'éclaircit, les rides sont moins marquées.

3 à 9 mois	Tous ces mois où vous avez souffert de la toux du fumeur sont derrière vous et vous serez moins vulnérable aux infections parce que les poumons se nettoient mieux.
12 mois	Le risque de maladies cardiovasculaires se réduit de moitié.
5 ans	Le risque de cancer de l'estomac, de la bouche, de la gorge, du larynx et du poumon est réduit de moitié.
5 à 10 ans	En fonction de la quantité de cigarettes que vous avez fumées, le risque de maladies cardiovasculaires, d'infarctus et d'attaque cérébrale baisse en 5 à 10 ans au niveau de celui d'un non-fumeur.
10 ans	Les cellules et tissus altérés, qui étaient des lésions précancéreuses, sont en grande partie remplacés. Le risque de cancer du poumon continue de baisser, tout comme celui d'un cancer de la cavité buccale, de la trachée et de l'œsophage, de la vessie et des reins.
15 ans	Vos risques cancérigènes sont les mêmes que ceux d'un non-fumeur.

➡ EN BREF

- Ne pas arrêter parce que ça n'en vaut soi disant plus la peine n'est qu'un prétexte suggéré par votre cerveau addict pour pouvoir continuer de fumer, ou par peur de l'échec.
- Vous serez toujours gagnant en arrêtant d'inhaler des substances toxiques.

18. Qu'allez-vous décider ?

Il est temps de prendre une décision

Personne n'a besoin de cigarettes avant de s'être rendu dépendant en fumant. Et personne n'a besoin de cigarettes une fois débarrassé de la dépendance. Vous savez maintenant à quelle vitesse on devient dépendant. Au fond, personne n'a décidé de son plein gré de continuer à fumer toute sa vie. On est pris au piège de la nicotine, puis les transformations des neurotransmetteurs nous font continuer. Une cigarette ne fait plus alors qu'éliminer un désagréable sentiment de vide pour nous amener seulement au niveau normal de bien-être d'un non-fumeur. Qu'est-ce que c'est que cette drogue pourrie qui, moyennant beaucoup d'argent, ne nous offre qu'un sentiment de normalité ! Peu de temps après, on se retrouve coincé dans le même cercle vicieux. Voulez-vous vraiment continuer comme ça toute votre vie ? La nicotine vous rend toujours plus nerveux, plus sujet au stress et aux changements d'humeur. Pour ce prétendu bénéfice, vous inhalez des déchets polluants mortels qui vous font vieillir prématurément, ruinent votre santé, raccourcissent votre durée de vie et, en plus, vous payez pour ça. Vous savez depuis longtemps à quel point c'est absurde. La conscience de vous suicider à petit feu parce que vous ne parvenez pas à vous affranchir de la nicotine ronge votre amour-propre.

En même temps la drogue a, de manière absurde, conditionné de nombreuses situations comme occasions de fumer. Tout comme le signal lumineux déclenche, chez les souris gavées de nicotine, un approvisionnement compulsif, vous vous donnez vous-même, comme téléguidé, un *shoot* de nicotine dans des situations conditionnées toujours plus fréquentes. Croyez-vous que vous allez vous réveiller un jour sans envie de fumer ? Cela n'arrivera pas. Parce que des drogues, on en veut toujours plus, jamais moins. C'est quand le meilleur moment pour arrêter ? MAINTENANT !

Le piège du « Ce n'est pas le bon moment »

Ne tombez pas dans ce piège en vous disant qu'il sera plus facile d'arrêter demain ou dans un an, que maintenant n'est pas le bon moment et qu'il faut encore attendre. Ce sont là parmi les pires fourberies de la cigarette. Ce ne sera jamais plus facile que MAINTENANT, en ce moment-même. Et vous avez déjà attendu trop longtemps. Combien d'années ? Dix ? Vingt ?

Supposons que vous ayez une écharde dans le pied. Attendrez-vous plusieurs jours en boitant ou allez-vous la retirer tout de suite ? À moins que vous ne vous amusiez à tirer dessus un petit peu, pour vous soulager, puis à reprendre votre marche en attendant de vous réjouir du prochain moment où vous allez vous sentir mieux d'en avoir encore sorti un morceau… Votre courbe de nicotine correspond exactement à cette écharde pour votre psychisme. Vous prenez plaisir à soulager un peu l'agitation, l'irritabilité et la mauvaise humeur causées par cette « écharde ». Vous ne faites pourtant que mettre en branle la réaction en chaîne pour le prochain creux de nicotine et vous enfoncez encore la même écharde dans votre psychisme, puis à nouveau un peu plus tard, encore et toujours. Alors, une seule chose peut vous aider : extraire la nicotine et vous en débarrasser. Retirez l'écharde de votre vie. L'addiction ne présente aucun avantage. L'addiction à la nicotine ne présente que des désavantages pour votre psychisme et votre santé. Prenez MAINTENANT la décision d'arrêter le tabac et fixez la date de cet arrêt.

Voulez-vous arrêter de fumer ? Oui ❒ Non ❒

L'argent comme motivation : le fumeur calculateur

« Encore une hausse des taxes et du prix. Franchement, ils nous saignent. À la prochaine augmentation, j'arrête. » Vous continuez quand même de fumer ? Combien de hausses de prix avez-vous déjà traversées en fumant ? On consume une fortune ainsi. Si vous fumez un paquet de cigarettes par jour, vous grillez vite fait au moins 190 € par mois, soit 2 200 euros par an (sur la base du paquet le moins cher). Après 4 mois vous pourriez vous acheter un nouvel ordinateur, au bout d'un an vous offrir un superbe voyage. En 40 ans, on arrive au prix d'un joli studio dans une ville moyenne. Qu'auriez-vous le plus envie d'acheter avec cet argent ? Dressez ici la liste de vos envies.

1...

2...

3...

4...

5...

6...

Faites ainsi plusieurs calculs pour convertir en nombre de paquets non fumés les objets que vous aimeriez vous offrir. Et une fois lancé, vous pouvez télécharger sur votre mobile une application qui vous aide à gérer votre trésorerie de nouveau non-fumeur… Le meilleure moyen de l'avoir toujours avec vous !

Tout ce que je déteste dans ma condition de fumeur

Notez ici et maintenant tout ce qui vous dérange dans le fait de fumer et pourquoi vous voulez arrêter.

1..

2..

3..

4..

5..

6..

7..

8..

9..

10..

11..

12..

Tout ce que vous ne regretterez jamais !

Vous n'avez retenu que 5 points concernant ce que vous détestez en fumant ? C'est trop peu, à vrai dire. Voici une liste de tout ce que des fumeurs et fumeuses m'ont raconté :

- ❑ « Me sentir stressé et fumer pour supprimer ce sentiment. »
- ❑ « Ne plus pouvoir démarrer, le matin, sans cigarette. »
- ❑ « La mauvaise odeur de mes vêtements, du canapé et des fauteuils, des draps, de la voiture. Ça pue partout. »
- ❑ « Ma mauvaise haleine, je n'arrive pas à m'en débarrasser. »
- ❑ « Mes cheveux et ma peau chlinguent. Tout, simplement tout, sent la fumée, dit mon compagnon. »
- ❑ « Je suis souvent agité et insatisfait, jusqu'à ce que je fume à nouveau. »
- ❑ « Tousser d'abord, quand j'avais juste envie de rire. »
- ❑ « Je toussote souvent en parlant, ou j'expectore sans cesse, et puis ma voix rauque. »

- ❑ « Ne plus pouvoir respirer à fond et une douleur lancinante au poumon quand j'inspire fortement. »
- ❑ « M'essouffler trop vite en montant un escalier ou en faisant du vélo. »
- ❑ « Ne plus tenir le coup en jouant avec les enfants, quand ils se défoulent à cœur joie. »
- ❑ « Être complètement épuisé, même après les moindres activités physiques. »
- ❑ « Souffrir de brûlures d'estomac en raison de trop de suc gastrique. »
- ❑ « Souvent, je n'ai plus de sensation au bout des doigts. Ça me fait paniquer. »
- ❑ « Des rhumes incessants en hiver qui virent en bronchites. »
- ❑ « Des maux de tête, le matin, que j'essaie d'enrayer en fumant. »
- ❑ « Ce constant goût de cendre et de substances nocives dans la bouche. »
- ❑ « Ma peau, mes doigts et ongles jaunâtres. Les cernes sous les yeux. Je me sens peu attrayant. Ma peau est sèche, ridée. »
- ❑ « La peur constante face aux dégâts que je cause à ma santé. Je ne vais même plus voir le médecin. »
- ❑ « Je refoule sans cesse des images du cancer du poumon. Cela me demande tant d'énergie. En fumant, maintenant, je me sens toujours mal. Mais je n'arrive pas à m'en passer. »
- ❑ « Peur de ne plus pouvoir, un jour, assurer au lit. »
- ❑ « Cette constante insatisfaction et cette mauvaise humeur quand je ne peux pas fumer. »
- ❑ « Me sentir stressé, plus tard, parce que j'ai encore une fois gâché mon temps en fumant dehors devant la porte. »
- ❑ « Les collègues non-fumeurs qui pensent que je travaille moins à cause de ça. »
- ❑ « Tout ce qu'on dit derrière mon dos quand je me retrouve encore à fumer dehors ! »
- ❑ « Tard le soir, devoir aller au bureau de tabac. Je déteste cette contrainte. »
- ❑ « Être au bord de la crise de nerfs quand tous les buralistes sont fermés et que je n'ai plus une seule clope à la maison. »

- « Devoir taxer des cigarettes à des gens. »
- « La nuit, quand je repêche une cigarette à moitié fumée dans le cendrier. C'est vraiment humiliant. »
- « En conduisant, une cigarette qui tombe par terre ou, pire encore, qui fait un trou dans le siège de la voiture. »
- « Les cendres qui tombent sur mon pantalon ou, chez des amis, sur le tapis. »
- « Les cendriers qui débordent de mégots et que je dois jeter. »
- « Par mauvais temps, prendre ma dose tout seul sur le balcon. »
- « Interrompre un flirt parce que je deviens de plus en plus nerveux et ne peux plus penser qu'à quelques bouffées. »
- « Me sentir trop faible pour enfin arrêter de fumer. C'est totalement ridicule, quand même. Je sais bien que ça ne va pas me tuer. »
- « Je hais cette idée de me languir d'une cigarette en buvant un café, comme si l'on appuyait sur un bouton, et alors de devoir en mendier une. » « C'est absurde. Mais à cause de mon chien, je fume désormais sur le balcon. S'il tombait malade, je ne pourrais jamais me le pardonner. »
- « Que pensent de moi mes enfants ? Est-ce qu'ils vont eux aussi commencer à fumer ? »
- « J'ai tellement mauvaise conscience. Que se passera-t-il si je tombe malade. Qui va s'occuper des enfants ? »
- « Je voyage beaucoup. J'en ai marre d'avoir les doigts qui tremblent après un vol de 10 heures. »
- « Fumer ne passe pas vraiment pour une force de caractère. J'essaie, dans ma vie professionnelle, de ne jamais fumer en présence des clients. Ce n'est pas toujours simple. »
- « Les tapisseries jaunies, les dépôts de substances nocives et la puanteur du tabac froid chez moi, à la maison. »
- « Quand la fumée de ma propre cigarette me pique les yeux. » « Embêter les autres lorsque le vent souffle encore une fois dans la mauvaise direction. Il souffle toujours dans la mauvaise direction. »
- « Les non-fumeurs intolérants avec leurs commentaires inappropriés. » « Les regards qu'on me lance quand je fume,

dehors devant la porte, pour éliminer les effets de mon addiction. »

- ❑ « Être de plus en plus déconcentré quand je ne peux pas fumer tout de suite. »
- ❑ « Ce sentiment d'être énervé très vite tant que je ne peux pas en griller une autre. »
- ❑ « Dans une soirée, faire gaffe à ne brûler personne avec ma cigarette. » « Les cendres dans mon verre, tant pis je le bois quand même. »
- ❑ « La peur constante de ne pas arrêter à temps et de devoir subir des thérapies très dures. »
- ❑ « Devoir toujours laver mes fringues, qui puent la clope, et mes cheveux longs. »
- ❑ « Griller chaque jour de l'argent pour, en échange, ruiner ma santé.
- ❑ « Le mauvais goût dans la bouche avant un bon repas. »
- ❑ « Des réunions de travail interminables ou des vacances en famille au cours desquels je ne peux pas fumer. »
- ❑ « Après 5 cigarettes, devoir remettre mon rouge à lèvres. »
- ❑ « Au cours d'un long trajet en voiture, sous la pluie, ouvrir la vitre pour pouvoir fumer. »
- ❑ « Puer, le matin, comme un cendrier plein et la mine dégoûtée de mon copain. »
- ❑ « Trouver, vite fait, un chewing-gum avant d'embrasser. »
- ❑ « Ne pas être sexy pour les autres. Et que les non-fumeurs ne me « calculent » même pas… »
- ❑ « Sortir du lit chaud, après le sexe, et disparaître sur le balcon. »
- ❑ « Mes amis passent des vacances de luxe, dans des lieux superbes, et moi je claque mon argent pour des cigarettes. »
- ❑ « J'achète la nourriture la moins chère possible, juste pour avoir l'argent pour les clopes. »
- ❑ « Mes enfants aimeraient tant aller dans un parc de loisirs, de temps en temps, ou faire un truc sympa ensemble. Moi, je prétends que je n'ai pas assez d'argent pour ça, et j'achète des cigarettes à la place. Je me sens alors tellement minable. »

Votre nouvelle vie sera tellement plus simple dès que les cigarettes ne gouverneront plus votre existence. Vous ne regretterez jamais toutes ces situations pénibles et elles ne vous manqueront pas. Vous vous sentirez d'ailleurs très vite plus équilibré, plus calme et moins stressé, mais aussi plus libre et bientôt plus en forme. Sans compter la fierté d'avoir enfin échappé au piège mortel des déchets toxiques.

Rendez-vous avec la liberté

Fixez la date de votre rendez-vous avec la liberté dans votre agenda. Elle devrait être à au moins à 2 jours de distance mais pas à plus de 10.

- Si vous fixez le rendez-vous à plus de 10 jours, votre motivation baissera et vous aurez une excuse pour prétendre que MAINTENANT n'est toujours pas le bon moment.
- S'il est fixé à moins de 2 jours, vous n'aurez pas assez de temps pour terminer tranquillement de lire ce livre. Parce qu'il y a encore des chapitres importants sur les aides au sevrage, comme les patchs, l'hypnose et certains médicaments. Sans oublier un chapitre important consacré à la prise de poids et à la question de savoir si les fumeurs sont réellement plus minces que les non-fumeurs. Vous y découvrirez aussi comment les sucreries maintiennent la dépendance aux cigarettes et comment faire pour ne pas grossir. Il vous faut donc avoir lu tout ça tranquillement.
- À l'attention des femmes avant la ménopause : fixez le rendez-vous à une date se situant au cours des 15 premiers jours après les règles, surtout si vous souffrez de fortes variations d'humeur pendant vos règles. Les effets de sevrage sont plus faibles au cours des 15 premiers jours après les règles et les états dépressifs plus rares qu'au cours des 15 jours qui précèdent les règles[93]. Dans ce cas, l'arrêt du tabac coïncide davantage avec les effets des règles, occasionnant assez souvent des troubles de l'humeur.

- Pour l'arrêt du tabac, choisissez avant tout un jour ou vous ne prévoyez aucun stress mais qui toutefois ne manque pas de distractions. Cela peut être très variable selon les personnes.
- Si votre travail est toujours stressant, vous devriez alors choisir le week-end pour l'arrêt du tabac. Faites un projet de sortie pour ce jour-là, par exemple en compagnie d'un ami non-fumeur. Quelque chose d'amusant et de distrayant.
- Si vous êtes plus stressé chez vous qu'au travail, arrêtez plutôt un jour de la semaine, quand vous allez à votre bureau où votre attention sera sollicitée par autre chose que la cigarette. Soyez pourtant conscient que vous aurez, ce jour-là, un peu plus mauvais caractère et que vous serez plus déconcentré.

Notez MAINTENANT une date précise

Réjouissez-vous de l'approche de cette date. Et informez-en tous vos amis pour ne pas pouvoir changer d'avis.

Je me libère de la nicotine le__________

Le musée des mégots

S'il vous plaît, constituez un musée des mégots jusqu'à la date de l'arrêt du tabac. Videz les cendriers dans deux bocaux en verre qui se ferment hermétiquement. Un grand bocal pour la maison, un petit pour vos déplacements. Ça se range facilement dans un sac. Quelques jours après l'arrêt du tabac, votre odorat s'améliore. Dès que l'envie de fumer vous prend, reniflez d'abord le musée des mégots. L'envie vous passera tout de suite, promis! C'est incroyablement efficace.

Ne remettez jamais en question cette décision !

C'est la règle de base ! Bien sûr, vous avez peur de ne pas y arriver. Mais vous avez percé à jour le piège de la nicotine et vous y arriverez, tout comme des millions d'autres fumeurs. Au cours des prochains jours, terminez la lecture du livre. Vous venez juste de vous décider de vous évader de la prison mortelle de la cigarette et d'être libre !

★★★ Félicitations ! Vous avez mérité votre troisième étoile parce que vous êtes aussi venu à bout des parties « rudes » du livre, sur des sujets que vous aviez évités, autrefois. Et vous avez pris une décision. Vous êtes allé super-loin !

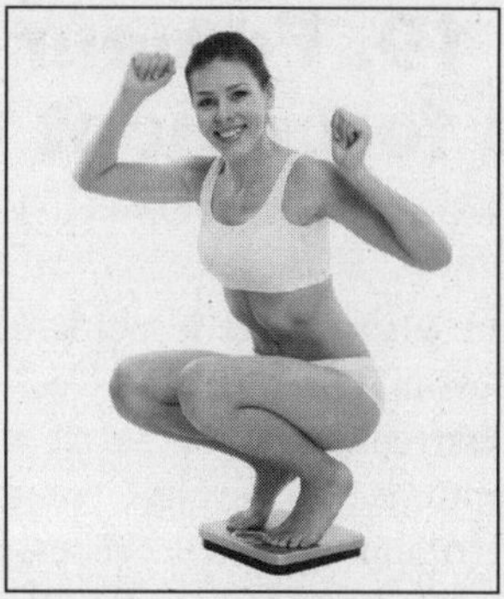

IV
Devenir non-fumeur et rester mince

19. Fumeur et pas forcément mince

Fumer vous abîme vraiment et le poids n'est qu'une petite part de votre pouvoir de séduction ! Ceci dit, personne ne veut grossir excessivement après l'arrêt du tabac. Tandis que d'autres symptômes du sevrage, comme le manque de concentration, l'irritabilité et les baisses d'humeur s'améliorent après deux semaines, la sensation de faim liée à l'arrêt de la cigarette se maintient hélas pendant 3 à 4 mois. Il faut donc aborder de manière distincte et tout à fait consciente cette « faim nerveuse » ! Sur Internet et dans presque tous les livres qui proposent des méthodes pour arrêter de fumer, le problème de la faim due au sevrage et de la prise de poids est souvent minimisé, ou bien traité avec des astuces insignifiantes – par exemple, « mangez plus de fruits et de légumes ». Mais minimiser le problème n'est pas une solution, alors que beaucoup fumeurs et fumeuses échouent à cause de cela. Attaquons-le donc de front !

Pour un bon cinquième des fumeurs – et pour plus d'un tiers des fumeuses –, la peur de prendre du poids est une raison « pour ne plutôt pas » arrêter de fumer. Ils sont nombreux à reprendre la clope quelques semaines après l'arrêt du tabac par crainte de grossir davantage[94 95]. Toutes les occasions sont bonnes pour le cerveau addict. Il est sans pitié ! À vous aussi, il chuchotera : « Continue de fumer. Comme ça, tu resteras mince. » « Tu veux vraiment continuer à grossir ? Une petite cigarette ne peut pas faire de mal, maintenant. Sinon, tu auras faim jusqu'à la fin de tes jours. » Ou encore : « Un peu de plaisir en fumant, et voilà, la faim a disparu et on retrouve son poids idéal. » Ça vous dit quelque chose ? Ne vous laissez pas abuser. Les cigarettes ne permettent pas de garder la ligne. Et les fumeurs qui ont pris des kilos en essayant d'arrêter la cigarette ne les reperdent recommencent à fumer. Ce n'est qu'un prétex ne vous aide en rien à gérer votre poids. A changements de votre métabolisme induits par le ta la véritable cause de votre prise de poids dès que vous abandonnez la clope !

Le mythe : fumer ne rend pas mince

Dans les années 1930, l'industrie du tabac faisait croire, par le biais des pubs, que fumer rendrait mince. Après que gouvernement américain a interdit ces publicités mensongères, dès les années 1950, la marque de cigarettes Virginia Slim (*slim* = svelte) a été lancée sur le marché et illustrée par des mannequins extrêmement minces. En raison des interdictions de publicité, l'industrie du tabac investit massivement depuis des années dans des productions hollywoodiennes. Les stars très minces et qui fument au cinéma ou dans les séries télévisées sont des modèles très recherchés pour les meilleurs rôles. Une icône de la mode mince et qui fume, comme Jessica Parker dans *Sex in the City*, vaut son pesant d'or. De même pour les pop stars qui débitent des âneries sur les cigarettes et la silhouette. Et ça fonctionne : 66,4 % des adolescentes fument pour perdre du poids[96].

Les non-fumeurs ne sont pas plus fréquemment en surpoids que les fumeurs.

Fumer permet-il vraiment de rester mince ? Cherchons où se situe le mensonge. Commencons par quelques exemples : une étude menée auprès de 55 000 femmes pendant 8 ans montre que les non-fumeuses, au cours de cette période, n'ont pas pris plus de poids que les fumeuses[97]. Intéressant, non ? De même, chez 5 115 fumeurs des deux sexes ayant entre 18 et 30 ans, on n'a constaté, sur une durée de 7 ans, aucune différence de poids entre fumeurs et non-fumeurs[98]. Le mythe du fumeur mince risque de s'écrouler définitivement. Certaines études montrent même que les fumeurs grossissent plus que les non-fumeurs. Une étude sur 5 ans conduite auprès de 7 500 étudiants espagnols le prouve[99]. Ce n'est que sur le long terme, sur 30 ans, que l'on constate que les fumeurs pèsent un petit peu moins que les non-fumeurs. Une fille à la puberté ne fume tout de même pas pour être, dans 30 ans, plus mince que ses copines d'aujourd'hui. Mais les adolescents se fient aux promesses de leurs idoles, qui fument et restent minces. Tout au long de la carrière d'un fumeur, cette fausse croyance est entretenue comme une vérité immuable pour justifier le tabagisme. Fumer ne permet pas de garder la ligne. En réalité, fumer provoque une répartition assez inesthétique des graisses sur le corps. Une très récente étude a mesuré le corps de 21 000 fumeurs et fumeuses[100]. Du fait des changements intervenus sur le métabolisme du glucose et des lipides, la masse graisseuse du ventre a tendance à augmenter davantage chez les fumeurs que chez les non-fumeurs. Pas top, n'est-ce pas ?

Fumer déclenche des modifications du métabolisme qui font grossir

L'augmentation de la graisse abdominale n'est qu'un symptôme des modifications du métabolisme. Cela signifie que l'insuline – l'hormone qui permet de stocker le sucre – ne fonctionne plus comme il faut. Et le diabète se développe avec les années. Dans l'ensemble, le tabagisme double le risque de diabète. Mais quel est le rapport entre l'insuline et le fait de grossir quand on arrête de fumer ? Quand il y a trop d'insuline dans le circuit sanguin, le sucre est stocké dans les cellules graisseuses. Ce qui est conçu comme « dépôt intermédiaire d'énergie » devient un « dépotoir de graisses sur les hanches ». Pourquoi ? Si vous souffrez d'insulino-résistance, votre corps continue de produire de l'insuline, mais celle-ci ne pénètre pas dans les cellules. Donc, il y a en permanence trop de sucre dans votre circuit sanguin et ce surplus est automatiquement dirigé vers les cellules graisseuses, dans la région abdominale, qui a tendance à gonfler étrangement chez les fumeurs. Pour la seule raison que, par le biais d'autres changements métaboliques, ils brûlent 200 calories de plus par jour, ils ne prennent pas de poids tant qu'ils fument, même si la répartition visuellement peu esthétique des graisses s'est produite depuis longtemps. C'est ce que montre l'étude faite auprès des 21 000 fumeurs dont j'ai parlé plus haut. Lors de l'arrêt du tabac, la résistance à l'insuline est à son maximum. Les fumeurs en sevrage, en raison d'un taux d'insuline très élevé en permanence, ne parviennent pas à puiser dans leurs réserves de graisse et continuent même à y stocker le sucre en surplus.

« Mais enfin, je n'en demandait pas tant. » C'est sûr. Mais il est quand même important de savoir que les fameuses cigarettes « qui servent à rester mince » déclenchent ces modifications métaboliques qui vous font prendre du poids quand vous arrêtez de fumer !

Maintenant, il y a quand même une bonne nouvelle : l'insulino-résistance et les autres modifications du métabolisme finissent par se résorber[101]. Mais cela peut prendre une bonne année après l'arrêt du tabac. Si vous n'avez pas de diabète — car l'insulino-résistance est le stade précurseur du diabète. Plus vous arrêtez tôt, plus vous avez de chance de vous débarrasser de cette insulino-résistance. Votre métabolisme se régénère plus rapidement si vous faites un peu de sport. Parce que les cellules redeviennent alors sensibles à l'insuline. Le sport permet de réduire l'insulino-résistance. Au bout d'un an, rares sont les anciens fumeurs qui continuent à grossir. Au bout de 2 ans, la plupart ont retrouvé leur poids de départ et le métabolisme s'est normalisé ! Il faut donc un peu de clairvoyance stratégique. L'arrêt du tabac est un jeu de stratégie.

Gros parce qu'on fume

Le mythe selon lequel les cigarettes font mincir ou permettent de garder la ligne est donc clairement hors-jeu. Les clopes sont la véritable raison pour laquelle vous prenez du poids quand vous arrêtez de fumer – parce que votre métabolisme est totalement chamboulé. Si vous n'aviez pas fumé, vous n'auriez pas ce problème. C'est comme pour le stress. Fumer ne supprime pas le stress mais le provoque. Il est important de ne pas confondre la cause et l'effet. Ayez une vue précise de la situation : ce n'est pas parce que vous ne fumez plus que vous prenez du poids, c'est parce que vous avez fumé ! Il n'y a aucun avantage à fumer pour rester mince, car, statistiquement, les fumeurs ne sont pas plus minces que les autres, même si Hollywood et l'industrie du tabac essaient de nous en persuader. Avec quelques astuces alimentaires et un peu de mouvement, vous échapperez à ce piège du tabac pour le métabolisme et vous ne prendrez pas de poids.

Le mythe : 10 kg de plus après l'arrêt du tabac

Voilà encore une idée fausse ! Selon 43 études, la prise de poids se situe en moyenne à environ 2,8 kg[102]. C'est quand même tout à fait supportable. Dans le détail, la prise de poids oscille entre 0,8 kg et 8 kg. Les fumeurs qui connaissaient déjà des variations de poids et qui avaient le moins d'activités physiques ont pris plus de poids que les autres. Est-ce si étonnant ? Avec un peu de bon sens, cela semble logique : la personne qui ne s'alimente bien que de temps à autre et qui est déjà en surpoids risque un effet yo-yo en arrêtant de fumer. Donc, chers fumeurs et chères fumeuses, ne vous faites pas trop de souci quand vous arrêtez la cigarette !

Les cigarettes ne permettent pas de garder la ligne. Au contraire, c'est à cause d'elles que vous grossissez en arrêtant de fumer, à cause du bouleversement de votre métabolisme.

Faites-vous partie des fumeurs focalisés sur la prise de poids ?

Chers fumeurs, chères fumeuses en petit surpoids qui avez quelque expérience en matière de régime, je sais que certains d'entre vous ont très peur de prendre du poids[103]. Dans une grande enquête, 40 % des fumeuses interrogées, qui avaient déjà fait plusieurs régimes et qui avaient tendance à être plutôt fortes, disaient qu'elles recommenceraient à fumer si elles prenaient du poids après l'arrêt du tabac[104]. Si vous le pensez vous aussi, soyez consciente que la prise de poids n'est que passagère ! Et vous ne grossirez pas nécessairement beaucoup. Lisez deux fois ce chapitre, je vous prie, et soyez convaincu que continuer de fumer ne vous permettra en aucun cas de rester plus mince à long terme.

Avec ou sans cigarette, si vous avez une mauvaise alimentation, vous continuerez à prendre du poids. Dans ce domaine aussi, adoptez des habitudes plus saines. Sans cigarette, vous vous sentirez très vite en meilleure forme. Profitez de cette nouvelle énergie pour redevenir plus actif. Pour bouger davantage. Cela vous permettra de mieux maintenir votre poids sous contrôle que si vous êtes constamment fatigué, avachi dans votre fauteuil, que vous manquez de souffle et d'oxygène, donc d'énergie, et que vous continuez de fumer. Vivez ! Bougez ! Avec l'argent économisé sur les cigarettes, achetez un vélo ou allez dans un Spa. Les cigarettes ne vous permettront pas de garder la ligne, même si vous essayez de vous en persuader. Elles vous rendent seulement ralenti et maladif.

Le poids se normalise

Encore une fois, plusieurs études montrent que la plupart des anciens fumeurs retrouvent leur poids normal après 2 ans ! De fait, si vous prenez quelques kilos, vous vous en débarrasserez plus tard, quand vous serez devenu un non-fumeur durable. Pensez à tous les autres avantages pour votre pouvoir de séduction. Si vous avez peur de prendre du poids, je vous demande instamment de ne pas commettre l'erreur suivante : quand vous arrêtez de fumer, n'essayez pas de contrôlez en même temps votre poids en mangeant moins. Cela produirait trop de stress à la fois et l'échec serait alors inévitable. Vous devez être rassasié pour remporter votre première victoire sur la nicotine ! Considérez cette prise de poids comme passagère, jusqu'à ce que votre métabolisme soit rétabli.

Pourquoi on a moins faim quand on fume

La nicotine se fixe directement sur le centre du cerveau qui régule l'appétit. Par le biais d'autres récepteurs, elle provoque aussi la production de dopamine. Nous connaissons déjà cette hormone du bonheur, qui régule également l'appétit. Plus son taux est élevé, moins vous avez faim. « Ceci devrait rendre les fumeurs plus minces, non ? » Mais ce n'est pas le cas, justement ! Au bout de 30 minutes, dès que le taux de nicotine baisse, la dopamine faiblit elle aussi, et la faim revient sans pitié. Au repas, vous allez en reprendre. Voilà pourquoi les fumeurs ne sont *pas*, dans l'ensemble, plus minces que les non-fumeurs.

Fumer pour contrer la faim

La sensation de faim, cette impression de vide, et l'envie d'une cigarette se ressemblent. En mangeant ou en fumant, on a le désir de se sentir mieux. Toutes les deux ont une influence sur les neurotransmetteurs qui contribuent à gérer la sensation de statisfaction. De nombreux fumeurs fument inconsciemment pour contrer la faim, par exemple au travail. Chaque nouvelle cigarette est censée repousser la faim. Une illusion, puisque le corps ira chercher plus tard les calories dont il a besoin. Soyez donc préparé, lors de l'arrêt du tabac, à ce que votre corps vous signale la faim de manière tout à fait naturelle, dès que vos cellules auront besoin d'une recharge d'énergie. Nombre de fumeurs ne connaissent plus les cycles naturels de la faim parce que, pendant 20 ou 30 ans, ils ont fumé pour écarter cette faim. Réjouissez-vous à l'avance de pouvoir désormais satisfaire à nouveau cette demande naturelle et saine de votre corps.

Les cycles naturels de la faim

Pendant un certain temps, quand vous aurez cessé de fumer, votre cerveau addict voudra vous faire croire que vous avez faim. Cette constante sensation de vide dans l'estomac, je ne la connais que trop bien. Mais elle va passer en quelques semaines, dès que les processus gérés par les neurotransmetteurs se seront normalisés.

Mais quand s'agit-il de faim « normale » et quand de symptôme de sevrage ? Je vais vous parler de mon amie Brigitte. Elle fumait un paquet par jour depuis 10 ans. Et fumait surtout en fin d'après-midi et le soir chez elle, parce qu'elle se sentait seule. Mais probablement aussi parce que son réfrigérateur était vide la plupart du temps et qu'elle essayait systématiquement de supprimer la faim en fumant. Un samedi, nous étions en ville ensemble. Elle avait arrêté de fumer 3 semaines plus tôt. L'après-midi, à 16 heures, elle pleurnichait : « Sans cigarette, j'ai constamment faim. Encore là, à l'instant. » Elle ne s'était même pas aperçue qu'elle n'avait pas mangé depuis 6 heures et que sa sensation de faim était tout à fait normale à cette heure-là. Avant, dans ces moments-là, elle enchaînait les cigarettes pour étouffer sa faim. Elle ne connaissait donc plus cette sensation naturelle : la nécessité de recharger régulièrement son énergie. Il m'a fallu d'abord lui remettre la tête à l'endroit en lui disant qu'elle n'avait aucun symptôme de sevrage mais que les cellules de son corps appelaient simplement à l'aide : « Nous avons besoin d'une recharge d'énergie. Allez, va manger. » La faim n'est pas forcément un symptôme de sevrage. En prenant quelques en-cas dans la journée, il est normal de manger 4 à 5 fois. Accordez-vous un peu de temps pour vous réhabituer à ces cycles naturels de la faim. Peut-être les manipulez-vous déjà depuis des dizaines d'années.

Ce qui déclenche la prise de poids

La nicotine accélère différents processus métaboliques et provoque, par exemple, la production d'adrénaline, l'hormone du stress. Cela augmente la combustion des graisses. Donc, le stress des cigarettes est utilisé pour perdre du poids. Une super-méthode pour être constamment sous stress !

D'autres processus sont également concernés. Ainsi, un fumeur brûle environ 200 calories de plus par jour qu'un non-fumeur[105]. « Génial, ça nous permet donc de garder la ligne », objectera aussitôt votre cerveau addict. Il faut donc le répéter encore une fois : les fumeurs ne sont pas plus minces que les non-fumeurs. Car ils ont tendance à manger plus que nécessaire quand la faim, artificiellement supprimée par les cigarettes, resurgit finalement et exige d'être satisfaite.

Mais, avec quelques astuces, ces 200 calories peuvent facilement être compensées. Un peu plus d'activité physique, des sucrettes au lieu du sucre, des fruits pour lutter contre les fringales, moins de matières grasses et plus de protéines pour se sentir rassasié. Et voilà, vous aurez déjà fait plus qu'équilibrer le compte. C'est très facile et CE N'EST PAS UN RÉGIME.

➡ EN BREF

- Les cigarettes ne font pas mincir et ne font pas non plus de vous une personne attirante.
- Les fumeurs ne sont pas plus minces que les non-fumeurs.

- En fumant, vous manipulez la sensation de faim sans pour autant manger moins.
- Les cigarettes ne permettent pas de rester mince, mais elles sont la cause de modifications du métabolisme qui vous font d'abord prendre du poids quand vous arrêtez de fumer.
- Ce n'est pas parce que vous ne fumez plus que vous prenez du poids, mais parce que vous avez fumé !

20. Douceurs et dépendance

D'où vient l'envie de sucré pendant le sevrage nicotinique?

Pendant longtemps, on ne s'est pas expliqué pourquoi les fumeurs développent une aussi irrésistible envie de sucré pendant le sevrage et prennent de ce fait du poids. Ce n'est qu'en 2004 qu'on a découvert que le sucre dans le corps provoque une rapide production de dopamine et d'autres neurotransmetteurs[106 107 108]. Ce qui est tout à fait logique: quand le *kick* nicotine/dopamine est supprimé, les fumeurs essaient de remplacer ce mécanisme de récompense par un *kick* sucreries/dopamine. Avant que vous ne retombiez dans le bon vieux mode de pensée: « Fumer me récompense quand même par la dopamine. », je vous le redis encore une fois: c'est la nicotine qui est responsable de la perte de sensibilité des récepteurs cérébraux. Et c'est pour cette raison que vous avez besoin de davantage de nicotine – donc de sucre, pour stimuler la production de la dopamine, hormone du bonheur, afin d'atteindre simplement le niveau normal de récompense et de satisfaction d'un non-fumeur! Fumer ne présente aucun avantage, et c'est même le tabac qui est la cause de votre problème. La nicotine passe, hélas, par les voies biochimiques de récompense et de motivation que Dame Nature a élaborées pour notre survie: le sexe et l'alimentation sont récompensés dans la même partie du cerveau et provoquent des productions de neurotransmetteurs semblables. À la différence que la nicotine n'est pas nécessaire à la survie. Mais c'est ce qui explique qu'un fumeur puisse être désespéré, car la cigarette lui devient MAINTENANT pour ainsi dire vitale: le système des neurotransmetteurs se joue de lui et chamboule toute rationnalité dans son cerveau.

En outre, l'envie de sucreries prouve la chose suivante : les ex-fumeurs récents ne prennent pas du poids parce qu'ils ne fument plus ou parce que les cigarettes permettent de garder la ligne, mais ils prennent du poids parce qu'ils ont fumé avant ! Lorsque votre système des neurotransmetteurs se sera normalisé, les fringales disparaîtront, et il n'y aura aucune autre prise de poids. Il va falloir en passer par là.

Excès de poids : la grande bouffe sucre/dopamine

Dans de nombreux programmes conçus pour arrêter de fumer, on lit : « Consommez le moins de sucre possible. » Qu'est ce que cela cache, en dehors des calories et de la prise de poids ? Ces consignes sont à relier une découverte passionnante : les personnes en fort surpoids engloutissent compulsivement des sucreries pour obtenir le *kick* de dopamine. Elles manipulent leur humeur et leur bien-être avec du sucre et se conditionnent, comme les fumeurs, à des situations de plus en plus nombreuses en se donnant un *kick* pour améliorer leur humeur générale. La personne qui fait constamment et de manière addictive le plein de sucre développe, dans le cerveau et au niveau des neurotransmetteurs, des modifications qui entraînent des symptômes de manque. Sans nouvel apport en sucre, nervosité, angoisse et insatisfaction surviennent, parce que le cerveau s'est habitué une surproduction de dopamine[109][110].

Le sucre : une addiction plus forte que la cocaïne

Le sucre peut conduire à une addiction plus forte que celle à la cocaïne. Vous trouvez cela exagéré ? Le professeur Ahmed, de l'université de Bordeaux, expert des liens entre le cerveau et les addictions, a montré que lorsque des rats ont le choix entre sucre et cocaïne, 90 % d'entre eux choisissent le sucre pour obtenir plus de dopamine endogène[111]. Et, chose qui a totalement surpris les scientifiques, même des rats dépendants à la cocaïne préfèrent le sucre. Des petits électrochocs ne les empêchent pas de suçoter davantage de sucre tant leur besoin est fort – dans le cas d'un sevrage en sucre, on peut mesurer les neurotransmetteurs du stress et de l'angoisse, tout comme pour le sevrage des toxicomanes[112]. Même après deux semaines de sevrage, les petits rongeurs retournent immédiatement à la surconsommation de sucre. Les recherches sur le cycle d'addiction au sucre et à la dopamine montrent surtout comment se met en place la dépendance au sucré chez certains obèses. Ces personnes, par leur approvisionnement et leur consommation compulsifs de sucreries, se tuent à force de manger. Mais tout le monde sait bien qu'on se console parfois en mangeant du chocolat ou d'autres douceurs. La science ne fait que décrire ce que nous pratiquons tous. Il nous est tous arrivé de foncer à la confiserie la plus proche pour aller chercher notre dose de drogue-sucre-dopamine. Nous ne faisons pas des kilomètres que pour une Camel, mais aussi pour un Mars ou un Snickers…

Gros et récidiviste à cause du sucre

Pourquoi cela vaut-il la peine d'aborder aussi précisément le rapport entre sucre et addiction dans un livre pour arrêter de fumer ? Tout simplement pour vous empêcher de remplacer la nicotine par le sucre quand vous arrêtez de fumer. C'est clair, les fumeurs veulent se procurer une récompense sous forme de dopamine et agir ainsi sur leur humeur. Mais ils restent ainsi dans le même cycle d'addiction. Primo, vous prenez beaucoup de poids en avalant du sucre pour obtenir votre *shoot* de dopamine. Secondo, les modifications au niveau des neurotransmetteurs et des récepteurs du cerveau se résorbent plus lentement. Des expériences sur des animaux ont mis en valeur des modifications des récepteurs similaires à celles relevées dans le cerveau des toxicomanes[113][114][115]. Ce n'est donc pas un hasard si beaucoup d'anciens fumeurs, qui ont pris l'habitude de bouffer du sucre pour faire remonter leur taux de dopamine et qui ont ainsi pris beaucoup de poids, rechutent plus facilement.

On entend beaucoup d'histoires de ce genre : « Après avoir prix 10 kilos, j'ai préféré recommencer à fumer. » Ce qui cache la chose suivante : ce n'est pas le poids qui est déterminant dans cette rechute, mais le sentiment d'insatisfaction, parce que les modifications du cerveau n'ont pas encore eu le temps de se résorber et que le besoin de dopamine demeure. Comprenez les mécanismes pour déjouer ce piège ! Ne tombez pas dans un nouveau cycle d'addiction. Il ne vous détournera pas de la cigarette, mais vous y maintiendra au contraire par un jeu de compensation.

Mon conseil : une sucrerie de temps en temps pour le *shoot* d'urgence en dopamine, c'est normal. Cela marche aussi avec des édulcorants. L'expérience sur les rats citée plus haut a montré que cet ersatz de sucre procurait le même *kick* de dopamine[116] que le sucre, mais sans les calories. Pourquoi ? Tout simplement parce que c'est le signal « sucré », et non pas le sucre, qui provoque la production de dopamine. Celui qui tombe dans ce cycle de devoir se procurer la dopamine par le biais du sucre, en en mangeant à haute dose, ainsi que des douceurs riches en matières grasses, prend rapidement 9 kg et plus, au lieu des 2,8 kg pris en moyenne par les anciens fumeurs. Et il maintient son comportement de dépendance. Remplacez le sucre par des édulcorants pour garder votre poids sou contrôle. Du yaourt au café. Cela fait quelques centaines de calories (vous en saurez plus sur le sucre à partir de la page 223). Essayez d'avoir le moins possible recours au sucre pour vous consoler, sauf à risquer de vous retrouver plongé dans un nouveau cycle d'addiction.

➡ EN BREF

- La nicotine modifie les récepteurs du centre de récompense du cerveau, ce qui explique les phases d'insatisfaction du fumeur.
- En arrêtant la cigarette, beaucoup de fumeurs ont tendance à remplacer la nicotine par le sucre pour se procurer un *kick* de dopamine et améliorer leur humeur.
- Le sucre provoque les mêmes modifications que la drogue au niveau des neurotransmetteurs.
- Si vous consommez trop de sucre, vous prendrez du poids mais vous risquez aussi de rechuter plus facilement.
- Les édulcorants offrent le *kick* de la dopamine sans les calories.

21. Échapper au piège des kilos en trop

Hymne au bonheur par les plaisirs de la table !

Nous voilà arrivés aux bons côtés de la vie : les plaisirs de la table. Dès que vous ne fumez plus, le goût s'améliore en quelques jours seulement. Cela donne envie d'en avoir davantage. Du reste, manger est une plus belle récompense que les cigarettes ! Prenez-y plaisir ! Déguster la nourriture est un plaisir intense, comme le sexe. Manger est synonyme de plaisir, de culture, de convivialité.

Avec un bon repas, vous rechargez vos 70 billions de cellules. Remettez votre métabolisme en forme. Métabolisme ? Qu'est ce que ça cache ? Rien d'autre que la transformation des aliments en énergie, en hormones et en bien-être, pour ne citer que trois exemples. Et c'est exactement ce que je vous souhaite : plus de vitalité, plus d'énergie, de meilleures sensations ! Et en gardant votre ligne.

Quelles quantités pourrez vous manger ? *Beaucoup !* Vous serez surpris ! Car le plus important, pour garder la ligne, c'est d'être rassasié et heureux. Celui qui n'est pas rassasié ne peut garder la ligne. Qui a faim succombera toujours à l'effet yo-yo et essayera de se consoler avec du chocolat et autres sucreries.

Le « régime » rend triste, bien manger rend heureux

Régime signifie discipline, faim, frustration, privation, mauvaise conscience, échec. Exactement ce que vous devez éviter à tout prix quand vous arrêtez de fumer. Vous avez assez à faire pour vous débarrasser de la nicotine. Faites plutôt le plein de vitalité et de bonheur. « Et comment faire pour que ça marche ? » Pour cela, il vous faut du magnésium, des vitamines B et des protéines. Le magnésium et les vitamines du groupe B agissent principalement sur le système nerveux. Le magnésium calme et détend. Un léger déficit en magnésium et vitamines du groupe B vous rend encore plus nerveux et plus irritable. C'est donc une bonne idée de vous supplémenter pendant quelques semaines !

Mais nous parlons aussi du plaisir. Il est plus réjouissant de manger de vrais aliments. De bons fruits frais et des légumes, par exemple. Et, surtout, avec de la viande maigre, riche en protéines et aussi des boissons protéinées peu caloriques.

Quatre règles pour garder la ligne sans perdre le sourire

Voici les quatre règles qui permettent de rester mince et plein de vitalité au cours des semaines à venir :

- *Moins de glucides à absorption rapide pour éviter le piège de l'insuline et de la faim.* Les glucides dits « rapides » vous procurent, comme les cigarettes, un *kick* rapide. Ensuite, vous tombez vite dans un creux hypoglycémique et vous avez besoin de davantage de glucides rapides. Ces hausses et baisses d'énergie vous rendent insatisfait et vous font grossir.
- *Plus de fruits et de légumes. Beaucoup de volume, peu de calories.* Les fruits et légumes rassasient bien. Et, grâce aux vitamines et aux minéraux, vous êtes chaque jour plus en forme. Au lieu d'inhaler 4 000 substances nocives, vous démarrez une nouvelle vie. Important : sachez que la sensation de bien-être est proportionnelle au bon fonctionnement de votre métabolisme. Donc, rechargez régulièrement votre métabolisme en substances vitales.

- *Plus de protéines pour être rassasié et heureux.* C'est ainsi que vous éviterez les fringales liées à l'addiction et au sevrage tabagique, parce que les protéines envoient un signal de satisfaction au cerveau. Elles chassent la morosité, car ce sont des composantes fondamentales des neurotransmetteurs du bonheur, dont elles stimulent la production.
- *Bouger plus contre les petites crises d'addiction.* L'activité physique permet de maigrir. Ce n'est pas nouveau. Elle aide surtout, à long terme, à gérer les crises liées au sevrage et à la privation parce qu'elle provoque la production d'hormones du bonheur. La relation entre les deux est désormais prouvée.

Addiction : le piège du sucre ressemble au piège de la nicotine

Vous le savez déjà, les fumeurs ont avant tout envie de sucré comme ersatz de la nicotine. Dès que vous commencez à dévorer des barres chocolatées, vous risquez de tomber facilement dans le piège du sucre, qui fonctionne exactement comme celui de la nicotine. Vous avez besoin de recharges de sucre toutes les 30 à 45 minutes, sinon vous devenez irritable, nerveux, et vous avez faim. Plus vous mangez et plus vous avez faim, plus vous devenez dépendant à cette recharge et plus vous grossissez.

Comment cela fonctionne-t-il au juste ? Quand vous mangez des aliments sucrés ou tous autres glucides rapides, comme des pommes de terre ou du pain blanc, trop d'énergie arrive trop vite dans le sang. Impossible de brûler toute cette énergie. Et une fois qu'elle est dans le système, il faut la stocker temporairement. L'insuline, l'hormone qui stocke le sucre, achemine alors cette énergie superflue dans les cellules graisseuses – des réserves pour faire face aux situations d'urgence. Si vous signalez à votre sonde d'énergie qu'une grosse quantité de sucre vient d'être livrée, votre corps produit alors beaucoup d'insuline. Mais en raison de cette surdose, trop de sucre est stocké, tandis qu'il n'y en a pas assez dans le circuit sanguin. Vous êtes en état d'hypoglycémie. En même temps, la graisse servant à l'énergie ne peut sortir des cellules graisseuses tant qu'il y a de l'insuline dans le circuit sanguin. Du coup, votre métabolisme – et surtout votre cerveau – réclame : « Recharge, vite. Je suis nerveux et de mauvais poil parce que je suis en hypoglycémie. » Il vous faut donc vite avaler une autre barre chocolatée ou une boisson sucrée pour obtenir un apport énergétique rapide.

Vous oscillez ainsi, toutes les 40 minutes, entre hausse et baisse du cycle glycémique : *hypoglycémie – consommation de sucré – satisfaction ponctuelle et* kick *de sucre – stockage du sucre – hypoglycémie nerveuse accompagnée d'une sensation de faim – rechargement en sucre*. Avec ce mécanisme, vous mangez toujours plus, vous prenez du poids et vous avez toujours faim.

Cela ne vous rappelle pas quelque chose ? *Manque de nicotine – cigarette – bref* kick *de nicotine – élimination de la nicotine – agitation nerveuse et sensation de vide – rechargement en nicotine*. La similitude des chronologies et des symptômes – *nerveux, stressé, besoin d'une recharge* – est frappante. Le même le *soulagement* passager survient dès qu'on a avalé sa barre chocolatée.

En surpoids à cause de la faim

Cette recharge sucre/faim, vous pouvez la répéter une douzaine de fois par jour. C'est la principale raison du surpoids. Je me souviens d'une caissière très forte qui avait toujours sa bouteille de Coca à la main. Elle ne cessait de faire le plein de sucre. Un litre de Coca équivaut à 36 morceaux de sucre. Quand je l'ai ques-

> *Qui veut être mince doit être rassasié. Le piège du sucre ressemble à celui de la nicotine. Les glucides rapides provoqueront plus de fringales et vous rendront toujours plus nerveux.*

tionnée, elle m'a dit : « Oui, mais j'ai faim. » Voilà le point crucial. En ayant toujours faim, vous ne pouvez pas garder votre poids sous contrôle. S'il existe une règle de base, c'est celle-ci : qui veut être mince doit être rassasié. Il y a ici aussi une similitude entre le piège du sucre et celui la nicotine sur le plan émotionnel, et plus précisément sur les sentiments négatifs : *recharge de sucre – satisfaction passagère – fringale – frustration – recharge de sucre – sentiment de culpabilité.*

Comment échapper au piège du sucre ?

Connaissez-vous le secret pour garder la ligne ? Il réside dans le taux d'insuline, qui doit rester le plus bas possible. Les fruits, les légumes et les produits à base de céréales complètes maintiennent le taux d'insuline bas, parce que l'énergie ne parvient que lentement dans le circuit sanguin – ce ralentissement est dû aux fibres alimentaires. Par ailleurs, le fructose naturel contenu dans les fruits maintient le taux d'insuline bas, tout comme les protéines et les graisses.

Comment cela fonctionne-t-il ? Quand l'énergie parvient lentement dans le circuit sanguin, la production d'insuline diminue. Plus tard, le corps passe automatiquement au démarrage de son moteur hybride et brûle les graisses. Puisqu'il n'y a pas d'insuline dans le sang, les lipides peuvent sortir des cellules où ils sont stockés pour alimenter le corps en énergie. Comme vous brûlez ces graisses stockées, vous n'éprouvez pas de sensation de faim. Ainsi, vous mangez moins. Vous n'êtes ni nerveux ni agité et vous maintenez votre poids parce que vous êtes rassasié.

Comment rester calme et rassasié

L'index glycémique (IG) montre à quelle vitesse l'énergie tirée des différents aliments arrive dans le circuit sanguin. C'est très simple, au fond, et facile à comprendre avec un peu de bon sens. Vous n'avez pas besoin de faire de longues

Apports lents

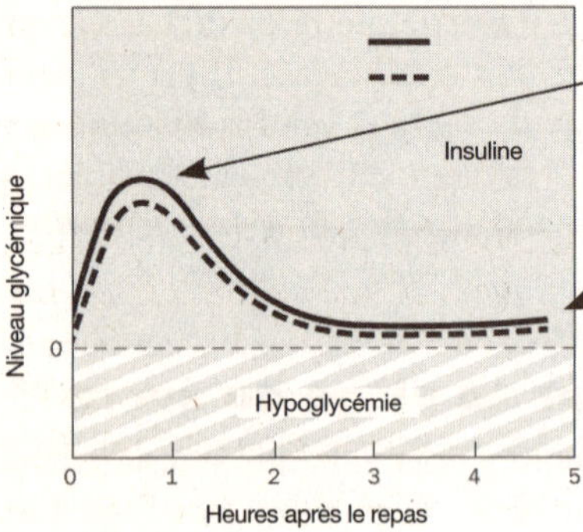

➡ Pas de faim

Le secret de la minceur

Vous mangez des aliments dont l'énergie arrive lentement dans le corps ; elle est consommée et moins stockée temporairement dans les cellules graisseuses. Vous ne produisez ainsi que peu d'hormone de stockage (insuline).

Vous brûlez plus de graisse ?

Les apports énergétiques en sucre lents maintienne longtemps la satiété. Aucune hypoglycémie ne survient. Le corps passe seulement à la combustion de graisse et la faim se fait longtemps attendre.

Apports rapides

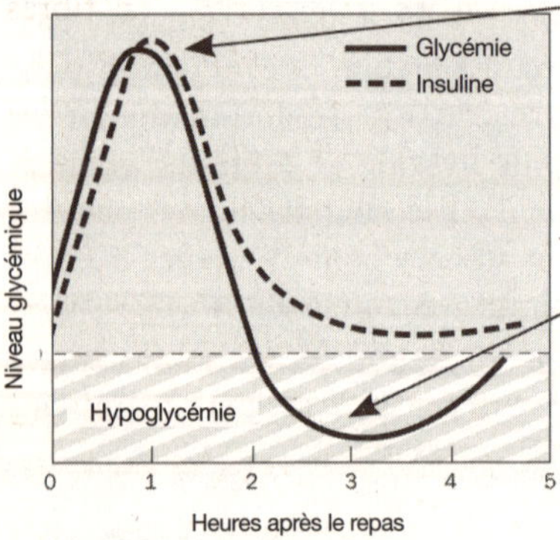

➡ Sensation de faim après l'hypoglicémie

Pourquoi les calories finissent en poignées d'amour

Les apports énergétiques en sucres rapides font grossir. L'énergie parvient trop vite dans le circuit sanguin. L'hormone qui stocke le sucre (insuline) est produite et dépose l'énergie superflue dans les cellules graisseuses.

Pourquoi vous avez plus vite faim

En raison de la forte production d'insuline, l'énergie est déposée dans vos cellules graisseuses et le niveau glycémique baisse alors fortement. Conséquence : l'hypoglycémie. Vous avez ainsi plus rapidement faim et mangez davantage. Vous avez ainsi toujours plus faim, vous mangez toujours plus et prenez de plus en plus de poids. Seul celui qui demeure rassasié longtemps peut garder sa ligne ou même mincir.

listes de courses. L'énergie rapide est fournie par des denrées alimentaires :

- hautement transformées,
- trop riches en sucre,
- pauvres en fibres.

C'est aussi simple que ça. Donc, les pommes de terre (peu de fibres), les céréales décortiquées et finement moulues, par exemple dans le pain blanc (peu de fibres), les confiseries (sucres), les sodas (sucre), tous les plats industriels (sucre et peu de fibres) déclenchent des pics glycémique et des fringales. À l'inverse, les produits laitiers (sans ajout de sucre), les produits à base de céréales complètes (beaucoup de fibres) et les fruits (fibres et fructose) maintiennent la courbe de l'insuline basse, tout comme la viande et les légumes.

Notre disque dur métabolique, vieux de millions d'années, n'est pas adapté à ces apports énergétiques rapides. Ceux-ci n'ont simplement jamais existé chez nos ancêtres, qui ont toujours consommé une nourriture riche en fibres et en protéines. Ce n'est que depuis une centaine d'années que les hommes ont toujours plus faim et sont toujours plus gros, parce que l'énergie est trop vite stockée dans les cellules graisseuses, déclenchant hypoglycémie et fringales. Qui a compris le piège du sucre et mange de manière plus naturelle ne tombe pas dans le piège des pics d'insuline et est rassasié longtemps. Et qui est rassasié reste facilement mince.

Le piège fatal de la nicotine et du sucre

Parce que la sensation de faim ressemble tellement au sevrage nicotinique, vous aurez forcément de petites fringales ou des envies de sucreries. C'est sans problème si vous calmez votre faim en mâchant du chewing-gum ou en mangeant des fruits, ou encore si vous mangez correctement à votre faim lors de repas réguliers.

Si, par contre, vous tombez dans le piège sucre/fringale et calmez cette pseudo-faim liée au sevrage tabagique en croquant des nounours sucrés, vous entrez dans un nouveau cycle de sevrage. Vous ne calmez pas seulement la fringale due à l'addiction, mais vous allez manger toutes les 30 à 45 minutes pour supprimer l'hypoglycémie. Les glucides rapides vous rendent toujours plus gros, plus affamé et plus nerveux. Vous vous êtes entraîné pendant des années à occulter et à chasser cette sensation de faim nerveuse en fumant. La pulsion tabagique est enregistrée. Attention : la combinaison fatale faim/hypoglycémie, nervosité et insatisfaction peut facilement amplifier votre envie de cigarettes. De plus, vous commencez à avaler toujours plus de sucre. Et à toujours grossir. Le piège de la nicotine et du sucre se referme : *recharge en sucre – satisfaction brève – crise de faim – frustration – recharge en sucre –mauvaise conscience à cause du poids – faim/frustration/nervosité – désir accru de cigarettes pour remplir le vide.*

> *Les fringales dues à l'hypoglycémie peuvent augmenter l'envie de fumer.*

Fruits et légumes : beaucoup de volume, peu de calories

Les fruits et légumes maintiennent non seulement un taux d'insuline bas, mais ils rassasient aussi par le biais d'un mécanisme hypersimple : ce que vous mangez est volumineux et prend de place dans l'estomac. L'estomac est donc rempli par peu de calories. Ce remplissage provoque une sensation de satiété. « Hello, stop ! Il n'y a plus de place. » Profitez-en : une salade en hors-d'œuvre, et vous mangez déjà moins au moment du plat principal, sans pour autant y penser vraiment. Pour la graisse, c'est exactement l'inverse. Beaucoup de calories en très peu de volume. La sensation de satiété parvient trop tard au cerveau, et vous avez déjà chargé 200 à

300 calories de trop. Mangez autant de fruits que vous voulez. Cela ne peut pas ne vous faire grossir.

Les gros fumeurs aiment-ils les laitages et les fruits ?

La cigarette après la pomme, c'est vraiment pas bon. Après un verre de lait, encore pire. Un fumeur sur cinq affirme qu'une cigarette après du lait ou un fruit n'a pas bon goût[117]. Vous pouvez vous rendre ce service en cas de rechute : buvez un peu de lait avant d'allumer une cigarette. Elle sera franchement dégoûtante. Inversement, il est vrai que si vous avez été longtemps un gros fumeur, vous ne mangez sans doute pas souvent de produits laitiers ni de fruits. Mais sans cigarette leur goût changera. Quand on arrête de fumer, on retrouve souvent le goût des produits laitiers et des fruits. Un avantage : ces deux aliments ne sont pas liés à la sensation de plaisir de la cigarette, comme le sont l'alcool ou le café. Essayez-les donc.

Mes conseils en cas de fringales

- *Mâchez le plus possible de chewing-gums sans sucre.* Ils sont doux, maintiennent le taux d'insuline bas et occupent la bouche. Il en existe de goûts différents pour varier.
- *Mangez le plus possible de fruits. C'est une simple question d'approvisionnement.* Manger des fruits est surtout une affaire d'approvisionnement. Vous devez d'abord avoir des fruits à la maison. Et il ne faudrait jamais sortir de chez soi sans avoir au moins une banane ou une pomme dans son sac. Vous n'emportez pas de fruit quand vous partez au travail ? Alors faites-le ! Avez-vous préparé des fruits pour un long trajet en voiture ? Pensez-y ! Vous ne devez pas être obligé de vous arrêter à la prochaine station service pour acheter, à cause d'une fringale, une barre chocolatée et vous retrouver avec un paquet de cigarettes

à la main. Au cours des premières semaines, emportez des fruits partout où vous allez !

- *Vous mettrez autant de temps à préparer une salade de fruits qu'à fumer trois cigarettes.* Vous n'aimez pas les pommes ? C'est souvent pareil chez les enfants. Savez-vous comment on fait manger des fruits aux enfants ? En salade. Vous aimez la salade de fruits nappée de yaourt ? Préparez-en plus souvent un plein saladier, que vous pourrez manger quand vous voudrez et autant que vous voudrez. D'accord, ça prend un peu de temps, mais vous en aurez davantage : exprimée en unités de temps de cigarette, la préparation d'une grande salade de fruits vous prendra la durée de 3 cigarettes. Je l'ai chronométré. Les 20 cigarettes que vous n'aurez pas fumées vous procureront ainsi 100 minutes de temps en plus par jour. Et vous pourrez manger des fruits toute la journée ou en soirée, sans grossir.
- *Le thé et les tisanes apaisent.* Les boissons chaudes vous remplissent et vous font beaucoup de bien. Une tasse de thé vous occupe au moins aussi longtemps qu'une cigarette. Le thé n'est d'ailleurs que très rarement associé à la cigarette chez les fumeurs, contrairement au café. Il procure en outre beaucoup de plaisir. Et les tisanes sont le grand classique des non-fumeurs pour se détendre le soir. Si vous craignez que le thé vous empêche de dormir, essayez le thé tchaï (aux épices) ou des infusions.
- *Mangez toujours à votre faim et ne comptez pas les calories !* Chères victimes des régimes, dans les mois qui suivent l'arrêt du tabac, ne comptez surtout pas les calories en mangeant. Même si la balance vous indique 500 g de plus. Mangez toujours à satiété ! Compter les calories est d'ailleurs totalement *out* aujourd'hui. J'y reviendrai plus tard. Votre cerveau addict ne pense qu'à chercher une faille pour se lamenter ou s'abandonner à la frustration.

Donc, mangez à satiété aux principaux repas, d'autant plus s'il s'agit de viande et de poisson, avec une profusion de légumes et de salade. Vous ne devez surtout pas, je vous en prie, changer votre mode d'alimentation. Seulement, si l'occasion l'impose, privilégiez l'association steak-salade.

Les pâtes *al dente* parviennent elles aussi lentement dans le circuit sanguin. Seules les pommes de terre et leurs produits dérivés, comme les frites et autres, ainsi que tous les pains à base de farine blanche et finement moulue, envoient l'énergie issue des glucides encore plus rapidement dans le circuit sanguin que le sucre blanc industriel. Remplacez le plus souvent possible ces accompagnements par des légumes. Mais écoutez en général votre sensation de faim naturelle et faites plaisir à vos papilles, désormais bien mieux disposées.

- *D'accord pour le chocolat noir.* Le chocolat noir supérieur à 70 % de cacao contient certes pas mal de calories (environ 500 par tablette), mais peu de sucre – contrairement aux autres chocolats. Une à deux barres suffisent pour vous combler. Surtout, vous n'avez pas envie d'en manger toujours plus, comme c'est le cas pour les barres chocolatées, très riches en sucre et dont vous avez un besoin croissant à cause de l'hypoglycémie.

Constipation à l'arrêt du tabac

Vous êtes nombreux à vous y être habitués : clope, café, cabinets… et dès le matin le transit est O.K. Le café stimule la digestion et la nicotine agit sur de nombreux récepteurs du système neurovégétatif. Entre autres, elle provoque plus de mouvements dans l'estomac et les intestins. Les constipations sont donc fréquentes au cours des deux premières semaines après l'arrêt du tabac. Près d'une personne sur six en souffre temporairement[118]. J'avoue que ce n'est pas une sensation géniale. Vous avez envie, mais vous ne pouvez pas. Il y a peu d'instants de bonheur dans la vie, mais tout le monde connaît les brefs instants heureux du soulagement… Faites donc au plus vite ce qu'il faut pour vous sentir bien à nouveau. En cas de constipation, pensez à manger plus de fruits et légumes. Les fibres solubles nettoient et libèrent votre intestin. Avoir une activité physique et boire davantage y contribuent aussi. Buvez 2 à 3 litres d'eau par jour pour vous détoxifier au maximum. Si tout cela ne marche pas, n'achetez pas de laxatif mais du psyllium (en pharmacie), qui agit très bien sur le transit intestinal. Il ne s'agit pas d'un de ces conseils baba cool, car l'efficacité du psyllium a été prouvée par de nombreuses études. Sur le sujet, Internet est une mine d'informations…

Un point positif: la nicotine procure une surproduction de suc gastrique. Le fumeur qui souffre de brûlures d'estomac ou d'un intestin irritable pourra bientôt, après avoir arrêté la cigarette, se réjouir d'un tractus gastro-intestinal bien plus tranquille.

Édulcorants: 100 à 200 calories économisées

Cinq cafés par jour avec une petite cuillerée de sucre à chaque fois, cela fait 120 calories au bout du compte. Inutile. Il y a les édulcorants pour ça. Deux yaourts que vous sucrez vous-même avec un édulcorant économisent un peu plus de 60 calories. Et un grand verre de Coca light vous fait même économiser 88 calories (un verre de Coca équivaut à 11 morceaux de sucre). Avec les seuls édulcorants, vous pourrez presque économiser les 200 calories par jour que vous brûlez en moins en tant que tout récent non-fumeur. Débarrassez complètement vos placards du sucre blanc industriel pour quelques mois. À la maison et dehors, utilisez pour le moment presque exclusivement les édulcorants. Privilégiez aussi pour un temps les produits sucrés aux édulcorants : boissons, confitures, yaourts, entremets, chewing-gums et confiseries. Ce n'est pas une privation, juste un substitut.

Les édulcorants sont-ils bons pour la santé ?

Je suis toujours ému quand les fumeurs, qui inhalent tous les jours 4 800 substances nocives, me demandent s'ils peuvent vraiment exposer leur corps à des édulcorants.

Les fumeurs sont des personnes précautionneuses, comme tout le monde. Ils mettent leur ceinture de sécurité en conduisant et achètent des fruits bio au supermarché. Donc, c'est une question tout à fait légitime : sucre ou édulcorant ? Voici les faits.

- Les édulcorants ne contiennent pas de calories et ne font pas grossir. Le lobby du sucre publie volontiers des informations trompeuses selon lesquelles les édulcorants feraient grossir. Mais ce n'est pas le cas.
- Les édulcorants maintiennent votre taux d'insuline bas.
- Pour cette raison, il ne ne stimulent pas la faim et ne provoquent pas d'hypoglycémie.
- Les édulcorants sont sûrs.
- Les édulcorants procurent un *kick* de dopamine par leur goût sucré, sans provoquer de pic glycémique (voir p. 219).

Même la très sérieuse Anses (Agence nationale de sécurité sanitaire de l'alimentation), qui réunit des experts indépendants, examine constamment les études et réévalue les produits alimentaires, certifie que les édulcorants sont sûrs et offrent une bonne alternative pour des personnes qui souhaitent maigrir ou éviter un excès de poids[119].

Naturels ou artificiels ?

Les édulcorants liquides sont moins chers et peuvent être utilisés en cuisine, par exemple dans les pâtisseries. Mais leur goût légèrement amer passe moins bien sur des fruits frais, par exemple. L'aspartame existe en revanche en poudre. Idéal avec les fraises en été : son goût est quasiment le même que celui du sucre. L'aspartame est constitué de deux composants de protéines qui ont un goût sucré.

Pour les fans de produits naturels, il y a l'édulcorant issu de la stévia, une plante originaire d'Amérique latine dont le pouvoir sucrant est 300 fois supérieur à celui du sucre. Au Japon, on utilise la stévia depuis 40 ans déjà, entre autres pour une grande partie des confiseries.

Un conseil : pour vos déplacements, achetez de petites boîtes de sucrettes ou des édulcorants en sticks et rangez-les simplement dans votre porte-monnaie. Vous en aurez ainsi toujours sous la main pour un café au bureau, à la cantine ou au bistrot.

22. Rassasié et heureux grâce aux protéines

Les protéines permettent de garder la ligne

Vous ne voulez pas prendre de poids ? Il vous faut alors manger – et surtout boire – davantage de protéines. Beaucoup de régimes amincissants présentent aujourd'hui les protéines comme une clé du succès. Autrefois, faire un régime signifiait privation, mauvaise humeur et effet yo-yo. Perte de poids. Puis reprise de poids, avec souvent des kilos en plus. Dans les années 1970, si l'on surveillait sa ligne, on n'osait guère entrer dans un restaurant sans sa table des calories ; dans les années 1980, on comptait les yeux de graisse dans la soupe et on achetait des produits allégés. Conséquence : des gens de mauvais poil, constamment insatisfaits et affamés. Depuis, on sait que les régimes riches en glucides augmentent la sensation de faim. Les protéines, en revanche, rassasient tout en préservant la masse musculaire comme machine à brûler les graisses. Ainsi, il n'y a pas d'effet yo-yo. Davantage de protéines est donc idéal si vous voulez contrôler sans trop d'effort votre poids quand vous arrêtez la cigarette.

- Les protéines envoient un signal de satiété au cerveau. Se sentir rassasié plus vite signifie aussi que l'on consomme moins de calories.
- Les protéines maintiennent le taux d'insuline bas. Vous avez donc faim plus tard et brûlez alors les graisses.
- Les protéines fournissent les composantes nécessaires à la production des hormones du bonheur.

- Les protéines contribuent à créer de la masse musculaire. Les muscles sont vos machines à brûler les graisses. Chaque kilo de muscle brûle 100 calories supplémentaires par jour dans votre métabolisme. Sans rien faire.

Mangez plus de protéines. Plus de viande *maigre*, plus de poisson. Et buvez surtout des shakes protéinés en cas de petites faims. Cela ne devrait pas poser trop de problèmes aux fumeurs hommes. D'abord parce que les hommes mangent de toute façon plus de viande, ensuite parce que les shakes se préparent en 3 minutes. Quant aux végétariens, ils peuvent boire des shakes protéinés au soja et ainsi rester mince. Ils ont de toute façon beaucoup moins de problèmes de surpoids.

Les shakes protéinés contre les fringales et le stress

Si vous êtes pris de fringales au cours des premières semaines sans nicotine, buvez un shake protéiné au lieu de foncer sur le sucré. Les sucreries vous donneront toujours plus faim, vous allez grossir et vous resterez insatisfait. Par contre, les shakes protéinés :

- rassasient pour un long moment ;
- font consommer moins de calories sans donner faim ;
- stimulent la production de neurotransmetteurs du bonheur, comme la dopamine ;
- rendent plus concentré, plus calme et moins sensible au stress ;
- activent l'ensemble du métabolisme, pour plus de tonus ;
- sont savoureux et variés ;
- sont pratiques et vite préparés ;
- peuvent être emportées partout et servir d'en-cas rapide au travail.

Shakes protéinés : ultra-rapides

Pour la préparation, il vous faut un *mug* à couvercle hermétique pour vos déplacements et un blender. Un mixeur plongeant fait également l'affaire, sauf que vous n'aurez pas un skake aussi délicieusement mousseux qu'avec un blender.

Selon ses goûts, on associe fruits (myrtilles ou framboises congelées, fraises, bananes et oranges fraîches), cacao ou café, et des protéines (fromage blanc, soja ou poudre de lactosérum ; voir liste des courses p. 241).

La préparation dure le temps d'une cigarette, pas plus : mettez 250 g de fromage blanc, un peu d'eau, de l'édulcorant et des fruits au mixeur. Mixez 30 secondes. C'est terminé. Pour vos déplacements, c'est tout aussi rapide avec de la poudre de protéine. Aucun en-cas ne vous prendra aussi peu de temps de préparation.

Quelles protéines et en quelle quantité?

» Les protéines de lait: longtemps rassasié grâce aux fruits et aux shakes au fromage blanc

Les protéines de lait permettent avant tout de se sentir rassasié longtemps. Elles sont pratiques et on peut toujours en avoir dans son frigo. Le fromage blanc est le produit laitier le plus riche en protéines. 250 g de fromage blanc contiennent 34 g de protéines. Autant qu'un steak de 180 g, mais avec beaucoup moins de calories. Sous forme de shake avec des fruits et de l'édulcorant, le fromage blanc est délicieux. Il se marie moins bien avec le chocolat ou le café, mais ça peut aussi faire l'affaire. À vous d'essayer.

Le fromage blanc contient trois fois plus de protéines que le lait ou le yaourt. Ces derniers, en raison de leur faible taux de protéines, doivent être mélangés avec des protéines de lait en poudre pour préparer des shakes protéinés. C'est seulement ainsi que l'on arrive à atteindre 20 g de protéines par verre, avec du lait ou du yaourt. Vous ne devez pas consommer de shakes uniquement à base de lait et de yaourt, parce qu'ils contiennent principalement du lactose, donc des calories, et trop peu de protéines.

» Le soja pour les végétariens

Les protéines de soja en poudre sont le premier choix pour les végétariens. Leur goût, avec une saveur de noisette prononcée, ne plaît pas à tout le monde. Mais les arômes puissants comme le café ou le cacao s'en accommodent très bien. Le lait de soja vendu dans le commerce contient trop peu de protéines pour rassasier longtemps. Les protéines de soja concentrées sont donc idéales pour concocter soi-même ses shakes. De même, lorsque vous n'êtes pas à la maison, le soja rassasie très bien.

Emballage mensonger: certains fabricants remplacent les protéines de soja par des protéines de grain bon marché. Avec la mention: « Contient des protéines végétales, *en majorité* des protéines de soja. » Veillez à ce que le produit contienne 100 % de protéines de soja. Vous en trouverez facilement dans les magasins de produits diététiques.

» Protéines de lait en poudre

Les protéines de lait en poudre ont un goût plâtreux. Préférez-leur le fromage blanc, qui est moins cher, ou mélangez-les à un yaourt ou à du lait.

» Protéines de petit-lait: le messager rapide pour le cerveau

« Beurk! De la poudre ! », disent beaucoup de gens. Diriez-vous la même chose de la farine (une sorte de poudre de glucides...) ? Si vous voulez acheter des protéines en poudre, celles issues du lactosérum (petit-lait) sont idéales et présentent plusieurs avantages.

- Elles parviennent vite dans le sang. Bien plus vite que les protéines de lait. Et 3 heures plus tôt que les protéines d'une tranche de rôti de porc. Gorgées des matériaux de base de l'hormone du bonheur, elles vont ensuite sprinter en direction du cerveau. Là où font défaut vos médiateurs qui aident à se sentir plus statisfait et plus concentré.
- Elles ne contiennent que très peu de matière grasse calorique, à l'inverse des autres aliments riches en protéines.
- Elles sont meilleur marché que les autres aliments riches en protéines. Ainsi, 20 g de protéines de petit-lait coûtent moins cher 20 g de protéincs issus d'autres aliments ! Elles paraissent chères à l'achat, parce qu'on se retrouve avec 30 portions dans un paquet. Ne confondez pas les protéines de petit-lait avec des boissons à base de petit-lait vendues en supermarché. Celles-ci ne contiennent presque pas de protéine, mais surtout du lactose, qui provoque des ballonnements.

Où l'acheter ? Sur Internet, on a le meilleur choix. Cherchez avec les mots « concentré de protéine de lactosérum » ou, mieux encore, « isolat protéique de lactosérum », de haute qualité. L'isolat contient le plus faible taux de lactose. Il est souvent vendu sous l'appellation anglaise *whey-isolate*. Quand vous partez travailler, emportez un pot de protéine de petit-lait ou un shake tout prêt dans un *mug* hermétiquement fermé.

Quel arôme ? Si vous souhaitez mélanger la protéine de petit-lait avec du cacao, du café ou des fruits, choisissez un produit arômatisé à la vanille. Cela vous permet des mélanges avec toutes les autres saveurs.

Les shakes à la place du régime

Je n'ai pas l'intention de changer vos habitudes alimentaires. Si ceci était un livre de régime, je vous proposerais des recettes de légumineuses ou de plats asiatiques géniaux à base de tofu. Mais il ne s'agit ici que de garder la ligne. Et de la manière la plus pratique possible. Même les hommes et les femmes qui n'ont pas envie de cuisiner peuvent facilement mettre en pratique les conseils donnés dans les pages précédentes.

23. Rester mince après l'arrêt du tabac

La liste des courses

Sur Internet

Dès que vous arrêtez de fumer, vous devez disposer de tout ce qui vous aidera à rester mince. Sans grand effort, vous pouvez commander sur Internet :

- 1 blender (prix : disponible à partir de 7 paquets de cigarettes, mais garanti 5 ans !) ;
- 1 *mug* refermable (absolument : 100 % anti-gouttes !) pour les shakes protéinés lors de vos déplacements (prix : 1 paquet de cigarettes) ;
- 1 paquet de 750 g de protéines de petit-lait ou de soja, pour les shakes protéinés.

Au supermarché

Achetez si possible les produits suivants un peu avant votre arrêt du tabac : vous pourrez conserver les produits surgelés et autres fruits congelés dans le congélateur de votre frigo. Avec un réfrigérateur bien approvisionné en produits sains, vous pourrez manger sans jamais penser aux calories. Mangez à votre faim et soyez contents !

- Du jambon cru en tranches très fines ou du blanc de poulet quand vous avez envie de quelque chose de savoureux et rassasiant. Tous deux ne contiennent que peu de matière grasse, et sont donc peu caloriques.

- Du pain complet de préférence – mais seulement si vous l'aimez ! Il rassasie plus longtemps et maintient le taux d'insuline bas.
- 2 à 3 plats cuisinés congelés pour les grosses faims. (Pour éliminer la faim, désormais vous ne fumez plus, vous mangez.) Ces plats ne doivent contenir ni additifs ni agents de conservation, et sont franchement délicieux. Vous pouvez me faire confiance. Je suis un cuisinier passionné et ne vous les conseillerais pas si ce n'était pas le cas. Il faut que ce soit pratique, vite disponible et savoureux. S'adonner, au cours du sevrage, à de fabuleuses séances de cuisine n'est pas à la portée de tout le monde. Donc, vite un plat appétissant et rassasiant avec 500 calories, c'est mieux que 100 g de chips ruisselantes de graisse (530 calories) ou qu'une tablette de chocolat (550 calories). Vous ne devez pas passer ne serait-ce qu'une seule soirée en ayant faim ! Sinon le cerveau addict se manifeste aussitôt !
- 1 édulcorant liquide ou en poudre (aspartame).
- 1 boîte d'édulcorant en sticks pour vos déplacements.
- 1 paquet de framboises congelées, 1 de myrtilles, 1 de mûres. C'est moins cher, plus riche en vitamines et plus pratique que les mêmes quantités de fruits frais. Et c'est idéal pour des shakes super-bons.
- 1 paquet de fraises congelées si l'on n'est pas en été.
- 10 pommes, 10 poires et tout autre fruit. Pour la maison, pour les déplacements, à tout moment, et tant que vous voudrez. La logistique fait tout : il est important d'avoir toujours des fruits à portée de main.
- 4 x 500 g de fromage blanc à 0 % de matière grasse (ou jusqu'à 3,5 %).
- 4 litres de lait demi-écrémé à 1,5 % de matière grasse pour les shakes.

- Des chewing-gums sans sucre aux arômes variés.
- Du Coca Light ou d'autres sodas sans sucre.
- Vin rouge ou blanc. Si l'alcool fait partie de votre style de vie, préférez le vin à la bière. Et seulement – ça vaut mieux – si le vin n'est pas mentalement associé aux cigarettes.
- Le thé dans toutes ses variétés. Essayez le rooibos (sans théine), les infusions de plantes ou le tchaï indien (aux épices). Quelque chose de chaud dans le ventre, c'est toujours bon.
- 1 boîte de vitamines du groupe B et 1 boîte de comprimés de magnésium effervescents pour calmer votre nervosité. Conseil : prenez le magnésium avant de vous coucher. Vous éviterez ainsi les problèmes d'insomnie, qui font partie des symptômes de sevrage.

Ce que vous devez éviter d'acheter après l'arrêt du tabac

Je pense que cette liste est raisonnable – je ne veux pas trop chambouler vos habitudes. Mais vous devez encore une fois être rassasié, rassasié et encore rassasié. Et content ! Alors, vous ne vous rendrez même pas compte que vous n'avez pas acheté les produits de la liste qui suit.

Une belle silhouette commence au supermarché. Et n'oubliez pas vos lunettes quand vous allez faire vos courses, pour vérifier les taux de matière grasse et de sucre conte,us dans vos produits habituels. Vous ne devez jamais avoir le sentiment de vous priver de quelque chose. Si vous avez la passion du dessert au chocolat avec de la chantilly, alors achetez-le. Mais évitez alors de succomber à la tentation d'autres plats trop gras et tout aussi délicieux.

- **Les viandes grasses**, comme le porc ou la viande hachée porc/bœuf. Faites-vous plus souvent plaisir en achetant des blancs de poulet, du bœuf maigre, du tartare, du veau ou du poisson. Ce n'est pas exactement se priver, n'est-ce pas ? Et ces aliments contiennent moins de matières grasses, donc moins de calories. Pourquoi ne pas employer l'argent économisé sur un paquet de cigarettes pour acheter, au lieu de saucisses, de porc ou de viande hachée bon marché, une viande moins grasse et un peu plus chère. Faites-vous plaisir avec des produits de qualité.

- **Les produits laitiers à plus de 3,5 % de matière grasse**. Le fromage blanc ou le yaourt à 10 % de matière grasse sont simplement trop caloriques, sans être tellement plus goûteux. Peu de volume, mais beaucoup de calories inutiles. Une fois bien fouetté pour qu'il soit crémeux, le yaourt à 3,5 % est aussi bon que les yaourts plus riches en matières grasses.
- **Les desserts lactés.** N'en achetez pas du tout pour le moment. Beaucoup de ces desserts – yaourts, riz au lait ou puddings au chocolat – existent désormais avec édulcorants. Mais vous engloutirez tellement de shakes protéinés aux fruits ou chocolatés et vous serez tellement rassasié que vous n'aurez probablement pas de place dans votre estomac pour ces desserts lactés.
- **Les charcuteries.** Toutes sont très grasses, à l'exception du jambon cru.
- **Le chocolat au lait et les barres chocolatées.** Ces produits contiennent jusqu'à 50 % de sucre. Passez plutôt au chocolat noir à plus de 70 % de cacao. Il maintient l'insuline basse. Ne faites aucune provision de sucreries à la maison : vous risquez de les manger. S'il n'y en a pas, ou peu, une pomme fera très bien l'affaire pour combler une envie de sucré, même si vous n'en avez pas envie au départ. Finalement, vous la trouverez bonne.
- **Les boissons sucrées**. Elles sont la garantie de fringales dans les 30 minutes qui suivent, avec un pic d'insuline.

N'en buvez en aucun cas ! Il existe suffisamment de sodas avec édulcorants. Vous ne vous privez donc de rien !

- **Les nectars de fruits.** « Nectar » n'est qu'un autre mot pour « lavasse sucrée ». N'achetez que des purs jus et diluez-les avec de l'eau minérale pétillante pour réduire de moitié les calories.
- **Le sucre.** Remplacez-le par des édulcorants. Là aussi : zéro privation parce que ça reste sucré !
- **La bière.** Je l'avoue, ça risque d'être difficile ! Mais le problème, c'est que le plaisir d'une bonne bière est souvent mentalement associé à la cigarette. C'est mauvais quand on vient d'arrêter ! De plus, la bière est très calorique et l'énergie qu'elle aporte à l'organisme va directement dans les cellules graisseuses. Comme l'hypoglycémie arrive vite, il en faut toujours davantage – avec à la clé la fameuse « bedaine du buveur de bière ». Passez pour un temps au vin si l'alcool fait partie de votre style de vie. Mais seulement si vous en avez envie. Si la bière vous procure un plaisir indispensable, et si grossir n'est pas trop important pour vous, alors ne vous en privez surtout pas au moment de l'arrêt du tabac !

C'était si terrible ? Au fond, il ne s'agit que de remplacer, jamais de se priver. Et les édulcorants suppriment à eux seuls 100 à 200 calories de votre alimentation. Donc, tout CELA N'EST PAS UN RÉGIME.

Aller au restaurant sans prendre de poids

- **La steak house est idéale.** C'est grave ? Pour la plupart des hommes, ce n'est pas difficile. Ne prenez pas de travers de porc et, en garniture, préférez une salade aux classiques frites ou pommes de terre sautées. Vous pouvez en manger jusqu'à plus faim, sans prendre de poids.

- **La cuisine thaïe ne fait pas grossir.** Avez-vous jamais vu des Asiatiques en surpoids ? En tout cas pas ceux qui mangent selon le mode asiatique traditionnel. La cuisine thaïe fait perdre du poids. La cuisine indienne est déjà plus grasse.
- **Au restaurant, c'est vous qui décidez.** Évitez les sauces riches à base de crème. Sur la carte est indiqué « machin truc » aux pommes de terre ? Demandez plus de légumes et une salade en accompagnement. Après tout, c'est vous qui payez. Le chef a le talent de concocter ce que vous désirez. Vous n'avez pas à être gêné.

Garder la ligne en mangeant à la cantine

- **Les pommes de terre ou les pâtes fraîches aux œufs** augmentent la glycémie – énormément. Elles font grossir et ne coupent pas la faim. Les pâtes al dente, par contre, sont plus saines, tout comme les légumes ou le riz étuvé.
- **Les fritures.** Elles regorgent de graisse. Les frites contiennent trois fois plus de calories que les pommes de terre au four. Choisissez donc celles-ci si vous tenez absolument à accompagner vore viande de pommes de terre.
- **Pas de sauces épaisses et riches.** Il y a certainement des viandes grillées ou rôties au menu, qui n'ont pas besoin d'être nappées de sauce à la crème.
- **La viande et la volaille panées.** La chapelure frite qui les enrobe est toujours très grasse. S'il y a un autre plat, prenez celui-là.
- **Le café.** Ayez toujours sur vous un stick d'édulcorant, dans votre porte-monnaie.

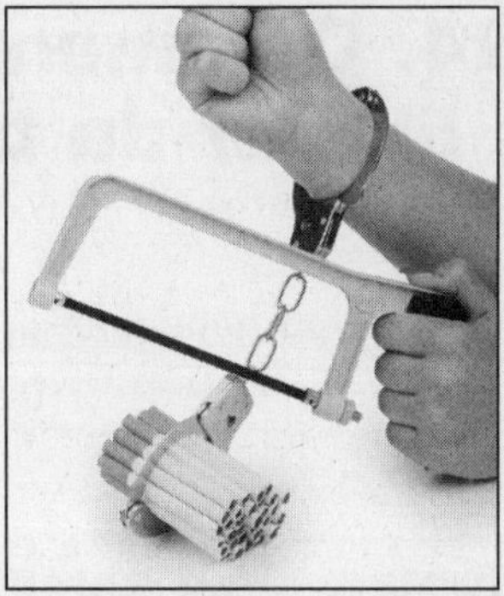

V
Les stratégies les plus efficaces pour arrêter de fumer

24. Comment vous libérer du tabac

«Une seule chose rend un rêve irréalisable : la peur de l'échec.»
Paulo Coelho

Arrêter de fumer, c'est comme faire du vélo

Arrêter de fumer, c'est comme apprendre à faire du vélo. Au début, on a une frousse bleue, on ne pense à rien d'autre qu'à la peur de tomber. Celui qui n'essaie pas ou qui ne se concentre que sur la peur de tomber ne fera jamais de vélo. De nombreux fumeurs restent coincés par cette même peur, parce qu'ils sont peut-être tombés un jour, ou qu'ils n'ont même pas essayé. Mais n'importe qui peut apprendre à condition de dépasser sa peur, d'intégrer le fait qu'on va se casser la figure plusieurs fois, rouler de travers et se relever aussitôt pour continuer. C'est exactement ça, le processus de l'arrêt du tabac. Chacun peut devenir non-fumeur. Au bout d'un moment, ça roule tout seul.

Sortez du piège de la nicotine !

Vous pouvez continuer toute votre vie à pédaler sur un terrain accidenté, suivant les hauts et les bas du sevrage nicotinique, jusqu'à ce que le vélo soit démoli. Ou bien vous vous décidez à changer de route.

La peur la plus forte est celle de la dernière cigarette. Beaucoup, pourtant, se réjouissent déjà de ce chemin vers la liberté et sont impatients d'y arriver. Les deux premières semaines, le chemin est encore assez chaotique, jusqu'à ce que les barrières corporelles de l'addiction soient franchies et que le système des neurotransmetteurs soit régulé. Dès la deuxième semaine, vous roulez plus calmement. Au cours des semaines suivantes, vous rencontrerez encore des portions de route accidentées, à cause de votre conditionnement, mais vous réussirez à les dépasser. La plupart du temps, ils ne dureront que quelques minutes. Peut-être vous arrivera-t-il de déraper, mais vous remonterez *tout de suite* en selle et continuerez votre chemin ! Et ces cahots seront de moins en moins fréquents.

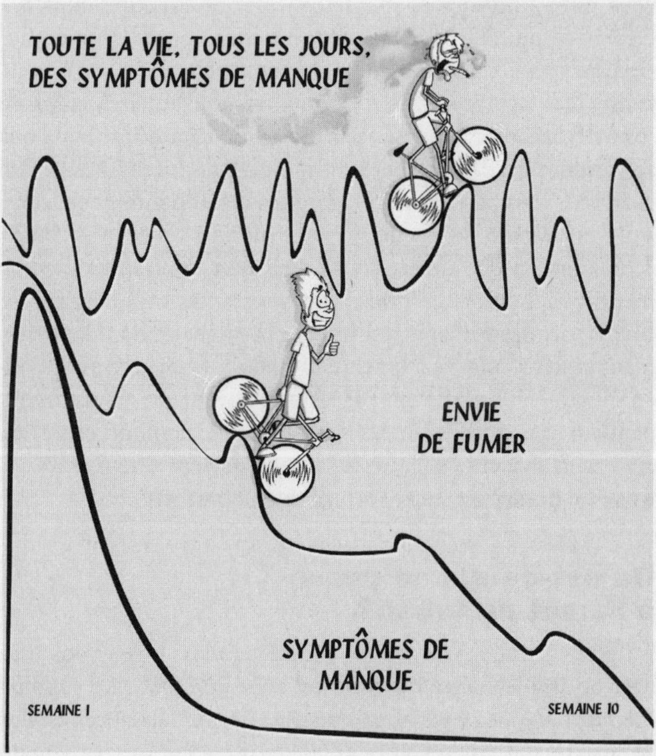

Pourquoi fumer moins ne marche pas

Si vous réduisez le nombre de cigarettes, chacune d'elles devient plus satisfaisante parce qu'elle supprime davantage de tension, d'irritabilité, d'agitation et de mauvaise humeur. En raison de l'intervalle plus long entre deux cigarettes, vous devez combler un déficit de nicotine plus profond, et au cours des 7 secondes que la nicotine met pour parvenir au cerveau, vous ressentez un soulagement, un plaisir et un bien-être plus grands que si vous fumiez toutes les 30 minutes. En même temps, par des bouffées plus profondes et plus nombreuses, vous puisez presque la même quantité de nicotine dans ces cigarettes plus rares. Mais cette quantité égale de nicotine signifie que les récepteurs au cerveau peinent à se reconstruire. Les symptômes de manque restent aussi intenses et sont désormais supprimés par moins de cigarettes, mais qui apportent plus de plaisir et sont fumées plus intensément. Par exemple, vous passez de 15 cigarettes de 10 bouffées chacune à 10 cigarettes de 15 bouffées profondes chacune. Après 3 mois ou 15 000 taffes, vous aurez alors appris très exactement à quel point ces 10 cigarettes restantes sont précieuses. La plupart des fumeurs qui tentent la méthode du ralentissement restent coincés à un certain niveau de cigarettes/apport en nicotine et ne peuvent pas réduire davantage. Ils souffrent pendant des années, et les sensations de manque entre les cigarettes deviennent la règle. La vie devient une torture. À force de discipline, cette torture est supportée.

Qu'est-ce qui se passe à l'arrêt du tabac ?

Le plus efficace est d'arrêter complètement. Fixez-vous une date et décidez de ce qui pourrait vous être une aide supplémentaire. Nous avons beaucoup plus de connaissances qu'il y 25 ans, quand Allen Carr a publié sa première méthode pour arrêter de fumer. À l'inverse de tous ces livres obsolètes, dans lesquels toute aide supplémentaire est critiquée, j'ai sérieusement examiné à la loupe ces stratégies qui peuvent doubler, voire tripler, vos chances de réussite. En l'état actuel des connaissances scientifiques et selon l'opinion des experts du monde entier. Cela ne signifie pas que vous devez obligatoirement utiliser ces aides ! Mais un refus de principe, comme il a été prôné par le gourou de l'arrêt du tabac au siècle dernier, est aujourd'hui considéré comme une erreur. On ignorait, dans ce domaine, qu'il y a des fumeurs différents qui ont besoin de soutiens différents.

L'hypnose, les patchs nicotiniques, les médicaments antitabac comme le Champix ou l'acupuncture ? Qu'est-ce qui peut vraiment vous aider et qu'est-ce qui sera de l'argent jeté par les fenêtres ? Avez-vous absolument besoin de ces soutiens ? Et si oui, comment les utiliser exactement ? S'en servir mal ou à moitié est inefficace. Si vous les utilisez, faites-le comme il faut. Sinon, voilà ce qui arrive : « Oh, même les patchs nicotiniques n'ont servi à rien. Je n'y arriverai jamais et il faut que je continue de fumer. » Une mauvaise utilisation des produits n'apporte aucun soutien dans la phase du sevrage. Plus tard, vous vous estimerez responsable de l'échec et vous en serez encore davantage convaincu.

Mais tout le monde peut réussir à devenir non-fumeur. Il faut simplement remonter sur le vélo tout de suite après la chute, jusqu'à ce qu'on se sente bien en selle. Dans les quatre chapitres qui suivent, il est question des aides qui peuvent vous soutenir.

25. L'hypnothérapie ou la communication avec votre inconscient

Dans ce chapitre, il s'agit de trouver par quoi vous pouvez mobiliser vos forces inconscientes contre le tabagisme. Vous pouvez les activer par la relaxation profonde, l'autosuggestion, l'autohypnose, mais aussi en hypnothérapie avec un professionnel. Depuis des millénaires, on emploie des techniques de concentration et de reconstruction méditatives. Les sportifs de haut niveau exploitent eux aussi ces ressources pour atteindre leurs objectifs. Apprenez comment vous pouvez les exploiter efficacement.

L'hypnose contre l'addiction

Avez-vous déjà songé à l'hypnose pour arrêter de fumer ? Non ? C'est dommage, parce que c'est une des stratégies les plus efficaces. Presque aucune autre thérapie ne rencontre autant de succès. De nombreuses études scientifiques l'ont prouvé. Jusqu'à 48 % des participants étaient non-fumeurs après un an[120]. Comparez ce taux aux 7 à 15 % de réussite des patchs nicotiniques, et vous comprendrez combien est puissante la force de l'inconscient. Mais avant de tomber sur des offres souvent douteuses sur Internet, renseignez-vous pour savoir ce qu'est au juste l'hypnothérapie.

Pour faire vite, votre cerveau addict n'a pas seulement triomphé pendant de longues années de votre logique et de votre mental, mais aussi de vos instincts de survie qui sont enregistrés dans votre inconscient. Aucun fumeur ne veut se faire de mal. Chaque fumeur désire être sain, vivre longtemps, être libre et ne pas être obligé de fumer. Pourtant, l'addiction à la nicotine réussit à saper ces instincts de survie. Ces désirs sont « refoulés » profondément. Si vous réussissez à faire ressurgir ces besoins fondamentaux, vous pouvez libérer des forces insoupçonnées contre l'addiction. Le hic, c'est que l'accès à votre inconscient n'est pas soumis à votre volonté. Il est difficile de l'approcher. L'hypnothérapie peut permettre cet accès à l'inconscient.

L'hypnose est par conséquent un bon complément à ce livre. Je vous ai expliqué pourquoi fumer n'est ni un avantage ni un plaisir. Nous avons jusqu'ici défait ensemble nombre de fausses idées sur le tabagisme. Si vous mobilisez votre inconscient dans la lutte contre l'addiction, vous luttez à un autre niveau, avec une force énorme. Êtes-vous prêts à prendre le départ pour en apprendre davantage sur l'inconscient – la plus puissante de vos forces pour vous faire avancer ? Alors continuez la lecture de ce chapitre.

La puissance de l'inconscient

Le cerveau humain dispose d'une petite part de mémoire consciente et d'un système de mémoire inconscient beaucoup plus vaste. Ce système détermine la plupart de nos actions quotidiennes, sans que nous en soyons « conscients ». Tout notre savoir et toutes nos expériences sont recueillis dans l'inconscient. Souvent, ce savoir est à peine formulable ou disponible verbalement. Mais, intuitivement, vous savez quand ce que vous faites est juste et quand ça ne l'est pas, quand vous vous mentez et quand vous êtes sincère avec vous. Vous agissez et réagissez intuitivement la plupart du temps. Chaque nouvelle expérience devient partie intégrante de ce savoir inconscient et agit sur votre comportement. Les programmes biologiques de survie et de réussite y sont enregistrés : la volonté de survie, la respiration et aussi le besoin de ne pas vouloir se nuire. Le comportement d'addiction parvient à troubler et à refouler la volonté de survie et les désirs inconscients, et à vous rendre esclave, selon la devise : « De toute façon, il faut bien mourir de quelque chose », qui montre avec quelle perfidie l'addiction annule les instincts primaires. « Je pourrais aussi bien me faire écraser par un bus. » Bien sûr, mais vous jetteriez-vous volontairement sous le bus ? Vous fumez à en mourir. Vous risquez tout, juste pour inhaler ces cochonneries mortelles, parce que vous êtes devenu l'esclave de la nicotine ! Chez un héroïnomane, l'addiction est flagrante. Toutefois, ils ne sont que quelques milliers dans le monde à mourir chaque année de l'héroïne. Par contre, ce sont 5 millions de personnes qui meurent chaque année des suites du tabagisme.

Vos instincts sont certes troublés par l'addiction, mais ces désirs ne pourront jamais être totalement refoulés. Vous savez que vous vous mentez souvent, que vous vous méprisez en partie pour cela et que vous avez peu confiance en vous. Tant que vous fumez, vous êtes englué dans ce conflit insoluble du fumeur. Le pire, dans l'addiction, c'est de dédaigner ses instincts de survie au point de refouler ses désirs. « J'arrêterai bien un jour. » Le refoulement bride l'énergie psychique.

L'addiction est forte, mais votre inconscient est encore plus fort !

Dans l'inconscient, tous vos désirs pour votre vie sont déjà présents depuis longtemps, souvent très longtemps avant que vous n'en preniez conscience. Vous pouvez dégager cet accès, votre accès à ce que vous avez toujours vraiment voulu. En votre for intérieur, vous savez depuis longtemps que fumer n'est pas bon pour vous. Il est possible aussi que vous ayez depuis longtemps le désir d'être plus libre. Libre de décider ce que vous avez à faire, quand et comment, sans qu'une dépendance, l'addiction, vous le dicte. Au fin fond de votre inconscient, vous voulez être sain et vivre longtemps. La nature a programmé profondément dans notre patrimoine génétique cette volonté de vivre sain et longtemps : se sentir plein d'énergie, remplir chaque cellule de vie, d'oxygène, inspirer profondément l'air et respirer. Votre inconscient connaît le chemin. L'addiction est forte, mais votre inconscient est encore plus fort ! Il sait ce qui vous rend réellement heureux. Il sait depuis longtemps qu'il vous faut fumer pour supprimer le manque, mais que cela ne vous satisfait pas. La puissance la plus forte contre l'addiction, ce sont vos désirs inconscients et la source de votre forces. Vous pouvez, si vous le voulez, rouvrir le chemin qui y mène !

L'accès à l'inconscient

Dans l'hypnothérapie, vous êtes mis en transe. Celle-ci ressemble à une méditation ou à une relaxation profonde et vous aide à rouvrir l'accès aux désirs refoulés par l'addiction. Avec l'autohypnose et la relaxation profonde, on peut se mettre dans un état proche de la transe. Pendant cette relaxation profonde, où les pensées parasites diminuent progressivement et où vous plongez toujours plus profondément en vous-même, vous développez une forte attention aux suggestions ou inspirations. *Ensemble* avec l'hypnothérapeute, vous pouvez, dans cette situation, faire resurgir vos désirs refoulés et les renforcer. Seulement si vous le voulez et si vous l'autorisez, car c'est un travail en commun et rien ne se passe sans vous.

« *O.K., mais ça m'a bien l'air d'être un truc ésotérique.* » À première vue, oui. Mais l'inconscient détermine votre vie à chaque minute, et c'est le cœur de tout travail psychologique. Considérez-le plutôt ainsi : quand vous regardez un polar, avec un policier psychologue qui dresse un profil de criminel et se demande pourquoi celui-ci devait agir ainsi, vous n'avez aucun problème à accepter la puissance de l'inconscient. Les instincts de survie dans l'inconscient recèlent une force immense. Pourquoi ne pas l'utiliser aussi pour soi-même ?

Faites resurgir cette force. Contre l'addiction. Ce n'est pas de la magie. L'hypnothérapie a été testée avec succès auprès des fumeurs dans des conditions scientifiques rigoureuses.

L'hypnose de music-hall ne marche pas

« Non, je n'ai pas envie de faire le lapin. » L'hypnothérapie ou l'autohypnose n'ont rien à voir avec l'hypnose comme on la pratique sur scène, où des personnes hypnotisées, en apparence sans volonté, grimpent sur des chaises ou font le lapin. C'est pourquoi nous sommes nombreux à avoir, à juste titre, des sentiments ambivalents à l'égard de l'hypnose. On craint de perdre le contrôle et d'être livré à l'hypnotiseur. Mais personne en état d'hypnose ne fait ce qu'il ne veut pas faire. Avant qu'un spectateur monte sur scène dans un spectacle d'hypnose, il est clair qu'il est prêt à faire le lapin. Ça fait partie du jeu.

« Mais je veux quand même que vous m'hypnotisiez pour me débarrasser de la cigarette. » Certains fumeurs qui viennent à l'hypnothérapie ont la même attente que face à l'hypnose jouée sur scène. Ils se sentent livrés à la nicotine et espèrent que l'hypnothérapeute les hypnotisera d'une manière dominatrice pour qu'ils ne veuillent plus ou ne puissent plus fumer. Ils veulent transférer au thérapeute leur propre responsabilité. Mais l'hypnothérapie est exactement le contraire de l'hypnose mise en scène. Elle ne doit pas vous priver de volonté. Au contraire, elle doit vous aider à mobiliser vos forces et vos désirs intimes pour que vous puissiez vous libérer vous-même du tabagisme.

Important : il faut que vous ayez vraiment envie d'arrêter. Si on vous a orienté vers l'hypnose mais que vous n'avez pas sincèrement envie d'arrêter, même le meilleure hypnothérapeute ne pourra rien faire pour vous…

Milton Erickson

«Je ne vais pas me laisser faire par un hypnotiseur!» Vous l'avez parfaitement compris. Une hypnose directive ne fonctionne pas, ou seulement très ponctuellement, aussi longtemps que vous voulez «faire le lapin». Et c'est exactement là que l'hypnose moderne commence. Elle a été fondée par Milton Erickson. Il est sans doute, avec Freud, l'un des psychologues les plus importants du XXe siècle. Il mettait les patients dans un état de relaxation ou de transe par un langage particulièrement ouvert, vague et peu concret. Les phrases prononcées pendant la phase d'introduction de l'hypnose sont conçues pour que vous les remplissiez vous-même de vos propres contenus et que vous imaginiez ce que certains mots signifient. Vous effectuez donc vous-même le travail psychique à proprement parler, pendant lequel vous approchez les strates les plus profondes de votre inconscient.

Souvent certains racontent qu'on ne peut pas transposer sa propre vie. Par l'hypnose, vous remettez en ordre les désirs refoulés dans votre inconscient et vous les ramenez à la surface. Les suggestions de l'hypnothérapeute sont avant tout des suggestions, que vous remplissez vous-même de vie, de manière autonome. Donc , 'hypnose est surtout une autohypnose. L'art de l'hypnothérapeute consiste à guider le fumeur par ces modèles de langage ouverts et des images que ce dernier réorganise. Il faut pour cela une expérience colossale, une personnalité très intuitive et une très solide formation. L'hypnose clinique aide à diriger, de manière ciblée et thérapeutique, l'inconscient vers une solution.

«Oui, et après?» Ce qui est intéressant, c'est que votre manière d'agir sera ensuite de plus en plus influencée par les instincts et désirs inconscients. Vous puisez à nouveau dans votre instinct de survie la force de dire «non» au tabac et le sentiment de faire intuitivement ce qui est juste. C'est superimportant! Parce qu'au cours des premières semaines, le cerveau pollué par l'addiction usera de tout ce dont il dispose pour que vous abandonniez à nouveau le chemin que vous venez d'emprunter.

L'hypnothérapie n'est pas de la magie

L'hypnose n'est pas de la magie ni de l'ésotérisme. Les phénomènes se laissent mesurer et expliquer. L'électroencéphalogramme (EEG), qui mesure les ondes cérébrales, montre des passages d'ondes courtes (hyper-activité) à des ondes plus longues. Depuis des milliers d'années, les hommes se servent de ces altérations des ondes cérébrales. On trouve des ondes longues dans la méditation, le yoga ou le tir à l'arc méditatif. Imaginez que vous visez la cible de devenir non-fumeur comme un tireur à l'arc et que vous la touchez intuitivement à coup sûr. On trouve des ondes encore plus longues pendant le sommeil et les rêves. L'accès à ces zones inconscientes du cerveau est toujours signalé par des ondes longues.

Qu'ont à voir les rêves avec le tabac ? Encore un instant de patience. Pendant le rêve s'établit une harmonisation intime entre ce que vous avez vécu dans la journée et votre inconscient. Souvent, vous vous réveillez le matin en sachant exactement ce qu'il faut faire. Si votre esprit était encore confus le soir, vous voyez le matin, après l'harmonisation, les choses plus clairement. Toute personne ayant déjà médité connaît cette vision claire, calme, des choses. C'est précisément de cette vision claire et de ce calme que vous avez besoin quand vous voulez arrêter de fumer. Vous devez sentir que ce que vous faites est juste et que vous allez atteindre votre but, quoi que l'addiction vous chuchote à l'oreille. L'hypnose et l'autohypnose exploitent cet échange avec votre inconscient. Elles tentent de dissiper le brouillard qui masque ces réponses personnelles que vous connaissez depuis longtemps, mais que vous aviez refoulées – peut-être pendant des dizaines d'années – à cause des cigarettes.

Mon conseil : une fois par jour, prenez le temps d'une relaxation profonde ou d'une autohypnose.

« Je n'ai pas de temps pour ça. Vous ne savez pas ce qu'est ma journée… » Vous aviez le temps de vous accorder des moments de pause pour les cigarettes. Une cigarette correspond à 5 minutes. Avec 20 cigarettes, vous passiez environ 100 minutes par jour à fumer. Si vous en fumiez quelques-unes pendant votre temps libre, vous avez bien le temps maintenant de vous relaxer 10 minutes. Une période un peu agitée vous attend et vous vous rendrez compte du bien que vous procure un moment de détente. Vous vous focaliserez, tel le tireur à l'arc, sur le but le plus important dans votre nouvelle vie : être libre ; vivre plus longtemps ; être de nouveau heureux, sans nicotine.

La puissance de la seule logique est limitée

Avec ce livre, je me suis surtout adressé à l'hémisphère gauche de votre cerveau, associé à la logique. L'hypnose et l'autohypnose s'adressent surtout à l'hémisphère droit. « Encore ces foutaises ! » Ceci est mesurable par des procédés d'imagerie. L'hypnose active les zones de droite du cerveau, tandis que celles de gauche, axées sur la volonté et responsables de la logique, sont moins actives.

« Très bien, mais ça me sert à quoi ? » Ayez toujours le sens pratique. Vous pouvez essayer d'arrêter grâce à votre volonté, ou bien vous ressentez profondément qu'arrêter est la seule bonne chose pour vous. On en vient à de tout autres solutions lorsque l'hémisphère droit, donc le côté imaginatif, intuitif de votre cerveau s'active. Ainsi sont créées des solutions que la pensée logique de l'hémisphère gauche ne peut même pas envisager ! Car chaque fumeur sait logiquement que fumer est nuisible et mortel à long terme. Les fumeurs ne sont pas idiots. Pourtant, beaucoup ne réussissent pas à arrêter. La puissance de la logique est donc limitée ! La logique nous réveille quand nous découvrons les conséquences néfastes du tabagisme. C'est une motivation importante. Mais la puissance des désirs inconscients et des réflexes de survie est plus forte. Activez cet accès à l'inconscient par la relaxation profonde.

Les succès de l'hypnothérapie en chiffres

À l'intention des lecteurs qui ne croient pas à la psychologie des profondeurs et encore moins aux thérapeutes, je laisse parler les chiffres. Le professeur Revenstorf, de l'université de Tübingen, est un hypnothérapeute renommé à l'échelle mondiale. Dans son institut a été élaboré un programme hypnothérapeutique dont les taux de réussite atteignent jusqu'à 65 % au bout de 3 mois, et jusqu'à 48 % au bout d'un an. Des taux très élevés, donc, mais qui ont été vérifiés par des études scientifiques. Les taux de réussite avec des patchs nicotiniques se situent entre 7 et 15 % après un an, ceux des thérapies de dialogue entre 20 et 25 %. En solo et spontanément, par exemple avec les bonnes résolutions du Nouvel An, sans préparation mentale par un livre, seuls 3 à 10 % de fumeurs réussissent à arrêter. La bonne nouvelle : plusieurs tentatives spontanées atteignent aussi leur but, bien entendu, car chacun peut devenir un non-fumeur satisfait !

En France, l'assurance maladie ne prend en charge que peu de médecine douce mais ce n'est pas le cas de l'hypnose, à condition qu'elle soit réalisée par un médecin conventionné (remboursement 70 % du tarif de base d'une consultation). Si la consultation a été prescrite par un généraliste et se déroule chez un psychiatre hypnothérapeute, vous serez également remboursé à 70 % par la sécurité sociale. Par ailleurs, beaucoup de mutuelles prennent en charge les médecines douces, mais plus rarement l'hypnose. Renseignez-vous auprès de la vôtre.

Pour ceux que ça intéresse : un aperçu sur les études menées sur l'hypnose

« Bien, a-t-on des chiffres précis à propos de l'hypnothérapie ? » Oui. Jetez un coup d'œil aux études menées sur la désaccoutumance à la nicotine par l'hypnothérapie, dans le tableau ci-dessous[121]. Assez étonnant, non ? On pique l'argent dans la poche des fumeurs par bien d'autres méthodes. L'hypnothérapie, par contre, a prouvé qu'elle fonctionne.

Nombre des participants	Après combien de mois a-t-on sondé les non-fumeurs ?	Pourcentage des réussites	Description et nombre des séances
615	6 mois	44 %	1 séance de groupe[123]
48	10 mois	50 %	1 séance de groupe
48	6 mois	50 %	5 séances individuelles[124]
58	6 mois	40 % en hypnose de groupe 50 % en hypnose individuelle	3 séances[125]
75	6 mois	45 %	1 séance individuelle[126]
30	3 mois	60 %	1 séance[127]
37	10 à 19 mois	47% en hypnose individuelle 36% hypnose de groupe	1 séance[128]
60	12 mois	45 %	1 séance[129]
38	3 mois	65 %	4 séances individuelles[130]

135	7 mois	36 %	1 hypnose de groupe [131]
51	12 mois	59 %	2 séances individuelles[132]
106	13 mois 12 mois	58 % 35 %	3 séances[133]

- *« Pourquoi un tableau aussi compliqué ? »* Sur 12 mois, avec l'hypnose, deux fois plus de fumeurs parviennent à devenir non-fumeurs qu'avec une thérapie comportementale, et trois fois plus que ceux qui utilisent des patchs nicotiniques. C'est ce que montre ce tableau, qui prouve combien il est important de mettre à profit la force de l'inconscient. L'hypnothérapie est une méthode de pointe, proposée uniquement par des psychothérapeutes ayant suivi une formation spécifique.
- *« Sur Internet j'ai déjà lu des taux de réussite plus élevés, de 60 à 70 %... »* Très attrayant en terme de pub ! Vous devriez cependant toujours poser la question : après combien de jours ou de semaines a-t-on interrogé les fumeurs ? Après 3 semaines, 3 mois ou un an ? L'industrie pharmaceutique use volontiers de cette « poudre aux yeux ». Seul un minimum d'entreprises, qu'il s'agisse de patchs nicotiniques ou d'autres aides pour arrêter de fumer, publient les résultats au bout de 12 mois. Les chiffres à six mois sont plus vendeurs, tout simplement. Alors, restez réaliste. Les questions critiques sont toujours bonnes.
- *« Comment vais-je trouver le bon hypnothérapeute ? »* L'hypnose est souvent proposée par des amateurs sans formation professionnelle. Sur Internet, on trouve malheureusement beaucoup d'offres peu sérieuses. Vérifiez la qualification de l'hypnothérapeute. Il est bon qu'un thérapeute ait suivi une formation auprès d'une des sociétés d'hypnose clinique reconnues, comme l'Institut Milton

Erickson (IME), la Société française d'hypnose (SFH) ou l'Association française d'hypnose (AFH).

- «*Qu'est-ce au juste que la transe?*» Nous tous, nous connaissons la transe au quotidien, quand nous sommes profondément concentrés sur quelque chose et que nous oublions tout ce qui se passe autour de nous. La transe est très proche d'une méditation ou d'une relaxation profonde. Vous pouvez vous-même, à tout moment, mettree fin à cet état de profonde relaxation, et vous ne dépendez absolument pas du claquement de doigts d'un hypnotiseur. Pendant la transe, vous entendez tout ce qui est dit et vous vous sentez aussi totalement dans la réalité en lieu et en temps. Pendant la transe, l'hypnothérapeute peut communiquer avec la zone inconsciente de votre cerveau sans que la raison ou le cerveau addict n'interfère.
- «*Je pense que je l'hypnose ne marchera pas avec moi. Tout le monde est-il hypnotisable?*» La plupart d'entre nous peuvent entrer en transe, s'ils y consentent et s'ils ont confiance. On peut aussi s'y entraîner, tout comme on peut apprendre la méditation ou le training autogène. Mais la profondeur et la rapidité avec laquelle une personne plonge dans la transe peuvent varier. Pour la désaccoutumance du fumeur, un état de transe de profondeur moyenne suffit.

➡ EN BREF

- L'addiction se superpose aux instincts de survie et aux désirs naturels de santé. Elle les refoule dans l'inconscient.
- Il est important de révéler à nouveau ces instincts de survie au moment de l'arrêt du tabac et de tirer profit contre l'addiction de la force immense de l'inconscient.
- L'accès à l'inconscient n'est pas possible par la seule volonté.

- Dans la relaxation profonde, l'autosuggestion et l'autohypnose, mais aussi dans l'hypnothérapie, on peut ouvrir l'accès à ces sources de forces inconscientes et les mobiliser.
- Les ondes cérébrales lentes, qui ouvrent cet accès à l'inconscient, sont exploitées depuis des millénaires afin de se focaliser sur l'essentiel.
- Les techniques qui dégagent l'accès aux forces inconscientes sont par conséquent un complément idéal au savoir conscient, actif, présenté dans ce livre.
- L'hypnothérapie, comme accompagnement professionnel, est une des méthodes les plus efficaces au moment de l'arrêt du tabac.

» Programme d'hypnose associé au livre

Depuis 10 ans déjà et avec succès, je travaille avec les fumeurs par le biais de l'hypnose. L'hypnose peuvent vous amener à un état d'apaisement et vous soutenir pour devenir non-fumeur. Ainsi, vous diminuez le stress des premiers jours après l'arrêt du tabac et mobilisez la force de votre inconscient. Vous vous sentirez chaque jour un peu mieux et éprouverez le sentiment d'être sur le bon chemin. Les quatre séances d'hypnose sont disponibles sur **www.hypnosepourarreterdefumer.com (voir p. 320)**

» Les stratégies les plus efficaces pour arrêter

Lire ce chapitre ou le sauter? Si vous ne voulez pas utiliser d'aide supplémentaire, tels les patchs nicotiniques ou des médicaments, vous pouvez sauter les trois chapitres qui suivent et reprendre votre lecture p. 286, au chapitre «La dernière cigarette». Pour les fumeurs fortement dépendants ou ceux qui ont abandonné à plusieurs reprises au cours des premiers jours après l'arrêt du tabac, un soutien complémentaire pourrait cependant être utile.

26. Les thérapies de substitution : soutien ou commerce ?

Commençons par les questions les plus fréquentes.

- «*Est-ce que les patchs de nicotine rendent dépendant ?*» Non, avec les patchs, le potentiel de dépendance est pratiquement nul[134]. Le *kick* rapide de la cigarette fait défaut. Les patchs augmentent lentement et durablement le taux de nicotine dans le sang.
- «*Pourquoi diminuer la dose de patchs fonctionne, mais pas diminuer le nombre de cigarettes ?*» Quand vous fumez moins, vous souffrez davantage entre les cigarettes en raison des hauts et des bas du taux de nicotine. Plus rares, les cigarettes paraissent ainsi plus précieuses, parce que le soulagement des symptômes du sevrage (plaisir), quand on finit par fumer, semble plus intense. Avec les patchs, par contre, on essaie systématiquement de désaccoutumer le système nerveux de la nicotine, avec des taux de nicotine toujours plus faibles et un apport régulier. Parce que ce sont les variations qui poussent à fumer encore et toujours, à intervalles réguliers, pour sortir de la tension, de l'irritabilité et de l'agitation. Il est par conséquent important de maintenir ce substitut à la nicotine pendant plusieurs semaines et de diminuer la dose très lentement, de manière imperceptible et systématique.
- «*Faut-il absolument utiliser des patchs de nicotine ?*» Non. Bien trop souvent on essaie de persuader les fumeurs que les symptômes du sevrage sont insupportables et qu'ils ne réussiront pas sans patchs nicotiniques. Les deux sont

faux ! Et je vais aborder les deux points dans la première partie de ce chapitre.

- « *Quand est-ce que ça vaut la peine d'employer des patchs de nicotine ?* » Si vous êtes un fumeur fortement dépendant ou si vous avez déjà échoué plusieurs fois au bout d'une semaine d'arrêt, une transition plus douce peut améliorer vos chances. Mais ça ne fonctionne que si vous utilisez correctement les produits. J'y viendrai dans la seconde partie du chapitre.

Partie 1 : le commerce de la peur

On fait de bonnes affaires avec la *peur de l'échec* et les symptômes de sevrage soi-disant terribles. L'industrie pharmaceutique cherche trop volontiers à proposer à un maximum de candidats à l'arrêt du tabac des produits de substitution à la nicotine. En termes de chiffre d'affaires, ça représente la jolie somme de 1,7 milliard de dollars. Mais qu'est-ce qui se cache derrière le commerce de la peur ?

- « *Peur de ne pas y arriver.* » Mais des millions de personnes ont réussi avant vous sans patchs nicotiniques. Faites attention : ne minimisez pas vos capacités à arrêter de manière autonome. 8 fumeurs sur 10 ont réussi à arrêter et 90 % ont réussi sans aide extérieure. Le nombre impressionnant d'anciens fumeurs qui ont réussi est tout simplement ignoré par l'industrie pharmaceutique. Au lieu de cela, on met en avant le taux de réussite prétendument bas des fumeurs qui ont « échoué » sans l'aide de produits pharmaceutiques. C'est faux, parce que les anciens fumeurs ont remporté d'énormes succès. Ils pourraient nous enseigner les meilleures stratégies.
- « *Peur des symptômes de sevrage.* » L'industrie pharmaceutique, mais aussi de nombreux médecins, exagèrent inutilement les symptômes de sevrage. En réalité, les symptômes physiques disparaissent au bout de 4 à 5 jours.

La plupart des fumeurs s'en sortent étonnamment bien, en quelques jours, avec les symptômes physiques du sevrage. Surtout quand ils savent par avance que ça ne durera que quelques jours ! La question décisive est la suivante : voulez-vous ressentir ces symptômes de sevrage toute votre vie, tous les jours, par petites crises, ou voulez-vous laisser ça derrière vous une bonne fois pour toutes ? Imaginez : plus jamais vous ne serez obligé d'aller vous planter dehors devant une porte pour vous débarrasser du manque en clopant ! À long terme, vous ressentirez le manque quotidien toujours plus fréquemment, à mesure que l'interdiction de fumer touchera davantage de lieux.

- «*Peur de ne plus jamais pouvoir savourer la vie.*» C'est une peur injustifiée. Vous allez la savourer énormément, dès que le système des neurotransmetteurs sera rétabli. Au bout de 4 jours, la nicotine sera éliminée à 100 % ; au bout de 3 semaines, le système des neurotransmetteurs sera rétabli. Voyez les choses ainsi : une expérience intéressante vous attend. Observez la manière dont votre corps se libère chaque jour un peu plus de l'addiction et des substances toxiques. Voici ce qui est important, c'est que vous savez dès maintenant que vous allez mieux vous sentir sans addiction. «Non, je n'en sais rien.» Alors vous avez sans doute sauté le chapitre 11. Lisez-le absolument.
- «*Peur de regretter éternellement la cigarette.*» Beaucoup de fumeurs échouent plus à cause de la dépendance psychique et émotionnelle qu'à cause des symptômes physiques. La raison, c'est que fumer reste toujours considéré comme un avantage pour diminuer le stress et se relaxer. C'est pourquoi on a l'illusion de se priver de quelque chose. Et ça, les fumeurs ne peuvent pas le supprimer en collant un patch dessus. Mais vous en savez désormais davantage : le «plaisir» n'est rien d'autre que la dépendance à la nicotine. Fumer n'apporte aucun bénéfice psychique. Au contraire : fumer vous rend nerveux, agité, lunatique

et vous stresse. Conséquence logique, vous vous sentirez mieux sans cigarette. Vous ne renoncez à rien. Vous ne pouvez qu'y gagner.

» Coller des patchs pour supprimer la dépendance ne suffit pas

Le psychisme est déterminant pour l'arrêt du tabac et les produits de substitution à la nicotine sont surestimés. Un médecin qui prescrit simplement des patchs nicotiniques à un fumeur, c'est comme si on encourageait quelqu'un qui ne sait pas nager à sauter du plongoir de 3 m. Panique ! Peur de ce qui va arriver ! Avant, il faut avoir percé à jour le piège de la nicotine et savoir que vous irez mieux. Se contenter de coller un patch pour s'en débarrasser est rarement couronné de succès.

Les substituts nicotiniques peuvent cependant avoir du sens chez les très gros fumeurs, en association avec d'autres aides (comme le programme proposé dans ce livre), et chez ces fumeurs qui aimeraient un peu se faciliter la tâche. Mais c'est désastreux si, pour vous, ce besoin de facilité cache le doute de ne pas y arriver autrement. Dès que le lavage du cerveau sur le plaisir de la cigarette et les prétendus avantages du tabac aura disparu, alors vous ne tomberez plus dans le piège de ces promesses.

» Vous avez déjà subi un échec avec les patchs ? Pas grave !

- *« Eh bien, moi j'ai déjà essayé les patchs. Et même avec ça, je n'ai pas réussi. Je suis sans doute un cas désespéré.* » Non, vous ne l'êtes pas. Vous êtes en très bonne compagnie, parce que les patchs incorrectement utilisés n'aident personne. Et maintenant vous allez apprendre pourquoi vous n'êtes pas un raté si les patchs n'ont pas marché chez vous : selon des études, seuls 15 % des fumeurs réussissent à arrêter avec l'aide des patchs. Quand les fumeurs vont eux-mêmes acheter les patchs et les utilisent sans soutien extérieur, le taux de réussite est encore plus bas, environ 7 %[135]. Cela équivaut au taux de réussite d'une décision spontanée d'arrêter[136]. Les fumeurs qui arrêtent spontanément, sans aide extérieure, y arrivent à raison de 5 à 10 % par essai (selon l'étude citée). Les patchs n'ont donc guère augmenté ce taux de réussite. Certains fabricants de patchs prétendent même que seuls 3 % y arriveraient sans aide. On essaie ainsi de persuader les fumeurs qu'il est presque impossible de se débarrasser de la cigarette sans patchs nicotiniques. Mais quelles tentatives sont comptabilisées dans ces chiffres ? Car la plupart des fumeurs font plusieurs tentatives. Et 8 sur 10 réussissent ! Étonnant, également : dans l'analyse synoptique de 90 études menées sur les substituts à la nicotine, une étude sur deux financées par l'industrie du tabac décrit un « énorme » effet des produits nicotiniques. Dans les études indépendantes, le chiffre était de une étude sur quatre, et le succès était décrit comme « modéré », donc plutôt « modeste[137] ».

Vous n'avez pas réussi avec les patchs. Est-ce-pour autant un échec ? Non. Il est probable que :

1. vous avez trop attendu d'une aide indispensable des patchs pour y arriver ;

2. vous avez choisi un trop faible dosage pour les patchs et les avez utilisés pendant une trop courte période ;

3. vous aviez trop peu de connaissances du piège de la nicotine et vous avez toujours cru, au fond de vous, aux avantages du tabac.

- *« Mais avec les patchs de nicotine, on devrait tout de même avoir plus de succès, non ? »* Résumons : si ces produits de substitution à la nicotine étaient tellement efficaces, le nombre des fumeurs aurait dû baisser sensiblement depuis leur lancement au cours des années 1990. En fait, le taux d'arrêts de tabac n'a pas augmenté par rapport à la période entre 1960 et 1990, qui précède l'invention du patch nicotinique ! Après la première alerte officielle relative au cancer du poumon aux États-Unis, dans les années 1960, le taux des fumeurs chez les hommes a baissé de 30 % jusqu'en 1990. Une foule d'anciens fumeurs qui ont réussi sans produits nicotiniques !

» Le commerce des symptômes de sevrage

« *Mais les patchs suppriment à coup sûr les horribles symptômes de manque.* » On considère de plus en plus les fumeurs comme des cas *médicaux*, auxquels on ne pourrait infliger l'obligation de s'arrêter sans aide à cause des « lourds » symptômes du sevrage. Ne vous laissez *jamais persuader* que vous n'y arriverez pas tout seul ! La dépendance physique à la nicotine est très faible. À l'inverse de l'opium ou de l'héroïne, les symptômes dus au sevrage nicotinique sont minimes et très passagers. Pourquoi l'industrie du tabac a-t-elle investi dans la fabrication de patchs nicotiniques ? L'industrie du tabac tente de nous faire accroire combien il est difficile d'arrêter. Plus la peur du sevrage et de l'échec se diffuse, plus on peut fidéliser les clients à la clope. Les fabricants de cigarettes ont, de ce fait, déjà investi beaucoup d'argent chez les fabricants de produits de substitution à la nicotine ! Cela ne paraît illogique qu'à première vue. En réalité, on peut de cette manière, répandre constamment par la publicité l'idée selon laquelle il est très difficile de se débarrasser de la nicotine. Et comme 93 % des fumeurs « échouent » en utilisant des substituts en automédication, c'est un super-business : continuer à attiser la peur d'arrêter et frustrer le plus possible les clients désireux d'arrêter en énumérant les tentatives avortées. Un détail le montre très bien : dans les boîtes de certains substituts nicotiniques, on ne fournit que des conseils minimalistes pour arrêter, comme le montrent plusieurs documents qui dénoncent les imbrications entre l'industrie du tabac et l'industrie pharmaceutique[138]. Pour ne pas risquer d'augmenter le taux de réussite. Mais de toute façon, le coût financier pour la très riche industrie du tabac est relativement faible. Lors de la tentative d'arrêt, la baisse du chiffre d'affaires sur les cigarettes est résorbée par les ventes des produits de substitution à la nicotine. Un modèle commercial absolument génial !

» Votre décision est la clé de votre succès

Encore des chiffres, car ils parlent d'eux-mêmes : les anciens fumeurs ayant réussi – 90 % – y sont arrivés seuls, ils ont ainsi démontré leur capacité à se sortir des symptômes du sevrage en quelques jours. Les études pharmaceutiques menées auprès des fumeurs ont, par contre, une tout autre priorité et faussent ce taux de réussite. Parmi 511 études concernant la désaccoutumance au tabac, 91 % avaient pour objet des produits pharmaceutiques de complément et 9 % seulement montraient quels facteurs étaient vraiment importants quand il s'agissait d'arrêter sans aide supplémentaire[139]. On pourrait pourtant apprendre tellement des anciens fumeurs ayant réussi et de leurs stratégies ! Mon conseil : entourez-vous d'anciens fumeurs et demandez-leur de vous soutenir quand vous arrêtez. Qui sont les anciens fumeurs que vous connaissez ? À qui demanderez-vous dès demain s'il veut être votre « partenaire » au moment de l'arrêt ? Les anciens fumeurs s'y prêtent volontiers, car ils savent de quoi il s'agit.

Votre décision de fumer la dernière cigarette polluante est ce qui compte le plus :

- plus vous avez éliminé le lavage de cerveau à propos des prétendus avantages du tabac,
- plus vous avez compris les inconvénients des cigarettes pour l'humeur, l'énergie, la concentration et la résistance au stress,
- plus vous êtes à même de classer chronologiquement les « symptômes de sevrage » : sevrage nicotinique (3 à

4 jours), rétablissement du système de neurotransmetteurs (3 semaines), déconditionnement (1 à 2 mois),

- plus vous comprendrez la nécessité de ne plus vous mentir, plus cette brève période, et le chemin vers la liberté, seront faciles pour vous. Ne vous laissez pas persuader du contraire, ni que vous n'y arriveriez pas sans aide complémentaire !

Partie 2: tirer bénéfice des produits de substitution à la nicotine

Venons-en aux côtés positifs des substituts nicotiniques. Certains produits sont censés rendre la vie plus agréable. Comme la salade déjà lavée ou les plats cuisinés industriels. La salade a certes perdu ses vitamines et le plat cuisiné est bourré d'additifs, mais c'est tellement pratique ! Les substituts à la nicotine font partie de ces produits pratiques. La plupart d'entre vous n'en avez pas vraiment besoin, parce que vous avez percé à jour le piège de la nicotine ! Si vous en utilisez, il faut que ce soit juste pour vous rendre les choses un peu plus agréables, pas parce que vous pensez ne pas y arriver sans ! Cela fait une énorme différence. Il ne s'agit pas ici d'une compétition pour se prouver ce que l'on peut endurer. Seul le succès compte ! Je connais bien la sensation d'oppression et la peur à l'idée des premiers jours sans cigarettes. On aimerait tellement « coller un patch » sur cette panique pour la supprimer. « Donnez-moi tout ce qui peut aider en plus. » Beaucoup de fumeurs échouent non pas du fait du sevrage nicotinique des premiers jours, mais plus tard, parce qu'ils continuent de croire que fumer est un avantage et un plaisir dont ils sont obligés de se « priver ».

» Les patchs pour les gros fumeurs

Les fumeurs fortement *dépendants* peuvent tirer profit des patchs nicotiniques, parce qu'ils ressentent souvent plus fortement les symptômes du sevrage et les variations d'humeur. Vous pouvez vérifier votre degré dépendance au moyen du test de Fangerström (p. 74-75).

Pour les fumeurs qui n'ont simplement pas confiance en eux, qui ont très peur du sevrage ou qui ont échoué plusieurs fois, les patchs nicotiniques peuvent s'avérer utiles. Ressentez vous ici les dégâts que le tabagisme a causés sur votre confiance en vous-même ? Raison de plus pour s'en libérer.

«*Je ne suis pas un gros fumeur, mais un peu de soutien, ça serait pas mal. Pourquoi ne pas coller quelques patchs en plus ?*» Non, s'il vous plaît. Faites les choses correctement et pas à moitié ! Si seuls 7 % des fumeurs réussissent à arrêter avec les patchs nicotiniques, c'est parce que ces patchs sont mal utilisés. Une durée trop courte et un dosage trop faible sont les erreurs les plus constantes. Il faut une éternité aux fumeurs pour se décider à arrêter, mais ils veulent se débarrasser au plus vite des produits de substitution. Prenez le temps, entre 8 et 12 semaines. Cela vous offre d'ailleurs l'occasion de vous entraîner à de nombreuses situations sans cigarette. En procédant ainsi, les produits de substitution à la nicotine augmentent de 50 à 70 % les chances de réussite. Une analyse portant sur 111 études le démontre[140].

«*Pourquoi augmentent-elles de 50 à 70 % ? Qu'est-ce que ça veut dire, d'ailleurs, chances de réussite ?*» Beaucoup de personnes utilisent plusieurs moyens. Voici un exemple : quand les stages pour arrêter de fumer comptent environ 20 % de non-fumeurs au bout d'un an, les chances de réussite en association avec des patchs nicotiniques correctement employés augmentent jusqu'à environ 35 %. Ça se présente donc mieux que les maigres 7 % chez les fumeurs qui ont essayé de simplement se coller des patchs pour supprimer leur envie de fumer.

Mieux vous êtes préparé, plus forte sera votre probabilité de réussite. Lisez attentivement ce livre, faites de l'autohypnose et prenez éventuellement des produits de substitution à la nicotine ou faites-vous prescrire du Champix (chapitre suivant). Arrêter de fumer a moins à voir avec la volonté qu'avec la préparation, les connaissances et les stratégies pour éviter les rechutes.

➾ Pour qui est-ce vraiment nécessaire?

Voici les recommandations de l'industrie des fabricants de produits nicotiniques

Score obtenu au test de Fangerström (p. 74)	Produits nicotiniques recommandés[141]
1 à 2	Chewing-gums à la nicotine ou comprimés à sucer
3	1 patch
4 à 7	1 patch + 6 à 12 chewing-gums ou comprimés à sucer, selon besoin

Je doute que les fumeurs faiblement dépendants, avec un score de 1 à 2 au test de Fangerström, aient vraiment besoin de chewing-gums nicotiniques. Chez les fumeurs sociaux, à faible dépendance physique, il s'agit de « désapprendre » consciemment les réflexes conditionnés qui déclenchent l'envie de fumer. Le fait qu'une personne s'octroie régulièrement son chewing-gum nicotinique montre seulement qu'elle n'a pas compris le piège de la nicotine.

➾ Conseils d'utilisation

- L'association patchs + chewing-gums est la plus efficace. Jusqu'à un quart des utilisateurs de cette méthode sont toujours non-fumeurs après 12 mois[142].
- Utilisez les patchs nicotiniques pour un traitement longue durée, afin de maintenir un taux de nicotine constant.

N'utilisez les chewing-gums et les comprimés à sucer que de manière exclusive et uniquement à court terme en cas de crises d'addiction ! Ne mâchez pas, ne sucez pas, comme un forcené, de la nicotine pour vous sentir mieux ou « juste comme ça », sinon vous en absorbez d'un coup une trop forte dose. Vous devez avoir en tête, tous les jours, le compte précis des chewing-gums et ralentir leur nombre au fil du temps. Le mieux est de le noter.

- Plus vous avez fumé de cigarettes, plus le dosage des substituts doit être élevé.
- Une cigarette contient environ 1 mg de nicotine. 20 cigarettes correspondent donc à un patch de 20 mg.
- En aucun cas, vous ne devez fumer en même temps ! Vous absorberiez encore plus de nicotine qu'en temps normal. Du reste, celui qui fume en plus du substitut n'a pas vraiment pris la décision d'arrêter. Une expérience diabolique, pour un mauvais deal. « Fumer un peu moins pour être content de moi et le reste en chewing-gums à la nicotine. C'est meilleur pour la santé. » Cela ne marchera jamais !

» Le jeu troublant du dosage : guide d'achat

Dosage trop faible et durée trop brève : voilà les principales erreurs d'utilisation. Voici le planning exact d'utilisation.

Il vous faut rester au moins 2 semaines sur le dosage de nicotine calculé et choisi ! 3 à 6 semaines sont officiellement recommandées. Ensuite, vous passez au dosage inférieur. L'intérêt d'une utilisation longue durée est que le comportement du fumeur se déconnecte des situations apprises au quotidien. Vous vous déconditionnez progressivement.

Après avoir été mal conseillé, lors d'un mini-test, dans 5 pharmacies sur 10, je me suis décidé à intégrer les dosages dans ce livre. Tous les fabricants proposent les patchs en

3 dosages différents : *léger* (environ 7 mg), *moyen* (environ 14 mg) et *fort* (environ 20 mg). La diffusion se fait à partir du patch même. Lisez toujours les indications sur la diffusion de la nicotine.

- *Une personne ayant fumé de 15 à 20 cigarettes par jour* doit utiliser le patch à moyen dosage.
- *Une personne ayant fumé plus de 20 cigarettes par jour* doit commencer par le dosage le plus fort.
- *Une personne ayant fumé 40 cigarettes par jour* doit utiliser deux patchs à fort dosage.
- *Une personne ayant fumé moins de 10 cigarettes* ne prendra que des chewing-gums nicotiniques, donc pas de patch. Les chewing-gums ne sont adaptés qu'aux fumeurs occasionnels ou aux très petits fumeurs[143]. Je vous le répète encore une fois, prenez une décision claire et nette ! Si vous êtes un petit fumeur ou un fumeur social, décidez de ne plus jamais fumer ! Mettez-vous ça dans la tête, toujours et encore : fumer ne présente strictement aucun avantage. Franchement, je doute qu'un très petit fumeur ait vraiment besoin de chewing-gums nicotiniques.

➽ Les chewing-gums nicotiniques : seulement pendant le sevrage physiologique

« Je ne fume plus depuis 4 mois déjà, mais de temps en temps je mâche un chewing-gum à la nicotine. » Ça n'a aucun sens. Vous êtes complètement débarrassé du sevrage physique. Pourquoi donner encore de la nicotine à votre corps ? Dans cette phase, il s'agit exclusivement de votre psychisme et de désapprendre les déclencheurs d'envie de fumer conditionnés. Avoir une envie de cigarette se produira de moins en moins souvent, avec le temps, et ça ne dure que quelques minutes. Ça ne sert plus à rien, maintenant, de mâchonner des chewing-gums nicotiniques ! Le corps n'en demande plus depuis longtemps.

➽ Pas de petits arrangements : cessez juste de fumer !
Un cinquième des utilisateurs de produits nicotiniques les emploient incorrectement. Deux exemples : « Je fume moins et je me colle des patchs en supplément. » Oubliez cette stratégie. Vous ne serez que plus dépendant à la nicotine.

« Je fais un petit break et je ne fume plus, en attendant je prends des chewing-gums à la nicotine parce que c'est meilleur pour la santé. » Faire un break et ne plus fumer n'est pas une vraie décision de se débarrasser de l'addiction, c'est un mauvais deal. Car l'addiction mène toujours le jeu. Prenez une décision claire. Ensuite, utilisez éventuellement des produits de substitution, sans fumer. Arrêter « un peu » ne marche pas. Il faut se décider franchement ! Et ensuite se réjouir d'une vie sans ces cigarettes qui jouaient au dictateur.

➡ EN BREF

- Les fumeurs qui ont échoué avec des produits de substitution à la nicotine ne sont pas nuls : ils avaient simplement de fausses et trop grandes attentes sur cette forme de thérapie.
- Le psychisme reste le facteur principal dans la réussite. Des millions d'ex-fumeurs l'ont prouvé.
- Les substituts nicotiniques utilisés trop peu de temps et à dose trop faible n'augmentent pas les chances de réussite, comparés aux tentatives d'arrêt spontanées, sans aide supplémentaire.
- L'utilisation correcte de ces substituts et l'association de patchs et de chewing-gums augmentent considérablement les chances de réussite.
- Les fumeurs fortement dépendants peuvent systématiquement ralentir l'apport en nicotine à l'aide de substituts de nicotine.
- Il est recommandé de n'utiliser les produits de substitution à la nicotine qu'au cours de la phase du sevrage physiologique et de cesser dans la phase de déconditionnement des déclencheurs de l'envie de fumer.

27. L'acupuncture : la foi ne déplace pas les montagnes

Internet foisonne d'offres de désaccoutumance au tabac par l'acupuncture. De nombreux praticiens de santé ou de médecins possédant une formation en acupuncture aimeraient eux aussi participer un peu aux recettes engrangées grâce aux fumeurs qui souffrent et qui sont adeptes des médecines douces. On choisit des points d'acupuncture ayant une action calmante et on les stimule de manière manuelle ou électrique. Parfois aussi sans aiguille, par « laser doux ». On souhaite aussi, bien entendu, toucher ainsi un public qui supporte mal la douleur… On peut aussi utiliser des aiguilles semi-permanentes posées à l'oreille, pour une semaine. Tout va bien jusque-là.

Les thérapeutes évoquent volontiers leurs statistiques personnelles de réussite, même s'ils ne sont pas nombreux à interroger les fumeurs 12 mois après le traitement. Il existe, bien sûr, des cas où des fumeurs ont arrêté grâce à l'acupuncture. Mais ces fumeurs auraient peut-être aussi bien réussi sans l'acupuncture, puisqu'ils étaient déjà prêts à abandonner le tabac.

Voyons un peu le fond des choses. Peut-être aviez-vous derrière la tête l'idée de l'acupuncture comme soutien. En ce cas, avant que vous n'investissiez votre argent dans cette aide, voyons les chiffres de réussite d'après des études. Comment, d'ailleurs, fait-on pour comparer des fumeurs qui ont arrêté grâce à l'acupuncture et des fumeurs qui y sont arrivés « avec rien » ? Il faut bien l'admettre, la foi dans les aiguilles déplace les montagnes. C'est pourquoi, dans les études, on divise les fumeurs en deux groupes. L'un des groupes est traité par une véritable acupuncture, l'autre groupe est « juste aiguillé » en des endroits où il n'y a même pas de points d'acupuncture. Le résultat est très convaincant : dans une analyse globale de 24 études, il n'y avait pas, au bout de 12 mois, plus de non-fumeurs chez ceux traités au moyen de l'acupuncture que chez les fumeurs qu'on avait juste « piqués » n'importe où[144]. Les prétendus points correspondant à l'addiction ne semblent pas apporter grand-chose. Donc, la foi ne déplace pas les montagnes. Si vous connaissez des fumeurs qui ont arrêté grâce à l'acupuncture, c'est sûrement vrai. Mais ils y seraient également arrivés sans.

28. Champix: la reconquête des récepteurs

Imaginez que la nicotine arrive au cerveau alors que les récepteurs du cerveau sont déjà occupés. Vous n'auriez bientôt plus aucune envie de fumer, parce que vous ne pourriez plus ressentir le *kick* que procure la nicotine. Tout va bien jusque-là. Mais il faudrait aussi que, sur ces récepteurs occupés, quelques transmetteurs soient stimulés pour que vous ressentiez moins les effets du sevrage. On a longtemps fait des recherches sur ce mécanisme. La substance active contenue dans le médicament Champix (varénicline), disponible uniquement sur ordonnance, a exactement cet effet: il occupe les récepteurs nicotiniques du cerveau, stimule suffisamment de neurotransmetteurs et diminue ainsi les symptômes du sevrage et l'envie de fumer. Résultat, les cigarettes ne sont plus vraiment satisfaisantes parce que les récepteurs sont déjà occupés.

Trois fois plus de non-fumeurs grâce au Champix

Les médicaments aident à faciliter le sevrage. Ils augmentent les chances de se *libérer* de la cigarette, en particulier au cours des premières semaines après l'arrêt du tabac, quand la pression du désir de fumer est la plus grande. La presse a pourtant été très excessive en acclamant le Champix comme la «pilule du life style», sur le mode: envoyez-vous une pilule et c'est bon. On a de ce fait généré de faux espoirs. En réalité, grâce à ce médicament, 33 % des fumeurs sont non-fumeurs 6 mois plus tard, 23 % au bout d'un an. À l'aide du Champix, les chances de passer de l'état de fumeur à celui de non-fumeur sont donc trois fois plus élevées que par un arrêt en solitaire, suite à une bonne résolution spontanée de Nouvel An. Grâce à cette dernière, seuls 5 à 7 % y arrivent. Le Champix n'est donc pas une pilule miracle, mais un grand progrès. Dans le cadre d'études, ce médicament a été testé sans suivi médical. Donc, selon le concept : envoyons la pilule et voyons ce qui y arrive. Car les consultations de suivi n'auraient pas montré l'importance des mérites du Champix dans le soutien des fumeurs. Les chances de réussite augmentent pourtant considérablement quand s'ajoute à la prescription un suivi médical et un questionnement sur le comportement du fumeur.

Devenir non-fumeur et le rester

Les chiffres montrent par ailleurs que beaucoup de fumeurs recommencent à fumer entre 3 mois et un an après l'arrêt du tabac.

Important : le Champix aide à devenir non-fumeur mais pas à rester non-fumeur !

Pourquoi tant de personnes recommencent-elles à fumer ? Certains anciens fumeurs croient toujours, en leur for intérieur, aux avantages des cigarettes et pensent pouvoir devenir fumeurs occasionnels. Ça ne marche jamais ! L'histoire de Monika en est un exemple : « J'avais une fois arrêté pendant 6 mois. Ensuite j'en ai essayé une, juste pour voir ce que ça ferait, et je n'ai pas eu le sentiment que la cigarette me faisait du bien comme autrefois. Ça n'avait rien de particulier, c'était plutôt dégoûtant. Il m'a fallu en fumer quelques-unes pour que je finisse par retrouver le même plaisir à fumer qu'autrefois. » Qu'est-ce qui se passe réellement ? D'abord Monika décrit combien l'effet de la cigarette est insignifiant dès qu'on est devenu non-fumeur (et que le système des transmetteurs s'est normalisé). Puis elle dit aussi qu'il lui a fallu fumer à nouveau plusieurs cigarettes pour pouvoir éprouver le « plaisir » de la cigarette. (Il lui fallait donc d'abord fumer pour redevenir dépendante, pour éprouver le plaisir, et avoir ensuite le « droit » de fumer afin de supprimer les effets du sevrage.) Mais Monika n'est absolument pas consciente de ce mécanisme. Voyez à quel point elle tord le sujet pour le transformer en avantage : « Il m'a fallu d'abord en fumer quelques-unes pour que je finisse par retrouver le même plaisir à fumer qu'autrefois. » Peut-être avez-vous aussi recommencé à fumer un jour de cette manière ? Une seconde thérapie au Champix n'aidera pas plus Monika, tant qu'elle n'aura pas percé à jour le piège de la nicotine. L'histoire du retour à la cigarette se raconte presque toujours de cette manière : « …et puis j'en ai goûté une. Elle était infecte. Et maintenant, idiot que je suis, je suis redevenu fumeur. »

Si vous êtes devenu non-fumeur, n'essayez plus jamais de fumer une cigarette !

Quel est le résultat des différentes stratégies ?

- **La comparaison entre le Champix et les thérapies comportementales :** le taux de réussite du Champix correspond à peu près à celui des thérapies comportementales et des stages de désaccoutumance au tabac sans médicaments.
- **Champix en association à des thérapies comportementales :** l'association de différentes méthodes est toujours plus efficace. Donc, travailler sur le psychisme et le comportement du fumeur, PLUS une aide complémentaire au cours de la première phase afin d'atténuer les symptômes du sevrage. Là, le Champix peut multiplier par deux le succès de la thérapie comportementale, par exemple ! Hélas, seuls 5 % des fumeurs combinent ces différents moyens pour réussir. Il s'avère que la préparation mentale est là aussi la clé du succès !

- **La comparaison entre le Champix et un placebo :** au cours des 3 premiers mois, 44 % des participants à l'étude sont devenus non-fumeurs grâce au Champix, contre 18 % de ceux qui avaient pris une pilule sans agent actif. Au bout de moins d'un an, 23 % étaient non-fumeurs avec le Champix, 8 % avec une pilule sans agent actif[145]. Presque trois fois plus de fumeurs arrivent à devenir non-fumeurs grâce au blocage des récepteurs. Restez-le vous aussi ! Quelques mois après avoir arrêté, relisez la deuxième partie de ce livre pour voir à quel point vous allez mieux ! Et aidez d'autres fumeurs à arrêter : cela peut vous rafraîchir la mémoire sur les sensations que vous avez pu avoir quand vous étiez encore dépendant.
- **La comparaison directe entre le Champix et les patchs nicotiniques :** dans ces études comparatives, il est important que les deux groupes se ressemblent. Sinon, on compare des pommes et des poires : peut-être certains participants ont-ils fumé plus que d'autres, ou étaient-ils plus dépendants selon les groupes, ou bien, ou bien, ou bien… Le diable se cache dans les détails. Les participants à l'étude ont été répartis en deux groupes, de sorte que la moyenne des cigarettes quotidiennes, le nombre des tentatives d'arrêter, la dépendance à la nicotine, le nombre des années pendant lesquelles ils avaient fumé, la proportion d'hommes et de femmes, et leur âge soient comparables dans les deux groupes[146]. Un an plus tard, un participant sur quatre était non-fumeur avec le Champix, mais seulement un sur cinq avec les patchs nicotiniques. Comparé aux patchs nicotiniques, le Champix est plus efficace. Dans le groupe des participants traités au Champix, on constatait aussi beaucoup moins souvent une très forte envie de fumer, moins de symptômes de sevrage, d'envie d'inhaler profondément dans les poumons, d'agitation, d'irritabilité et de sentiments négatifs.

- **La comparaison directe entre le Champix et le Zyban :** le Zyban est un autre médicament pour aider les fumeurs qui souhaitent arrêter. Mais il n'est plus beaucoup prescrit parce qu'il n'est pas tellement plus efficace que les patchs nicotiniques et qu'il a beaucoup plus d'effets secondaires. Des études ont cependant permis de comparer directement le Champix et le Zyban. Pour être complet, voici les chiffres : après un an, 23 % des participants étaient non-fumeurs avec le Champix, 15 % avec le Zyban, 10 % avec un placebo[147][148].

La décision d'utiliser utiliser plutôt des patchs ou des médicaments et de préférer ce qui vous semble intuitivement plus sympathique n'appartiennent qu'à vous. Les patchs nicotiniques doublent les chances de devenir non-fumeur et le Champix les triple[149]. Vous y avez dès maintenant associé une chance de réussite supplémentaire – quelle que soit votre décision finale, votre préparation est optimale, et vous savez que fumer ne présente aucun avantage pour le psychisme.

Possibles effets secondaires

Les effets secondaires du Champix sont des maux de tête, des troubles du sommeil, des rêves bizarres et des nausées. Des études ont montré qu'environ 11 % des participants traités au Champix interrompaient la thérapie en raison d'effets secondaires indésirables. Mais cela a été aussi le cas de presque 10 % des participants du groupe traité avec une pilule sans agent actif. Une personne qui essaie d'arrêter de fumer peut, dans certaines conditions, développer une dépression passagère. Un médecin expérimenté prévient son patient qu'il doit cesser immédiatement le traitement au Champix, et le contacter en cas de dépression grave ou de changements du comportement anormaux, inquiétants. Une personne qui a souffert ou qui souffre de maladie psychiatrique ou de grave dépression ne doit pas prendre de Champix[150] !

On a noté certains cas isolés où les personnes développaient des dépressions graves et des états agités pouvant aller jusqu'à des pensées suicidaires. La presse a rapporté des informations négatives sur ce médicament. En 2009, l'Agence européenne des médicaments (EMA) a, de ce fait, effectué un examen minutieux, en prêtant une attention particulière aux éventuels suicides et maladies dépressives en rapport avec les traitements au Champix. Aucun lien de causalité n'a pu être établi.

Un détour par le médecin

Le Champix doit être prescrit par un médecin. Ce que beaucoup de fumeurs évitent de faire. Il se pourrait bien, à cette occasion, qu'on leur trouve quelque autre maladie. D'un autre côté, consulter un médecin a une action durablement bénéfique sur le psychisme. D'abord parce que l'entretien motive de nombreuses personnes à arrêter et à faire enfin quelque chose pour leur santé.

Le médecin doit connaître les mécanismes de l'addiction, le processus de l'arrêt du tabac et les effets particuliers des médicaments. Demandez conseil à votre médecin traitant ou prenez rendez-vous auprès d'un tabacologue.

➡ EN BREF

- Le Champix occupe les récepteurs nicotiniques du cerveau. L'envie de fumer, les symptômes du sevrage et la satisfaction de fumer diminuent en conséquence.
- Le Champix triple la chance de devenir non-fumeur. Rester non-fumeur dépend de vous-même et de votre capacité à percer à jour le piège de la nicotine.
- La consultation d'un médecin expérimenté est importante parce qu'il faut cesser de prendre le médicament en cas de dépression ou de variations d'humeur inquiétantes.

29. La dernière cigarette

Check-list à vérifier avant l'arrêt

- Avez-vous dressé la liste de ce qui vous dérange dans le fait de fumer et des raisons pour lesquelles vous ne voulez plus fumer ? (p. 198-201)
- Avez-vous analysé à quels moments précis vous fumez ou quels sont les réflexes conditionnés qui vous y incitent ? (p. 142)
- Avez-vous choisi un ami pour vous coacher ? C'est très important !
- Vous êtes-vous procuré éventuellement des produits de substitution à la nicotine ou du Champix pour vous aider ?
- Avez-vous acheté du magnésium et des vitamines B pour renforcer vos résistances nerveuses ?
- Avez-vous acheté les denrées alimentaires adaptées, les protéines et édulcorants indiqués dans la liste des courses (p. 241-243) pour ne pas déplacer le cycle de l'addiction sur le sucré et ne pas prendre de poids ?

Voilà comment il ne faut pas s'y prendre pour arrêter

Coller juste quelques patchs sans comprendre comment la nicotine agit sur votre psychisme, c'est comme sauter d'un tremplin de 3 m sans savoir nager. C'est bien la raison pour laquelle, après le saut, seuls 5 à 7 % des fumeurs non préparés réussissent à patauger jusqu'au bord du bassin des non-fumeurs et pour laquelle les autres se retrouvent frustrés. Vous, par contre, vous êtes on ne peut mieux préparé ! Vous savez parfaitement comment fonctionne l'addiction à la nicotine. Vous ne coulerez pas parce que vous n'avez plus l'illusion que la nicotine vous rend plus concentré, améliore votre humeur et diminue votre stress. Et vous n'enjolivez plus les risques. Vous pouvez limiter le laps de temps à deux semaines pendant lesquelles il y aura risque de turbulences, et vous savez que la traversée sera d'autant plus calme que vous saurez montrer la voie à suivre à votre cerveau conditionné. Vous décidez vous-même de votre vie. Vous savez aussi que les ex-fumeurs ne sont pas moins heureux que les fumeurs, et que les ex-fumeurs se sentent plus stables et plus en forme qu'avec la nicotine. Vous savez ce que vous voulez : rien de moins que votre liberté. Vous avez maintenant tout pour y arriver sans encombres. Maintenant, vous n'avez plus qu'à sauter ! Et n'ayez pas peur de l'eau froide. Vous savez nager ! SAUTEZ ! AUJOURD'HUI MÊME !

La dernière cigarette devant le miroir

La dernière cigarette est un instant d'une grande intensité. Sur les visages des fumeurs qui participent à mes séminaires, se lit alors un mélange de peur panique et d'attente nerveuse. De la tension et aussi la peur de la liberté. Faites comme ceci : fumez votre dernière cigarette devant votre miroir. Observez-vous très attentivement. Concentrez-vous sur les cochonneries cancérigènes qui pénètrent dans vos poumons et qui recouvrent tous vos organes de substances toxiques. Réjouissez-vous de vous débarrasser enfin de ce tyran. À l'avenir, vous seul prendrez vos décisions. C'est de votre vie qu'il s'agit. Réjouissez-vous de pouvoir à nouveau respirer librement. Réjouissez-vous de votre nouvelle vie !

Après la dernière cigarette

- Éliminez tout ce qui a trait à vos habitudes de fumeur : cigarettes, tabac, cendriers, briquets, etc. Et sortez la poubelle.

- Nettoyez vos dents de tout ce qui reste de déchets polluants.
- Si vous en avez envie, faites nettoyer l'intérieur de votre voiture au cours des jours suivants, portez les rideaux au pressing et chassez les derniers restes de substances toxiques de votre appartement.
- Pour aujourd'hui, ne programmez que des choses agréables ! Distrayez-vous et récompensez-vous ! Pensez comme un coureur de marathon, par étapes. Ce n'est qu'aujourd'hui que vous ne devez pas fumer. Et demain est une autre étape. Et vers la fin, chaque étape sera toujours plus facile – contrairement au marathon.

30. Dérapages et rechutes

La caméra de surveillance

Beaucoup de fumeurs, en particulier les fumeurs fortement dépendants, traversent de manière plus apaisée et plus efficace le sevrage physique à l'aide de patchs nicotiniques ou de médicaments. Une fois cette phase derrière vous, vous serez assez surpris du retour en force des réflexes conditionnés, et de la vigueur avec laquelle ils peuvent toujours déclencher cette irrésistible envie de fumer. Vous souvenez-vous du chapitre 11 ? Pour moi, c'est un chapitre clef de ce livre. Et comme on ne peut l'avoir à l'esprit aussi souvent qu'il le faudrait, en voici encore une fois le message essentiel : la nicotine conditionne inutilement, à travers des neurotransmetteurs, de nombreuses situations quotidiennes pour en faire de déclencheurs d'envie de fumer. Cela nous amène à fumer « juste comme ça ». Ces situations peuvent nous mettre sous la pression d'une énorme envie de fumer. Comme ces comportements sont enregistrés dans la même partie du cerveau que les comportements vitaux, cette envie irrésistible de fumer peut être ressentie de façon absurdement puissante. Mais les cigarettes ne sont pas vitales.

Pensez aux souris dont le sevrage physique était depuis longtemps dépassé et qui, au signal lumineux, manœuvraient aussitôt, comme par réflexe et avec persévérance, le levier pour s'approvisionner en drogues. Il fallait les désaccoutumer du signal lumineux parallèlement au sevrage nicotinique. Pour vous, cela signifie : cela peut vous être d'un grand secours si vous pouvez, au cours des semaines qui suivent, prendre un peu de recul par rapport à vous-même. Observez votre comportement comme avec une caméra qui vous filmerait d'en haut ! Au cours de cette phase, vous serez obligé de reprogrammer à plusieurs reprises votre matière grise afin de vous débarrasser de ces déclencheurs d'envie de fumer longuement appris. Devenez pour quelques semaines votre propre dompteur de souris. Vous seul décidez si vous voulez arrêter ou si vous voulez continuer à fumer. Mais après quelques semaines, ces déclencheurs auront vraiment disparu !

Par exemple, passer un coup de fil et fumer n'ont absolument rien à voir. Cela n'a été conditionné de la sorte dans votre tête que par le biais de l'action de la drogue. « Allez, fumes-en une, ça va te détendre pendant ton coup de fil. C'est tellement plus sympa. » « Je ne vais plus tomber dans le panneau. Les cigarettes ne détendent pas du tout, mais elles provoquent le stress, et dans 30 minutes il m'en faudra une autre. » « Mais… » « Pas de mais, et maintenant c'est bouclé. » Jetez encore un petit coup d'œil sur les dialogues de la page 157.

Le triangle des dérapages : pas plus d'un réflexe conditionné à la fois

N'essayez pas de jongler avec trop de réflexes conditionnés en même temps. Les réflexes conditionnés les plus forts sont le contact avec d'autres fumeurs, les soucis ou le stress et l'alcool ! Évitez de vous exposer à plus d'un réflexe conditionné à la fois. « Encore une ces foutues règles piochées dans un bouquin pour s'aider soi-même. Bon, je vais y réfléchir. Comment déterminer que l'on doit faire attention précisément à tel ou tel de ces réflexes conditionnés ? » Comment ? En demandant aux fumeurs de saisir directement toutes leurs rechutes et leurs situations de tentation sur leur smartphone. Des milliers de situations susceptibles de tenter un fumeur ont ainsi été analysées. Surtout, elles n'ont pas été faussées par la mémoire, mais enregistrées au moment même où elles ont eu lieu dans la vraie vie. Et les trois situations vraiment décisives sont *le contact avec d'autres fumeurs, les ennuis et l'al-*

cool[151][152][153]. Sortez vos antennes dès que l'un de ces réflexes conditionnés se présente ! Les fumeurs désireux d'arrêter sont tout juste capables de lutter contre un seul d'entre eux. L'alcool double déjà le risque d'être victime d'un dérapage de cigarettes au cours des premières semaines. C'est ce qu'ont démontré les exemples de dérapages envoyés par téléphone mobile[154]. Les ennuis et le stress qui pèsent sur vous et vous frustrent, vous mettent sous pression ou en colère, entraînent deux fois plus de dérapages, voire des rechutes. Avec deux réflexes conditionnés en même temps, ça devient très risqué.

- *Fumeurs + alcool:* l'alcool diminue le contrôle de soi, et avant de pouvoir dire ouf, vous avez une cigarette entre les doigts. Juste comme ça.
- *D'autres fumeurs + ennuis:* porte ouverte au dérapage. Il vous faut maintenant décharger les sensations négatives le plus vite possible, et en plus on vous souffle de la fumée dans le nez…
- L'association qui tue, c'est les trois à la fois : *ennuis + d'autres fumeurs + alcool* – Oubliez ça ! Dès que vous loca-

Triangle des dérapages

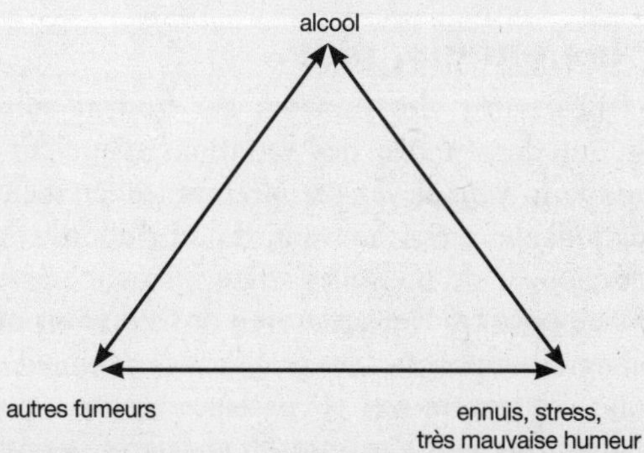

lisez un de ces réflexes conditionnés, évitez absolument qu'un deuxième s'y ajoute ! Le triangle des dérapages est facile à repérer et se laisse facilement contourner au cours des premières semaines.

Fixer des règles claires aux fumeurs

Est-ce que votre partenaire fume ? Alors il devra désormais fumer sur le balcon. Essayez, au cours des premières semaines, d'éviter d'autres fumeurs ou bien allez avec vos amis fumeurs dans des lieux où fumer est interdit. Vous avez besoin d'amis et de distractions pendant les premières semaines. Mais précisez bien qu'il vaut mieux qu'ils ne fument pas pour le moment en votre présence et qu'il ne faut en aucun cas qu'ils vous proposent une cigarette. Les autres fumeurs respectent ce genre de règles claires. Surtout, ils vous envient d'avoir pris votre décision, car 70 % de tous les fumeurs aimeraient arrêter[155]. Si on fume quand même, par exemple dans une fête, regardez les autres fumeurs non pas avec envie mais avec pitié. Parce qu'ils sont obligés de continuer à fumer, car ils sont dépendants. Vous, par contre, vous avez osé le saut vers la liberté. Surtout, dans une situation de ce genre, ne buvez jamais d'alcool. Au cours des premières semaines, jusqu'à ce que les fantômes aient disparu !

Éviter les ennuis, plus...

Si vous faites partie des fumeurs qui fument surtout en quand ils ont des ennuis, des variations d'humeur ou un stress important, vous devez prendre particulièrement garde à ces situations de stress. Souvent, il faut d'abord commencer par développer de nouvelles stratégies pour résoudre les problèmes ou pour trouver un moyen de calmer ses nerfs, au lieu de prétendre supprimer ces problèmes en fumant comme à l'habitude. Pour retrouver la confiance en vous, résistez à de telles situations sans cigarette. Si vous avez vraiment des ennuis et du stress, vous ne devez surtout pas vous exposer tout de suite à la présence d'autres fumeurs. En cas d'ennuis, un ami secourable qui fume sous votre nez aura l'effet d'un appel direct à fumer. Ça paraît évident, non ? N'essayez jamais de jongler avec deux de ces réflexes conditionnés essentiels en même temps.

Éviter l'alcool, plus...

Au cours des premières semaines après l'arrêt du tabac, évitez l'alcool. Il est souvent lié à des situations sociales pendant lesquelles on fume. Ne buvez pas d'alcool aux terrasses des bistrots ni aux fêtes où on a le droit de fumer. Si vous faites partie des fumeurs sociaux, ces situations sont très fortement conditionnées. Important : il s'agit ici *uniquement* des premières semaines. Le triangle des dérapages est facile à repérer et se laisse facilement contourner, avec un peu de bon sens, au cours des premières semaines. Vous verrez vous-même que gérer ces situations de manière rigoureuse a des répercussions énormes sur le fait de subir ou non un dérapage.

Le café et l'irrésistible envie d'une cigarette

« En buvant mon café, le matin, j'ai presque failli allumer une cigarette. » C'est clair, boire du café fait partie des situations les mieux conditionnées. Avec trois fois par jour la combinaison café + cigarette, vous avez conditionné cette situation 11 000 fois en 10 ans. Il est donc parfaitement normal que vous ne puissiez pas tout de suite vous sortir ça de la tête. Café + nicotine, chez les fumeurs, ont toujours réussi à rétablir temporairement les baisses d'énergie et de concentration à un niveau normal – jusqu'à la prochaine baisse. La probabilité du risque d'un tel dérapage dû à une envie irrésistible, après l'arrêt du tabac, augmente en association avec le café de plus de 36 %[156]. Faut-il donc se priver de café ? Non. Pendant les premiers jours après l'arrêt du tabac, retrouver son énergie est souvent un problème. Sans caféine, les fumeurs sont régulièrement épuisés et amorphes pendant les premières semaines. Ceci a été testé auprès de 162 fumeurs et buveurs de café qui venaient d'arrêter de fumer [157]. La caféine rend plus éveillé, plus concentré et stimule. L'humeur est elle aussi améliorée. Sans caféine, on pense : « Allez, fumes-en une. Au moins, ça te réveillera. » Je vous conseille donc, pour les premiers jours, de changer le café conditionnant pour du thé, qui contient autant de caféine. Le mieux serait encore un shake protéiné saveur café. Le café sous une autre forme. Donc du lait + 20 g de protéines + décaféiné soluble. De cette manière vous vous procurez la caféine, mais aussi en supplément des éléments stimulants de protéines, qui accélèrent très rapidement le métabolisme et la production de transmetteurs du bonheur dans votre corps. Le métabolisme est tellement stimulé par les protéines que certaines personnes ressentent même 30 minutes plus tard une légère transpiration. Autre chose de génial, la concentration s'améliore car les protéines contiennent les éléments qui permettent au transmetteurs de la stimuler. Le shakes à base de lait et de café ne sont en outre presque jamais conditionnés avec la cigarette, car les cigarettes ont un goût répugnant après avoir bu du lait.

Conseil : utilisez des protéines de petit lait (lactosérum). Contrairement aux protéines de lait, elle se dissolvent mieux dans le shake et se diffusent plus vite dans le circuit sanguin. (Pour plus d'informations sur les protéines, voir chapitre 22).

Combien de temps dure une de ces irrésistibles envies de fumer ?

« Des heures que l'on ressent comme… une éternité. » On pense surtout : « Maintenant, ça va être comme ça tout le temps… » Qu'en est-il en réalité ? Quand ces irrésistibles envies de fumer et leur durée ont été signalées par des milliers de fumeurs directement après, par mobile, il s'est avéré que leur durée moyenne n'était que de 8 minutes. Ce laps de temps est tout de même bref et gérable, et vous devez le surmonter. Et vous serez de moins en moins souvent sujet à ces sensations. Cette envie est semblable à une vague, donc soit vous vous laissez emporter, soit vous plongez à travers, les idées claires, l'objectif face à vous.

- Reniflez votre musée du mégot. Vous devriez aussi avoir le musée miniature du mégot, dans un petit bocal, toujours sur vous. Avec ça, l'envie d'une cigarette passe très vite, la plupart du temps.
- Partez vous balader.
- Pour vous distraire, appelez des amis qui vous changeront les idées.
- Quittez le lieu où vous vous trouvez.
- Ouvrez la fenêtre et prenez plusieurs respirations profondes.

La règle des trois P : Partir/Plaisir/Patience

Partir, plaisir, patience : voilà les trois meilleures stratégies en cas d'envies irrésistibles.

- *Partir.* Quittez le lieu de la tentation et sortez brièvement à l'air libre. Faites quelques pas à l'air libre. Bouger aide.
- *Plaisir.* Allez voir des amis ; téléphonez à quelqu'un qui vous soutient. Programmez des sorties, faites du sport, cuisinez un bon plat, allez au cinéma, buvez de l'eau ou du thé ! Faites, pour les jours suivants, des projets que vous vouliez réaliser depuis longtemps, et attaquez-vous aussitôt au planning ! Se distraire est très important au cours des premiers jours et des premières semaines !

- *Patience.* Pensez toujours à ceci : ces irrésistibles envies de fumer passent presque toujours en peu de temps. Plus vite vous ferez tout autre chose, plus vite vous oublierez l'envie de fumer.

Que faire en cas de dérapage ?

« J'en ai fumé une. J'ai une sensation d'échec. Probablement je n'y réussirai pas, de toute façon. » Vous avez allumé une cigarette ? O.K., ça peut arriver. Vous n'êtes pas pour autant à nouveau fumeur. Que s'est-il passé ? Sur un bout de chemin cahoteux, vous avez, au cours de la phase d'apprentissage, fait une chute de vélo. Ce n'est pas un drame ! Remontez le plus vite possible en selle. Environ 70 % des fumeurs qui arrêtent connaissent des dérapages. Un dérapage et une rechute, ce n'est pas la même chose.

- Éteignez la cigarette le plus vite possible.
- Analysez rapidement la situation : qu'est-ce qui vous a amené à fumer ? Étiez-vous archi-stressé et frustré ? Vous êtes vous surmené, alors que vous auriez dû être moins exigeant avec vous-même au cours des 2 premières semaines ? Vous êtes-vous disputé avec quelqu'un, et cette personne vous a-t-elle manqué de respect ? D'autres personnes ont-elles fumé en votre présence ? S'agissait-il d'une association issue du triangle des dérapages ? Ou bien était-ce une de ces situations de « juste comme ça » où vous n'y avez simplement pas du tout pensé ? Faites une petite analyse ! Pas de gros reproches ou d'idées du style « Pourquoi je ne vais jamais réussir ».
- Concentrez-vous ensuite rapidement sur vos objectifs et redites-vous à quel point l'arrêt du tabac sera bénéfique pour vous. Comment souhaitez-vous que votre vie se présente dans 2 à 3 mois ?

- Pensez à toutes les raisons pour lesquelles vous ne voulez plus fumer.
- Vérifiez sur votre liste ce que vous détestez dans le fait de fumer (p. 198).
- Rappelez-vous le chemin énorme que vous avez déjà parcouru, et que vous vous êtes déjà sorti avec succès de nombreuses situations difficiles. Lesquelles vous viennent à l'esprit ?
- Que conseilleriez-vous à un bon ami s'il se trouvait actuellement dans la même situation ?
- Projetez concrètement d'éviter de manière encore plus rigoureuse, dans les semaines qui viennent, le triangle des dérapages.
- Imaginez quelque chose d'agréable que vous pourriez faire maintenant au lieu de fumer.
- Parlez à des personnes qui vous font du bien.
- Essayez de diminuer le stress et accordez-vous des moments de répit. Vous n'êtes pas obligé de fonctionner à 100 % pendant les deux premières semaines. En compensation, vous serez d'autant plus performant dès que vous vous serez débarrassé de la nicotine !
- Dans les jours qui viennent, pensez assez souvent à vous-même et répondez clairement NON aux demandes que les autres vous adressent.

Se relever et continuer à jouer

Important: les dérapages n'ont rien à voir avec l'échec ! Ça arrive. De même qu'une super-équipe de football encaisse parfois un but par un manque d'attention de quelques secondes. Le match n'en est pas pour autant perdu. Peut-être l'adversaire a-t-il eu juste un peu de chance. Ce sont des choses qui arrivent. Pensez de nouveau à gagner. En contrepartie, marquez des buts contre votre cerveau addict, impitoyablement. Le succès entraîne le succès. « Comment ça… ? » À ce sujet, plus de 11 000 situations tests de ce genre ont été analysées, et ont été comparées avec la fréquence de rechutes qui on suivi le dérapage. Résultat, le nombre des buts récemment marqués (= situations de tentation auxquelles on a résisté) vous fortifie et atténue le risque de rechutes à venir[158]. Voilà, chaque but compte ! Car chaque tentation à laquelle vous aurez résisté est une unité d'entraînement à déconditionner votre matière grise. Pas la peine de pleurnicher : « Encore une de ces envies irrésistibles. Je n'en peux plus.» Dites plutôt : « Ah, encore une de ces envies irrésistibles ! Méfie-toi, tu vas voir qui commande ici ! » Il est important de savoir que plus longtemps vous ne fumerez pas, et moins souvent vous serez confronté à de telles situations de défense. Le chemin sera de plus en plus carrossable, et tout ira comme sur des roulettes. Vous pouvez gagner. Tout comme 8 fumeurs sur 10 ont réussi à devenir non-fumeurs.

Repartir de plus belle après une rechute

Vous fumez quelques cigarettes, vous vous êtes déçu vous-même et vous pensez : « Tant pis. Maintenant je vais fumer un paquet entier, et puis je continuerai. » Même après une véritable rechute, pendant laquelle vous avez fumé plusieurs paquets, vous devriez le plus vite possible reprendre le match !

« Pas la peine de réessayer maintenant. De toute façon, je n'y arriverai pas. » Ne vous laissez pas abattre par ces sentiments négatifs. Vous avez déjà remporté les premières victoires. Vous connaissez mieux l'adversaire à présent, et ses petites astuces. La plupart des fumeurs ont besoin de faire plusieurs tentatives. Ils se cassent le nez plusieurs fois et finissent quand même par y arriver. Vous non plus, vous n'avez sans doute pas envie d'inhaler des déchets toxiques tout au long de votre vie. Fumer ne présente aucun avantage pour votre bien-être ! Ça aide de se le dire toujours et encore, consciemment. On ne lira jamais assez souvent les chapitres 8 à 10.

Faites une nouvelle tentative. Éventuellement avec le soutien de patchs nicotiniques ou de Champix, si la rechute a eu lieu au cours des 1 à 2 premières semaines du sevrage physique. Tout le monde peut gagner ! Tous les dictateurs tombent tôt ou tard. « Je fais sûrement partie des fumeurs qui rechutent ! » Stop. C'est ce que votre cerveau addict veut vous faire croire. Mais qu'est-ce qui distingue les fumeurs qui ont subi des rechutes des fumeurs qui n'en ont pas subi ? La faiblesse ? Non. Pour le prouver, on a une fois encore comparé des milliers de dérapages et de rechutes par des signalements par smartphone. La caractéristique la plus frappante est que les fumeurs sans rechutes ont eu souvent juste la chance de ne pas s'être trouvés dans des situations de tentation forte ou de ne pas s'y être mêlés. Cela paraît surprenant au premier abord. Mais au cours des premières semaines, il s'agit vraiment de ne pas jongler avec trop de ballons en même temps. Et aussi de ne pas cumuler *les autres fumeurs* + *les ennuis* + *l'alcool* dans une même situation. Gérez consciemment le triangle des dérapages. Le reste, vous y parviendrez grâce à aux bonnes stratégies antidérapage. Beaucoup de personnes qui y sont arrivées disent : « Ce n'était pas facile, mais c'était bien plus facile que je ne l'avais pensé. »

Non-fumeurs, ne touchez jamais plus une cigarette

Vous avez réussi à être non-fumeur. Restez-le ! Certains ex-fumeurs tentent après 6 mois une cigarette parce qu'ils sont sûrs que cette unique cigarette n'est pas dangereuse. Difficile parce qu'il n'y a pas de cigarette UNIQUE. Vous ne serez jamais fumeur occasionnel, car vos neurotransmetteurs seront à nouveau transformés comme auparavant et vous rendront dépendant.

Vous avez des souvenirs qui, au fil des années, se sont fermement couplés à des souvenirs de fumeur. C'est d'accord. C'est une partie de votre vie. Au début, la première année, peuvent surgir à l'occasion des moments de nostalgie de fumeur. Prenez ces souvenirs pour ce qu'ils sont. Une nostalgie n'est pas une envie irrésistible de fumer. Elle n'est plutôt qu'une pensée fugace qui va disparaître tout aussi vite. Mais, je vous en prie, ne tombez jamais dans le piège de cette nostalgie : « Bah, une cigarette ne peut pas faire de mal… ensuite je m'arrête de nouveau. Je suis bien non-fumeur et je ne l'oublie pas. » Il n'y a pas d'unique cigarette ! Vous remettez en route la réaction en chaîne. Dès que la nicotine a quitté le corps, une petite voix vous chuchote : « Fumes-en encore une. » Mettez-vous dans la tête que le piège de la nicotine se referme sans pitié.

Un grand classique : vous étiez déjà non-fumeur et vous en avez fumé une avec des amis « juste comme ça ». Est-ce une rechute ? Non. C'est une sottise et ça n'a rien à voir avec une rechute. Et chaque fumeur m'a jusqu'à présent raconté exactement la même histoire : « Et ensuite j'en ai goûté une. Dégueulasse… c'était tout simple de laisser tomber à nouveau… et ensuite, je ne sais pas pourquoi, j'ai eu envie de la suivante… Maintenant, je fume à nouveau. » Cette unique cigarette va vous coûter des milliers d'euros dès que vous remettez en route la réaction en chaîne. Il est important de savoir que la nostalgie de la cigarette se produit de plus en plus rarement après que vous êtes devenu non-fumeur. Ce n'est qu'une brève pensée qui s'enfuit. Mais si vous vous remettez à la nicotine, cela signifie de nouvelles années d'esclavage.

La règle la plus importante pour conclure : si vous êtes enfin non-fumeur, ne goûtez jamais plus à une seule cigarette, je vous en prie, !

➡ EN BREF

- Des drogues conditionnent des situations normales en déclencheurs d'envie de fumer.
- Au début, faites très attention à ne pas essayer de jongler avec les trois réflexes conditionnés : autres fumeurs + alcool + ennuis / stress.
- Utilisez la règle des trois P : Partir/Plaisir/Patience.
- Un dérapage n'est ni un échec ni une rechute. Acceptez-les. Écrasez votre cigarette et roulez sur le chemin des non-fumeurs.
- Quand vous êtes devenu non-fumeur, ne goûtez jamais plus à une seule cigarette.

Un mot pour conclure

Chère ex-fumeuse et cher ex-fumeur

- **Ne doutez jamais de votre décision d'en finir avec le tabac!**
- **Souvenez-vous toujours que la nicotine ne présente aucun avantage pour votre psychique.** Elle ne diminue pas le stress, ni n'améliore l'humeur. La nicotine est responsable de tensions, de sautes d'humeur et de problèmes de concentration parce qu'elle provoque des changements dans le centre de récompense du cerveau. Elle vous affaiblit et vous rend vulnérable à ces fluctuations.
- **Soyez-en bien conscient : vous n'« aimez » fumer qu'afin d'éviter et de soulager le vide et l'agitation nerveuse du manque.** La nicotine ne présente aucun avantage pour votre bien-être, son seul « bénéfice » étant de soulager votre sentiment de manque. Si vous n'y mettez pas fin, ce sentiment de manque vous met tous les jours un peu plus sous pression. À perpétuité. Et vous le ressentirez d'autant plus souvent que vous n'êtes plus autorisé à fumer dans bon nombre d'endroits.
- **Croyez-moi, vous vous sentirez bientôt bien plus équilibré sans nicotine.** En peu de semaines, vous ne serez plus accro au tabac. Vous serez moins stressé, vous vous sentirez plus éveillé et plein d'énergie le matin, vous serez plus longtemps concentré, vous serez d'une humeur plus équilibrée et vous vous sentirez en bonne forme physique. Vous avez échappé à la chambre de torture mortelle du tabac.
- **Réjouissez-vous de votre liberté.** Vous ne renoncez à rien. Au contraire, vous retrouvez la liberté. Bienvenue

dans la vie à l'abri des contraintes de la dépendance. Réjouissez-vous-en.

- **Quand vous êtes non-fumeur, ne goûtez jamais plus à une seule cigarette.**
- **Aider les autres, c'est s'aider soi-même.** Si ce livre vous a aidé, recommandez-le à d'autres. Ainsi, vous les aiderez aussi au moment d'arrêter. Aider les autres vous aide aussi à ne plus jamais fumer. En outre, vous nuisez aussi aux dealers de nicotine, qui vous ont trop longtemps coûté tant d'argent. Le commerce de la mort ne fonctionne que tant que nous fumons avec lui.

Votre
Andreas Jopp

Sources

1. West R. et al. Do ex-smokers report feeling happier following cessation? Evidence from a cross-sectional survey. Nicotine Tob Res (2009) 11 (5):553-57.

2. Abreu-Villaca Y.A. et al. Short term adolescent nicotine exposure has immediate and persistent effects on cholinergic systems:critical periods, patterns of exposure, dose thresholds. Neuropsychopharmacology 2003;28:1935-49.

3. Moolchan E. et al. A review of tobacco smoking in adolescents: treatment implications. J Am Acad Child Adolesc Psychiatry 2000;39:682–93.

4. Selected Documents from the Legacy Tobacco Documents Library. http://legacy.library.ucsf.edu/tid/eyn18c00/pdf

5. Selected Documents from the Legacy Tobacco Documents Library. http://legacy.library.ucsf.edu/tid/lve76b00

6. Haustein et al. Tabakabhängigkeit. Springer Verlag 2. Auflage 2008;620-21.

7. http://smokingsides.com/asfs/m/most.html

8. Sargent J. et al. Brand appearances in contemporary cinema films and contribution to global marketing of cigarettes. The Lancet. 2001;357:29-32.

9. Mekemson C. et al. How the tobacco industry built its relationship with Hollywood. Tob Control. 2002;11:i81-i91.

10. Dalton M. et al. Effect of viewing smoking in movies on adolescent smoking initiation:a cohort study. The Lancet, Volume 362:281-85.

11. Hanewinkel R. et al. Exposure to Smoking in Internationally Distributed American Movies and Youth Smoking in Germany:A Cross-cultural Cohort Study. Pediatrics. 2008;121, 108 -17.

12. RJReynolds Company. Gerichtsdokument. Legacy library. http://legacy.library.ucsf.edu/tid/gpi73d00

13. Haustein et al. Tabakabhängigkeit. Springer Verlag 2. Auflage 2008;56-57.

14. Connolly G. Trends in nicotine yield in smoke and its relationship with design characteristics among popular US cigarette brands. 1997-2005. Tob Control 2007;16:e5.

15. Tindle H. et al. Cessation Among Smokers of »Light« Cigarettes:Results from the 2000 National Health Interview Survey. Am J Pub Health. 2006;Vol 96, 1498-1504.

16. Pollay R. et al. The dark side of marketing seemingly »Light« cigarettes:successful images and failed fact. Tob Control 2002;11:20.

17. Haustein et al. Tabakabhängigkeit. Springer 2008;56.

18. Russel M. et al. Comparison of Effect on Tobacco Consumption and Carbon Monoxide Absorption of Changing to High and Low Nicotine Cigarettes. Br Med J. 1973;4:512 -16.

19. Teague C.E. Research planning memorandum on the nature of tobacco business and the crucial role of nicotine therein. Bates No 500 915 683-5691, 1972. 277 pagina GmbH S.Fischer / Geck / Jopp / Ich rauche / 2. SL S. 277 02-09-11 17:23:32.

20. Schuh K.J., Fant R.V. et al. Response to smoking as a function of prior smoking amounts. Psychopharmacology. 1995;119 (4):385-90.

21. Schuh K.J. Desire to smoke during spaced smoking intervals. Psychopharmacology 1995;120 (3):289-95.

22. Burrows, D.S. Rjr. «Younger Adult Smokers:Strategies and Opportunities». 29 Feb 1984. Bates:501 928 462-501 928 550. http://tobaccodocuments.org/rjr/501 928 462-8550.html

23. Slotkin T. et al. Prenatal Nicotine Exposure Evokes Alterations of Cell Structure in Hippocampus and Somatosensory Cortex. JPET. 2002;300 (1):124-33.

24. Markussen K. et al. Maternal Lifestyle Factors in Pregnancy Risk of Attention Deficit Hyperactivity Disorder and Associated Behaviors:Review of the Current Evidence. Am J Psychiatry 2003;160:1028-40.

25. Markussen K. Smoking During Pregnancy and the Risk for Hyperkinetic Disorder in Offspring, PEDIATRICS. 2005;116 (2):462-67.

26. Martin R. et al. Smoking During Pregnancy:Association with Childhood Temperament, Behavior, and Academic Performance. J. Pediatr. Psychol. 2006;31 (5):490-500.

27. Milberger S. et al. Pet owners' attitudes and behaviours related to smoking and second-hand smoke:a pilot study. Tob Control 2009;18:156-58.

28. Raucherkinder ähnlich belastet wie einst Barkeeper. Die Welt. 27. 10. 2010.

29. Wer qualmt schadet sich doppelt. Focus online. 20. 1. 2010.

30. Deutsches Krebsforschungszentrum. Tabakatlas 2009;48.

31. Bertone E. et al. Environmental Tobacco Smoke and Risk of Malignant Lymphoma in Pet Cats. Am J Epid 2002;156:268-73.

32. Reif J. et al. Cancer of the Nasal Cavity and Paranasal Sinuses and Exposure to Environmental Tobacco Smoke in Pet Dogs. Am J Epid 1998;147, 5:488-92.

33. Ikard F. et al. A Scale to Differentiate between Types of Smoking as Related to the Management of Affect. Addiction. 1969;(4):649-59.

34. Parrott A. Acute pharmacodynamic tolerance to the subjective effects of cigarette smoking. Psychopharmacology 1994;116:93-97.

35. West et al. Self-perceived smoking motives and their correlates in a general population sample. Nicotine Tob Res (2009) 11 (10):1182-88.

36. Parrott A. et al. Comparative mood states and cognitive skills of cigarette smokers, deprived smokers and non-smoker. Psychopharmacology. 1998;13(5):367-76.

37. Parrott A., Kaye F. Daily uplifts, hassles, stresses and cognitive failures:in cigarette smokers, abstaining smokers, and non-smokers. Behav Pharmacol. 1999;10:639-46.

38. Aronson K. et al. Smoking is Associated with Worse Mood on Stressful Days:Results from a National Diary Study. Ann Behav Med. 2008;36 (3):259-69.

39. Herbert M. et al. No effect of cigarette smoking on attention or mood in nondeprived smokers. Addiction 2001;96:1349-56.

40. Parrott A. Nesbitt's Paradox resolved? Stress and arousal modulation during cigarette smoking. Addiction. 1998;98:27-39.

41. Adan A. et al. Effects of nicotine dependence on diurnal variations of subjective activation and mood. Addiction. 2004;99 (12):1599 -1607.

42. Parrott A. et al. Cigarette Smoking and Abstinence:Comparative Effects Upon 278 pagina GmbH S.Fischer / Geck / Jopp / Ich rauche / 2. SL S. 278 02-09-11 17:23:32 Cognitive Task Performance and Mood State over 24 Hours. Human Psychopharmacol. 1996;11:391-400.

43. Herbert M. et al. No effect of cigarette smoking on attention or mood in nondeprived smokers. Addiction 2001;96:1349-56.

44. Parrott A. et al. Comparative mood states and cognitive skills of cigarette smokers, deprived smokers and non-smoker. Psychopharmacology. 1998;13 (5):367-76.

45. Soar K. et al. The effects of cigarette smoking and abstinence on auditory verbal learning. Human Psychopharmacol. 2008;23:621-27.

46. DiFranza et al. Diminished autonomy over tobacco can appear with the first cigarettes. Addictive Behav. 2008;33:689-98.

47. Abreu-Villaca Y.A. et al. Short term adolescent nicotine exposure has immediate and persistent effects on cholinergic systems:critical periods, patterns of exposure, dose thresholds. Neuropsychopharmacology 2003;28:1935-49.

48. Di Franza et al. Symptoms of Tobacco Dependence After Brief Intermittent Use. Arch Pediatr Adolesc Med. 2007;161 (7):704 -10.

49. Chaiton M. et al. A systematic review of longitudinal studies on the association between depression and smoking in adolescents. BMC Public Health 2009, 9:356.

50. Chaiton M. et al. A systematic review of longitudinal studies on the association between depression and smoking in adolescents. BMC Public Health 2009, 9:356.

51. Patton G. et al. Depression, anxiety, and smoking initiation:a prospective study over 3 years. Am J Pub Health. 1998;88 (10):1518-22.

52. Parrott A. Cigarette-Derived Nicotine is not a Medicine. World J Biol Psychiatry. 2003;4:49-55.

53. Hughes J.R. Tobacco withdrawal in self-quitters. J Consult & Clin Psychol 1992;60:689-97.

54. Carey M.P. et al. Stress and unaided smoking cessation:a prospective investigation. J Consult Clin Psychol 1993;61:831-38.

55. Lichtenstein E. et al. Perceived stress, quitting smoking, and smoking relapse. Health Psychol 1990;9:466-78.

56. West R. et al. What happens to anxiety levels on giving up smoking? Amer J Psychiatry 1997;154:1589-92.

57. Lang I. et al. Was John Reid right? Smoking, class, and pleasure:A populationbased cohort study in England. Public Health. 2007;121 (7):518-24.

58. West R et al. Do ex-smokers report feeling happier following cessation? Evidence from a cross-sectional survey. Nicotine Tob Res (2009) 11 (5):553-57.

59. Parrott A. Acute pharmacodynamic tolerance to the subjective effects of cigarette smoking. Psychopharmacology 1994;116:93-97.

60. Parrott A. et al. Comparative mood states and cognitive skills of cigarette smokers, deprived smokers and non-smoker. Psychopharmacology. 1998;13 (5):367-76.

61. Parrott A., Kaye F. Daily uplifts, hassles, stresses and cognitive failures:in cigarette smokers, abstaining smokers, and non-smokers. Behav Pharmacol. 1999;10:639-46. 279 pagina GmbH S.Fischer / Geck / Jopp / Ich rauche / 2. SL S. 279 02-09-11 17:23:32

62. Lichtenstein E. et al. Perceived stress, quitting smoking, and smoking relapse. Health Psychol 1990;9:466-78.

63. DJK Balfour et al. The neurobiology of tobacco dependence:A preclinical perspective on the role of the dopamine projections to the nucleus. Nicotine Tob Res 2004;6 (6):899-912.

64. LeSage M.G. et al. Reinstatement of nicotine self-administration in rats by presentation of nicotine-paired stimuli, but not nicotine priming. Pharmacol Biochem Behav 2004;79:507 -13.

65. Mucha R.F. et al. Modulation of craving by cues having differential overlap with pharmacological effect:evidence for cue approach in smokers and social drinkers. Psychopharmacology 1999;147:306 -13.

66. Caggiula A.R. et al. Cue dependency of nicotine self-administration and smoking. Pharmacol Biochem Behav. 2001;70:515-30.

67. Caggiula A.R. et al. Environmental stimuli promote the acquisition of nicotine self-administration in rats. Psychopharmacology (Berl). 2002;163:230-37.

68. Paterson N.E., Froestl W, Markou A. Repeated administration of the GABAB receptor agonist CGP44 532 decreased nicotine self-administration, and acute administration decreased cue-induced reinstatement of nicotine-seeking in rats. Neuropsychopharmacology 2005;30:119-28.

69. Cohen C. et al. Nicotine-associated cues maintain nicotine-seeking behavior in rats several weeks after nicotine withdrawal:reversal by the cannabinoid (CB1) receptor antagonist, rimonabant (SR141 716). Neuropsychopharmacology 2005;30:145-55.

70. Xiu Liu et al. Reinstatement of nicotine-seeking behavior by drug-associated stimuli after extinction in rats. Psychopharmacology (Berl) 2006;184 (3-4):417-25.

71. Shiffman S. et al. Do Resisted Temptations During Smoking Cessation Deplete or Augment Self-Control Resources? Psychol Addict Behav 2008;22 (4):486-95.

72. Haustein K. Tabakabhängigkeit. Springer Verlag 2. Auflage 2008;565.

73. Mens Health. 20. 4. 2006.

74. Wikipedia. Tabakrauch. Stand 12.7.2010.

75. Tabakatlas Deutschland 2009. DKFZ. 2009;18.

76. Raj Charil et al. Effect of active smoking on the human bronchial epithelium transcriptome. BMC Genomics 2007, 8:297.

77. List of cigarette carcinogens. http://en.wikipedia.org/wiki/Smoke_constituents. Remarque :les termes chimiques ont été laissés en anglais.

78. Haustein K. Tabakabhängigkeit. Springer Verlag 2008;382-85.

79. Haustein K. Tabakabhängigkeit. Springer Verlag 2008;376-82.

80. Prof. Risch. Süddeutsche Zeitung. Ein Rauch wie 250 Röntgenaufnahmen pro Jahr. 25. 5. 2004.

81. Valeurs limites selon le World Nuclear Association. http://world-nuclear.org/info/default.aspx?id=486&terms=mSv%2fyr

82. In *Spiegel*. 18. 1. 2007 Konzerne erhöhen die Nikotindosis in Zigaretten. Studie:Connolly G et al. How cigarette additives are used to mask environmental tobacco smoke. Tob Contr 2000;9:283-291.

83. Röske, Hannöver et al. Prävalenz des Rauchens vor und während der Schwan- 280 pagina GmbH S.Fischer / Geck / Jopp / Ich rauche / 2. SL S. 280 02-09-11 17:23:32 gerschaft-populationsbasierte Daten. Prevalence of smoking in women before and during pregnancy:population-based data. Dt med Wochenschr 2008;133 (15):764-68.

84. Tabakabhängigkeit. Deutsche Hauptstelle für Suchtfragen. Bd 2;24.

85. Marianne Tritz, Cheflobbyistin des Deutschen Zigarettenverbandes (DZV) am 8. 7. 2010 N24-Talk zu Gast bei Friedmann.

86. Doll R. et al. Mortality in relation to smoking:50 years' observations on male British doctors. BMJ 2004;328 (7455):1519.

87. Deutsches Krebsforschungsinstitut. Tabakatlas 2009;41.

88. Tabakabhängigkeit. Deutsche Hauptstelle für Suchtfragen. 2003;27.

89. Haustein K. Tabakabhängigkeit. Springer Verlag 2008;330.

90. Radzikowska E. et al. Lung cancer in women:age, smoking, histology, performance status, stage, initial treatment and survival. Ann Oncol. 2002;13 (7):1087-93.

91. Bronum-Hansen H. et al. Health life years lost due to smoking. Ugeskr. Laeger. 2002;164:3953-58.

92. Boyle P. Cancer, cigarette smoking and premature death in Europe:a review including the Recommendations of European Cancer Experts Consensus Meeting. Lung Cancer 1997:17:1-60.

93. Perkins K. et al. Tobacco withdrawal in women and menstrual cycle phase. J Consult and Clin Psychol. 2009;68 (1):176-80.

94. Borrelli B. et al. The role of weight concern and self efficacy in smoking cessation and weight gain among smokers in a clinic-based cessation program. Addictive Behaviors 1998;23:609-22.

95. Meyers A.W. et al. Are weight concerns predictive of smoking cessation? A prospective analysis. J Consult ClinPsychol 1997;65:448-52.

96. Haustein K. Tabakabhängigkeit. Springer Verlag 2. Auflage 2008;566-67.

97. Haustein K. Tabakabhängigkeit. Springer Verlag 2. Auflage 2008;563-64.

98. Klesges R.C. et al. The prospective relationship of smoking and weight in a young biracial cohort. J Consult Clin Psychol 1998;66:987-93.

99. Basterra-Gortari F.J. et al. Effect of smoking on body weight:longitudinal analysis of the SUN cohort. Rev Esp Cardiol. 2010;63 (1):20-27.

100. Canoy D. et al. Cigarette smoking and fat distribution in 21,828 British men and women:a population-based study. Obes Res. 2005;13 (8):1466-75.

101. Deutsches Krebsforschungszentrum. 2008. www.rauchfrei2012.info/media/documents/1202243759.pdf

102. Haustein K. Tabakabhängigkeit. Springer Verlag 2. Auflage 2008;565.

103. Pomerleau C.S. et al. Body image, body satisfaction, and eating patterns in normal-weight and overweight/obese women current smokers and never-smokers. Addict Behav 2007;32:2329-34.

104. Pomerleau C.S. et al. Characterizing concerns about post-cessation weight gain:results from a national survey of women smokers. Nicotine Tob Res. 2001;3(1):51-60.

105. Deutsches Krebsforschungzentrum. 7. 4. 2010. www.dkfz.de/de/rauchertelefon/Gewichtsprobleme.html

106. Hoebel et al. Natural Addiction:A Behavioral and Circuit Model Based on Sugar Addiction in Rats. J Addiction Medicine 2009;3:33-41. 281 pagina GmbH S.Fischer / Geck / Jopp / Ich rauche / 2. SL S. 281 02-09-11 17:23:32

107. Rebecca L. Corwin. Symposium Overview-Food Addiction:Fact or Fiction? J. Nutr. 2009;139:617 -19.

108. Hanjal A. et al. Oral sucrose stimulation increases accumbens dopamine in the rat. Am J Physiol Regul Integr Comp Physiol. 2004;286 (1):R31-37.

109. Wang G.J., Volkow ND, Thanos PK, Fowler JS. Similarity between obesity and drug addiction as assessed by neurofunctional imaging:a concept review. J Addict Dis. 2004;23:39-53.

110. Colantuoni C. et al. Evidence that intermittent, excessive sugar intake causes endogenous opioid dependence. Obes Res. 2002;10 (6):478-88.

111. Ahmed et al. Intense Sweetness Surpasses Cocaine Reward. PLoS ONE 2 (8):e698.

112. Colantuoni C. et al. Evidence that intermittent, excessive sugar intake causes endogenous opioid dependence. Obes Res. 2002;10 (6):478-88.

113. Avena et al. Evidence for sugar addiction:Behavioral and neurochemical effects of intermittent, excessive sugar intake. Neurosci Biobehav Rev. 2008;32 (1):20-39.

114. Hoebel et al. Natural Addiction:A Behavioral and Circuit Model Based on Sugar Addiction in Rats. J Addiction Medicine 2009;3:33-41.

115. Wang G.J., Volkow ND, Thanos PK, Fowler JS. Similarity between obesity and drug addiction as assessed by neurofunctional imaging:a concept review. J Addict Dis. 2004;23:39-53.

116. Ahmed et al. Intense Sweetness Surpasses Kokaine Reward. PLoS ONE 2 (8):e698.

117. Milch und Obst verderben Rauchgenuss. Mens Health 6. 4. 2007.

118. Hajek P. et al. Stopping smoking can cause constipation Addiction. 2003;98 (11):1563-67.

119. http://www.anses.fr/fr/content/les-%C3%A9dulcorants- intenses

120. Schweizer C., Schlarb A., Revenstorf D. (2001). Hypnotherapeutische Raucherentwöhnung in Gruppen. Experimentelle und klinische Hypnose. Sonderdruck. 17 (1):61-99.

121. Schweizer C., Schlarb A., Revenstorf D. (2001). Hypnotherapeutische Raucherentwöhnung in Gruppen. Experimentelle und klinische Hypnose. Sonderdruck 2001. 17 (1):61-99.

122. Nach Schweizer C., Schlarb A., Revenstorf D. Hypnotherapeutische Raucherentwöhnung in Gruppen. Experimentelle und klinische Hypnose. Sonderdruck 2001:17 (1);61-99.

123. Schweizer C., Schlarb A.., Revenstorf D. Hypnotherapeutische Raucherentwöhnung in Gruppen. Experimentelle und klinische Hypnose. Sonderdruck 2001:17 (1):61-99. Zitierte Studie:(Spiegel, 1970).

124. Ibid. (Watkins, 1976).

125. Ibid. (MacHovec, 1978).

126. Ibid. (Stanton, 1978).

127. Ibid. (Javel, 1980).

128. Ibid. (Barbasz, 1984).

129. Ibid. (Williams, 1988).

130. Ibid. (Heumann, 1988).

131. Ibid. (Schulte, 2000) 282 pagina GmbH S.Fischer / Geck / Jopp / Ich rauche / 2. SL S. 282 02-09-11 17:23:32.

132. Ibid. (Cardona, 2000).

133. Ibid. (Schweizer, 2001).

134. Tabakabhängigkeit. Deutsche Hauptstelle für Suchtfragen. Bd 2;S. 79.

135. Shiffman S. et al. A meta-analysis of the efficacy of over-the-counter nicotine replacement. Tob Control 2003;12:21-27.

136. Walsh R.A.. Over-the-counter nicotine replacement therapy:a methodological review of the evidence supporting its effectiveness. Drug Alcohol Rev. 2008;27 (5):529-47. Review.

137. Etter J.F. et al. The impact of pharmaceutical company funding on results of randomized trials of nicotine replacement therapy for smoking cessation:a meta- analysis. Addiction 2007;102 (5):815-22.

138. Bhavna Shamasunder. Financial Ties and Conflicts of Interest Between Pharmaceutical and Tobacco Companies. JAMA.2002;288:738-44.

139. Chapmann S. et al. The global research neglect of unassisted smoking cessation:causes and consequences. PLoS Med. 2010;7 (2):e1 000 216.

140. Stead L.F. et al. Nicotine replacement therapy for smoking cessation. Cochrane Database Syst Rev. 2008;23:1.

141. D'après Haustein K. Tabakabhängigkeit. Springer Verlag 2. Auflage 2008;520-21. Remarque :le spray nasal de nicotine a été retiré du marché dans la plupart des pays en raison de son potentiel d'addiction. Il n'a donc pas été inclus dans le tableau.

142. Puska P. et al. Combined use of nicotine patch and gum compared with gum alone in smoking cessation-a clinical trial in North Karelia. Tob Control 1995;9:231-35.

143. Tabakabhängigkeit. Deutsche Hauptstelle für Suchtfragen. Bd 2;S. 81.

144. White A.R. et al. Acupuncture and related interventions for smoking cessation. Cochrane Database Syst Rev. 2006;25;(1).

145. Gonzales et al. Varenicline, an alpha4Beta2Nicotinic Acetylcholine Receptor Partial Agonist, vs Sustained-Release Bupropion and Placebo for Smoking Cessation. JAMA.2006;296:47-55.

146. Aubin et al. Varenicline versus transdermal nicotine patch for smoking cessation:results from a randomised open-label trial. Thorax 2008;63:717-24.

147. Gonzales et al. Varenicline, an alpha4Beta2Nicotinic Acetylcholine Receptor Partial Agonist, vs Sustained-Release Bupropion and Placebo for Smoking Cessation. JAMA.2006;296:47-55.

148. Fagerström K. et al. Varencline in the treatment of tobacco dependence. Neuropsychiatric Disease 2008;4 (2):353-63.

149. Fagerström K. et al. Varencline in the treatment of tobacco dependence. Neuropsychiatric Disease 2008;4 (2):353-63.

150. Deutsches Ärzteblatt 5. 2. 2008.

151. Remarque :on a utilisé des petits ordinateurs portables. Je les ai signalé ici sous le nom de smartphone. Shiffman S. et al. First Lapses to Smoking:Within-Subjects Analysis of Real-Time Reports. J Consulting and Clinical Psychology 1996;(64) 2:366-79.

152. Shiffmann S. et al. Temptations to Smoke After Quitting. A Comparison of Lapsers and Maintainers. Health Psychol. 1996;15

(6):455-61. 283 pagina GmbH S.Fischer / Geck / Jopp / Ich rauche / 2. SL S. 283 02-09-11 17:23:32

153. Shiffman S. et al. Prediction of lapse from associations between smoking and situational antecedents assessed by ecological momentary assessment. Drug Alcohol Depend. 2007;91 (2-3):159-68.

154. Shiffman S. et al. Prediction of lapse from associations between smoking and situational antecedents assessed by ecological momentary assessment. Drug Alcohol Depend. 2007;91 (2-3):159-68.

155. Centers for Disease Control and Prevention (CDC). Cigarette smoking among adults-United States, 2000. Morb Mort Week Rep 2002;51:642-45.

156. Shiffman S. et al. Prediction of lapse from associations between smoking and situational antecedents assessed by ecological momentary assessment. Drug Alcohol Depend. 2007;91 (2-3):159-68.

157. Swabson J. et al. The impact of caffeine use on tobacco cessation and withdrawal. Addictive Behaviors 1997;22:55-68.

158. Shiffman S. et al. Do Resisted Temptations During Smoking Cessation Deplete or Augment Self-Control Resources? Psychol Addict Behav. 2008;22 (4):486-95.

159. Stead L.F. et al. Telephone counselling for smoking cessation. Cochrane Database of Systematic Reviews. 2009, Issue 3. Art. No.:CD002 850.

160. Stead L.F. et al. A systematic review of interventions for smokers who contact Quitlines. Tobacco Control. 2007;16:3-8.

161. Stead L.F. et al., Group therapy programmes for smoking cessation. Review. The Cochrane Library. 2009, Issue 2.

Imprimé en Allemagne par GGP Media GmbH, Poessneck,
en avril 2015
ISBN : 978-2-501-09261-6
4143954 / 02
dépôt légal : février 2014